中医住院医师

主编 陈昕琳 管红叶

临床常用操作手册

U0253503

上海科技教育出版社

图书在版编目(CIP)数据

中医住院医师临床常用操作手册/陈昕琳,管红叶
主编. — 上海:上海科技教育出版社,2023.6
ISBN 978-7-5428-7876-2

Ⅰ.①中⋯　Ⅱ.①陈⋯　②管⋯　Ⅲ.①中医师-技术
培训-手册　Ⅳ.①R2-62

中国版本图书馆CIP数据核字(2022)第242872号

责任编辑　蔡　婷
封面设计　李梦雪

中医住院医师临床常用操作手册
主编　陈昕琳　管红叶

出版发行　**上海科技教育出版社有限公司**
　　　　　(上海市闵行区号景路159弄A座8楼　邮政编码201101)

网　　址　www.sste.com　www.ewen.co
经　　销　各地新华书店
印　　刷　上海龙腾印务有限公司
开　　本　787×1092　1/16
印　　张　25
版　　次　2023年6月第1版
印　　次　2023年6月第1次印刷
书　　号　ISBN 978-7-5428-7876-2/R·485
定　　价　78.00元

编委会名单

顾　问　余小萍　周家俊

主　编　陈昕琳　管红叶

副主编　苏　励　刘　胜　张婷婷　薛　征　詹红生
　　　　李　璟　孙武权　张殿建　郭　裕　张亭立
　　　　刘　萍　仇　菲　沈　雁　孙永宁　殷佩浩
　　　　张益辉　高晓燕　高晓珺　黄国毅

参　编　吴晓莉　瞿惠燕　赵　虹　刘晨萍　石晓兰
　　　　郝立爽　邱英莲　季蔚青　仇琴

秘　书　陈筱雷　李　佳

序

中医人才承载着中医事业发展的未来和希望,中医住院医师规范化培训是中医学生毕业后教育的重要组成部分,其目标是为医疗机构培养具有良好中医基础理论和临床技能的中医医师。中医住院医师规范化培训是成为合格医师的起点,是完善卫生人才梯队建设、提高医疗卫生工作服务质量的关键环节,也是深化医药卫生体制改革和医学继续教育改革的重大举措。

随着"中医住培"的深入发展,我国在培训基地建设、培训标准体系构建、培训管理、招收考核和培训评估等方面均取得了有效进展,在中医住培高水平、高质量发展的背景下,开展与之相应的教材研究和创新改革刻不容缓。

本教材立足现代医学模式,在临床操作流程中充分体现了现代医学的"精确性"和中医的"整体性",从操作教学的标准化、同质化、实战化、高效化等要求出发,巧妙构思,将"人文关怀"和"慎独"这些职业精神融入其中,在培养学生专业能力的同时,有效地培养职业情操。参与编写的作者都是中医各科具有非常丰富的临床医疗、教学和管理经验的专家,教材体例创新,内容实用,体现了科学性和专业性。全书由操作流程和评分标准两部分组成,包含纸质版书籍和教学视频两部分,内容涵盖内、外、妇、儿、骨伤、针灸、推拿、耳鼻喉等学科的124项临床操作,兼具中西医特色,操作流程简明扼要,评分标准精准实际。

本教材是适应现代医学模式的新型中医临床操作教学用书,具有启发性、实用性、学生好学、临床好用等特点,满足培养并提高临床操作能力、快速适应临床工作的需求,是适用于各级中医临床工作者的参考用书。相信该书的出版将对卫生事业的发展和医学人才的培养起到积极的促进作用。

胡鸣毅

2023 年 3 月

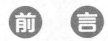
前 言

　　加快推进中医药振兴发展,迫切需要加快推进人才队伍建设。其中,中医住院医师规范化培训是推动中医药人才持续、稳健高质量发展,提高中医药医疗服务质量的关键环节。进一步完善规培教学、开展创新实用的规培教材编写具有重要意义。

　　本教材立足以"患者为中心"的"生物—心理—社会"的现代医学模式,强化中医药内涵建设,全书体现科学性、专业性和严谨性,融合现代医学的"精确性"和中医的"整体性",并将"人文关怀"和"仁者爱人"这些职业精神融入其中,在培养学员专业能力的同时,有效地培养职业情操。

　　本教材邀请中医各科具有丰富临床、教学和管理经验的专家编写,全书由操作流程和评分标准两部分组成,有纸质版书籍和教学视频两种形式。教材体例创新,内容涵盖内、外、妇、儿、骨伤、针灸、推拿、耳鼻喉等学科的124项临床操作。操作从临床实用性出发,包含操作前对疾病、心理、社会等综合评估和操作后开展针对性评价等,兼具中西医特色,操作流程简明扼要,评分标准精准实际。

　　本教材通过对中医临床操作的不断总结优化,将临床各科常用操作编撰汇总,具有极高的临床实用性,能有效培养并提高学员临床操作能力,是适用于各级中医临床工作者的参考用书。相信该书的出版将对中医住院医师规范化培训的发展起到积极的作用,也殷切希望使用本教材的师生和临床医护人员能对疏漏之处批评指正,使本书内容更臻完善。

陈昕琳　管红叶

2023年2月

目　录

第三章 妇科临床常用操作技术

第四章 儿科临床常用操作技术

第五章 骨伤科临床常用操作技术

第六章 针灸科临床常用操作技术

第七章 推拿科临床常用操作技术

第八章 眼科临床常用操作技术

第九章 耳鼻咽喉科临床常用操作技术

备注:
 *:代表难度一般,为临床常见基本操作。
 **:代表相对较难,为各培训学科专科性较强的操作。

上篇
操作规范

第一章
内科临床常用操作技术

编写者名单

主　编　苏　励

编　委　陈咸川　窦丹波　黄宁静

　　　　林　江　沈若冰

秘　书　周　怡

一、胸腔穿刺术

【准备工作】

1. 患者的准备

（1）一般情况良好者，可以采取坐位。

（2）病情不允许久坐者，可以采取半卧位或仰卧位。

2. 医生的准备

（1）着装规范整洁，清洁双手，戴医用口罩、帽子，态度和蔼。

（2）核对患者信息，与患者及家属沟通，消除患者紧张感并取得配合，询问有无麻醉药物过敏史，签署手术同意书。

（3）了解病史，阅读胸部CT、胸部X线片、胸腔彩超检查报告及相关实验室检查结果。

（4）安排操作协助者。

3. 物品的准备　无菌胸腔穿刺包、灭菌手套、量筒、容器、2%利多卡因注射液、消毒液、消毒液棉球（无痛碘、聚维酮碘或2%葡萄糖酸氯己定醇）、胶布、无菌试管及听诊器、血压计等。

4. 环境的准备　整洁、安静，保护患者隐私，拉上帘子。

【操作流程】

1. 确定体位

（1）坐位　患者反向骑跨坐于带靠背的椅子上，上肢屈肘交叉置于椅背，前额伏于前臂上，使肋间隙增宽，并询问患者是否舒适，能否坚持此坐姿。

（2）半卧位　患者患侧上臂上举，充分暴露胸部后外侧。

（3）仰卧位　患者仰卧举起双臂，尽可能使肋间隙增宽。

2. 确定穿刺部位　选择叩诊实音、呼吸音消失的部位作为穿刺点，一般常选肩胛下角线或腋后线第7~8肋间，或腋中线第6~7肋间；气胸患者取患侧锁骨中线第2肋间隙或腋前线第5肋间隙；包裹性积液或局限性积气患者，须结合X线或彩超定位穿刺点。

3. 消毒　医生打开穿刺包，戴无菌手套，由内向外螺旋形消毒皮肤，直径大于10cm，消毒2~3次，后一次消毒范围应小于前一次，覆盖并固定消毒洞巾。

4. 检查器械　检查穿刺针是否通畅，胶管是否漏气或破损。

5. 局部麻醉　核对局部麻醉药物名称。用注射器抽取2%利多卡因注射液局部麻醉，选下一肋骨的上缘为穿刺点,先注射皮下,出现皮肤橘皮样皮丘改变,自皮至胸膜壁层进行逐层麻醉,麻醉过程中边进针边回抽,直至有突破感并能回抽出积液或积气,用无菌纱布压住进针部位拔出注射器,进针深度作为胸腔穿刺进针深度的参考;胸穿针连接好胶皮管,用血管钳将胶皮管夹闭,左手固定穿刺部位的皮肤,右手将穿刺针沿麻醉部位经肋骨上缘垂直缓慢刺入胸膜腔,当有突破感时停止;接注射器,松开止血钳,抽取胸腔积液(气),抽满后再次用血管钳夹闭胶管,然后取下注射器,留取标本。抽吸应缓慢,首次抽液体应小于700mL,首次抽气应小于1000mL,抽毕拔出穿刺针,穿刺部位消毒,覆盖无菌纱布按压,胶带固定,详细记录抽出液体的量、色泽、混浊度等,尽快送检标本。

【操作后处理】

1. 测量血压、心率,观察穿刺点有无渗液、渗血情况。

2. 帮助患者整理衣被,安置舒适体位,嘱患者静卧,有不适及时通知医护人员。

3. 按要求处理穿刺用物品。

4. 胸水送检,常规、生化、培养、找脱落细胞等。

【问答】

1. 胸腔穿刺过程中出现哪些症状要停止操作?

答 如患者有胸膜反应(胸闷、胸痛、心悸、咳嗽、呼吸困难等)应立即停止。

2. 胸腔穿刺过程中如何避免操作不当引起的气胸?

答 操作过程中,先用血管钳夹闭胶皮管,再连接注射器,然后松开血管钳抽气或抽液,接着再次夹闭胶皮管,拔出注射器。

3. 大量胸腔积液在第9肋间以下是否可以穿刺?

答 应避免在第9肋间以下穿刺,以免穿透膈肌,损伤腹腔脏器。

二、气囊-面罩简易呼吸器的使用

【准备工作】

1. 患者的准备　摘除义齿,去枕仰卧位。

2. 医生的准备

(1) 核对患者信息,观察患者意识、呼吸,了解有无颈部外伤,排除禁忌证。

(2) 着装规范整洁,戴医用口罩、帽子,清洁双手并戴手套。

3. 物品的准备

（1）检查简易呼吸器各装置有无破损，单向活瓣工作是否正常，管道是否通畅。

（2）管道氧气或氧气瓶。

（3）吸痰管或吸引器。

4. 环境的准备　整洁、安静，保护患者隐私，拉上帘子。

【操作流程】

1. 简易呼吸器连接氧气，氧流量8~10L/min。

2. 患者去枕仰卧位，清除口腔分泌物，摘除义齿，头后仰，打开气道。

3. 施救者站在患者头顶处或头部一侧，一手托起患者下颌，使患者头后仰，将气囊面罩尖端向上罩在患者的口鼻部；如有颈部外伤采用双手抬颌法开放气道。

4. 一手以"CE"法固定面罩（C法：拇指和示指将面罩紧扣于患者口鼻部，固定面罩，保持面罩密闭无漏气。E法：中指、环指和小指放在患者下颌角处，向前上托起下颌，保持气道通畅），另一手用拇指和其余四指的对应力挤压简易呼吸器气囊，每次挤压时间大于1s，单次通气量成人为500~600mL，频率为12~16次/分，按压和放松气囊的时间比为1:2~1:1.5，慢性阻塞性肺疾病患者按压和放松气囊时间比为1:3~1:2；儿童挤压频率为14~20次/分。

【操作后处理】

1. 观察患者呼吸频率、血氧饱和度、心率、血压等。

2. 整理衣物，安置舒适体位。

3. 按规范处理用物，设备消毒。消毒后部件完全干燥，检查无损后，将部件依顺序组装备用。

4. 洗手，记录。

【问答】

1. 如何判断患者处于正常换气？

答 经评估，患者口唇面色转红润，血氧饱和度上升，自主呼吸恢复。

2. 如有颈部外伤者应采取何种体位？

答 采用双手抬颌法开放气道。

3. 如患者清醒在挤压气囊时应注意什么？

答 对清醒患者做好心理护理，解释应用呼吸器的目的和意义，缓解紧张情绪，使其主动配合，并边挤压边指导患者吸……呼……

三、无创呼吸机的使用

【准备工作】

1. 患者的准备　取坐位或半卧位;清除口腔异物、摘除义齿等。

2. 医生的准备

（1）着装规范整洁,戴医用口罩、帽子,态度和蔼。

（2）了解患者病史信息,查验血气分析,观察生命体征,确认意识清醒,有自主呼吸,无面部损伤,排除其他禁忌证。

（3）解释无创呼吸机的使用,消除患者紧张,患者或家属签署知情同意书,告知注意事项。

3. 物品的准备　无创呼吸机及加湿器、配套管路、合适患者面部大小的鼻罩或面罩、中心供氧或氧气瓶、无菌蒸馏水。

4. 环境的准备　整洁、安静,保护患者隐私,拉上帘子。

【操作流程】

1. 加湿器内注入适量的无菌蒸馏水,检查管路、面罩是否通畅,有无漏水。

2. 连接无创呼吸机管路,连接加湿器,打开电源,启动呼吸机,调整加温。

3. 模式参数调节　常用模式有S(自主呼吸模式)、T(时间控制模式)、S/T(自主呼吸时间控制模式)、CPAP(持续气道正压通气);常用参数:IPAP(吸气相气道正压)从4~8cmH$_2$O开始调起,逐渐增高,一般不超过25cmH$_2$O,EPAP(呼气相气道正压)从2~4cmH$_2$O开始调起,急性呼吸窘迫综合征(ARDS)可调至4~12cmH$_2$O,呼吸频率12~20次/分,由低到高,逐步调节,逐步适应,经过5~20min逐步增加至合适的水平。

4. 选择呼吸机"待机"状态键;连接氧气管、佩戴面罩,适当调整固定带,启动呼吸机送气。

5. 观察人机协调情况,及时适当调整参数设置。

【操作后处理】

1. 整理用物,洗手,记录。

2. 定时复查血气分析,及时调整呼吸机参数。

3. 定期对管路面罩进行清洗消毒。

【问答】

1. 如人机协调性不佳、潮气量上不去,并且患者出现腹胀不适,怎么办?

答 嘱咐患者闭口呼吸、缓解紧张情绪,使其主动配合,指导患者吸……呼……降低送气压;可给予胃动力药物,必要时可胃肠道减压。

2. 为什么不能先开机送气后再给患者戴上面罩?

答 开机空吹会使机器计算基线严重飘移,导致呼吸机漏气补偿量过大,远超实际漏气量,患者感受到气流冲击,无法耐受,是导致初始上无创呼吸机失败的重要原因之一。

3. 使用无创呼吸机者如何调整进餐时间?

答 使用无创呼吸机治疗前,应避免过饱饮食。建议最好进食后至少停留 30~60min 再使用无创呼吸机,使用时可抬高床头 30°~45°,以免出现恶心、呕吐等症状导致患者误吸,特别是老年人,更应该注意。

四、心电图机的使用

【**准备工作**】

1. 患者的准备

(1) 取平卧位;四肢平放、肌肉放松;平静呼吸;暴露双手内腕部与双下肢内踝,暴露胸部。

(2) 若皮肤污垢或毛发过多,预先清洁或剃毛。

2. 医生的准备

(1) 着装规范整洁,戴医用口罩、帽子,态度和蔼。

(2) 核对患者信息,了解病史、心理、认知、合作程度,观察连接导联部位皮肤情况。解释,消除患者紧张感,获得患者或家属知情同意,告知注意事项。

3. 物品的准备

(1) 心电图机处于完好备用状态。

(2) 导电胶、生理盐水棉球或 75% 乙醇棉球等用具完好备用。

4. 环境的准备 整洁、安静,保护隐私,拉上帘子。

【**操作流程**】

1. 定位 涂抹导电胶或生理盐水或 75% 乙醇;位置:两手腕关节内侧上方,两内踝上部,心前区导联 V_1~V_6 相应部位。

2. 接电极 肢导联:红色电极接右上肢,黄色电极接左上肢,绿色电极接左下肢,黑色电极接右下肢。胸导联:将红、黄、绿、褐、黑、紫电极分别安置于 V_1~V_6 相应部位。

3. 描记心电图 开电源,定走纸速度,25mm/s,开抗干扰键。定标准电压。导联切换,依次描记:Ⅰ、Ⅱ、Ⅲ、aVR、aVL、aVF、V_1~V_6,记录3~5个心室波,若心律不齐,适当延长 V_1 或Ⅱ导联的描记时间。

4. 描记结束后,去除导联线,关闭心电图机。

【操作后处理】

1. 评价患者情况和心电图图形。

2. 整理衣被,调整舒适体位。

【问答】

1. 如果心电图上,Ⅰ导联、aVL导联P波向下,aVR导联P波向上,主波方向向上,T波直立,与正常心电图形成相反的表现。而胸前 V_1~V_6 导联心电图与正常心电图是一样的,应如何处理?

答 应检查左右手是否接反,调整电极重新操作。

2. 如果发现Ⅲ和(或)aVF导联的Q波较深时应如何处理?

答 应在深吸气后屏住气时,立即重复描记这些导联的心电图。若此时Q波明显变浅或消失,则可考虑横膈抬高所致。反之,若Q波仍较深而宽,则不能除外下壁心肌梗死。

3. 如发现心率>60次/分而PR间期>0.22s应如何处理?

答 可取坐位时再记录几个肢体导联心电图,以便确定是否有房室传导阻滞。

五、胸外心肺复苏术

【准备工作】

1. 医生的准备

(1)着装规范整洁,戴医用口罩、帽子,态度和蔼。

(2)评估确认救治现场环境安全。

(3)判断意识:双手轻拍患者双肩,在患者耳边大声呼叫,判断是否意识丧失。

(4)医生位于患者右侧,快速检查患者的大动脉搏动及呼吸:触摸颈动脉搏动;方法:示指、中指指尖触及气管正中部位,向近侧下滑2~3cm,至甲状软骨和胸锁乳突肌之间的凹陷处。面部贴近患者口鼻,感受有无自主呼吸;眼睛看胸廓起伏,观察是否呼吸停止或仅喘息。以上动作同时进行,时间不超过10s。

(5)确定患者自主心跳、自主呼吸、颈动脉搏动消失后,立即呼叫医生或请人通知医生,送急救物品。

【操作流程】

1. 安置体位

(1) 将患者仰卧于硬板床或地上,取去枕仰卧位,背部垫板平患者肩和床沿。

(2) 解开患者衣扣、裤带,充分暴露前胸部。

2. 胸外心脏按压

(1) 按压部位　胸骨中下 1/3 处(少年儿童及成年男性可直接取两侧乳头连线的中点)。

(2) 按压方法　一手掌根部紧贴在按压部位,另一手掌根部重叠放于其手背上,手指翘起不接触胸壁,肘关节伸直,肩部和手掌必须保持垂直位。用上半身力量垂直向下用力按压,按压深度为成人≥5cm;频率 100~120 次/分,然后放松使胸廓充分弹起,放松时掌根不脱离胸廓皮肤,按压与放松时间比为 1:1。

(3) 连续按压 30 次后给予 2 次人工呼吸。

3. 开放气道

(1) 用右手示指、中指,去除口腔异物及义齿。

(2) 仰头举颏法:用一只手小鱼际放在患者额上向后压,另一只手放在颈后,将颈部抬高,使头充分后仰,以保持呼吸道畅通。

4. 人工呼吸

(1) 在患者口部覆盖无菌纱布,施救者用左手拇指和示指捏住患者鼻孔,右手固定患者下颌,打开患者口腔,施救者张大口将患者口部紧密包裹住,吹气时同时用余光观察患者胸部是否隆起,每次吹气时间不少于 1s,胸部起伏吹气有效。

(2) 放开口鼻,使胸廓自行回缩将气体排出,随后立刻给予第 2 次吹气。

(3) 吹气 2 次后实施下一周期心脏按压,交替进行,心脏按压与吹气次数比例为 30:2。

5. 上述操作循环 5 组。

【操作后处理】

1. 操作 5 个循环后,再次观察脉搏、意识、呼吸、瞳孔对光反射、面色等。

2. 若患者皮肤、黏膜颜色转红润;按压后能扪及颈动脉、股动脉搏动,上肢收缩压高于60mmHg;自主呼吸恢复;肌张力恢复;瞳孔缩小,对光反射存在,则心肺复苏成功,整理衣被,安置舒适体位,撤去按压板。

3. 复苏后给氧,心电监护,开放静脉通道,转入重症监护室(ICU)或心内科病房接受进一步治疗。

4. 整理衣被,安置舒适体位,撤去按压板。

【问答】

1. 心肺复苏成功后的有效指标有哪些？

答 皮肤、黏膜颜色转红润；按压后能扣及颈动脉、股动脉搏动，上肢收缩压高于60mmHg；自主呼吸恢复；肌张力恢复；瞳孔缩小，对光反射存在。

2. 心肺复苏按压的频率和深度是多少？

答 按压深度为成人≥5cm；频率≥100~120次/分。

3. 心肺复苏按压和吹气次数的比例是多少？

答 30:2。

六、电 除 颤 术

【准备工作】

1. 患者的准备

（1）去枕平卧于木板床上，检查并除去金属及导电物质。

（2）松解衣扣，暴露胸部。

（3）撤除心电图仪器。

2. 医生的准备

（1）正确判断患者的病情并评估，患者意识消失、颈动脉搏动消失、呼吸断续或停止、皮肤发绀、心音消失，血压测不出。

（2）判断心电图状态及是否有室颤波。

3. 物品的准备

（1）除颤仪处于完好备用状态。

（2）导电膏或盐水纱布等用具完好备用。

（3）打开机器电源开关。

4. 环境的准备　确保周围环境安全，注意保护患者隐私。

【操作流程】

1. 电极板涂导电膏或包裹盐水纱布。

2. 电极板位置正确放置（STERNVM电极板上缘放于胸骨右侧第2肋间，"APEX"电极板上缘置于左锁骨中线第5肋间）。

3. 电极板与患者皮肤密切接触，施加适当压力。

4. 打开除颤仪,选择正确的除颤方式(可辨认出 QRS 波的室速用同步,其余用非同步除颤)及电功率(双项波除颤用120~200J,单向波用360J)。

5. 充电。

6. 确定周围人员无直接或间接与患者接触,放电。

7. 观察心电波,如除颤未成功重复除颤。

8. 移开电极板,清洁后将电极板正确回位。

【操作后处理】

1. 密切监测患者病情,电击后立即检查标准心电图,了解心律情况,根据心电图决定治疗。

2. 协助患者整理衣物,保持舒适体位。

3. 整理好除颤仪,除颤器充电,备用。

【问答】

1. 电除颤和电复律的区别是什么?

答 电除颤和电复律的区别有以下几点:

(1) 适应证不同,电除颤用于室颤、室扑及无法识别R波的快速性室性心律失常,这些情况下患者存在严重血流动力学障碍,故需立即进行抢救。及早进行电除颤(或者也可以称为非同步电复律)是最好的处理方法。电复律(也就是同步电复律)的适应证是房颤等不甚严重的其他类型的心律失常,并不造成特别严重的血流动力学障碍,而且也可以在一定程度上被药物所控制。

(2) 操作不同,电除颤时患者已处于濒死状态,因此没有事先麻醉的需要,一旦发现患者出现室颤、室扑等需要进行除颤的心律失常,应该立即进行除颤;而对于电复律,由于患者原是处于清醒状态的,因此在进行电复律前必须先进行麻醉。

(3) 放电模式不同,由于电除颤时心电图上没有R波显示,因此除颤时除颤器是非同步放电的;而电复律时除颤器为了避免在心室易损期放电引发室颤而采用R波同步放电模式。

(4) 放电能量不同,一般来说电除颤的能量比电复律的能量要高;不过从基本原理上来说,电除颤和电复律的原理是一样的。

2. 对于装有永久性心脏起搏器的患者,若起搏器不能抑制其室颤而需除颤时,需注意什么?

答 应避免电极板靠近起搏器,否则可致其失效。

3. 早期电除颤的原则和目标是什么？

答 原则：越早越好；目标：从发病至电除颤的时间限定在3min内。

七、腹腔穿刺术

【准备工作】

1. 患者的准备

（1）排尿，以免穿刺时误伤充盈的膀胱。

（2）视腹水量多少，患者可以取坐位、半卧位、侧卧位或平卧位。对疑有腹腔内出血或腹水量少的患者行诊断性穿刺时，最好取侧卧位。

2. 医生的准备

（1）详细了解患者病史资料，确认有无实施腹腔穿刺的必要性和患者有无实施腹腔穿刺的禁忌证。

（2）向患者本人或家属告知实施腹腔穿刺的必要性、操作过程、可能发生的风险和应对措施，并获得知情同意。

（3）着装整洁，戴医用口罩、帽子，清洗双手，态度和蔼。

3. 物品的准备 无菌穿刺包、无菌手套、腹水各项检查所需的试管和容器、2%利多卡因注射液、消毒棉球、医用胶布等。

4. 环境的准备 整洁、安静，保护患者隐私，拉上帘子。

【操作流程】

1. 暴露患者腹部，确定穿刺点。穿刺点一般选左下腹，脐与髂前上棘连线中外1/3的交界点，或脐与耻骨联合连线中点上方1cm、偏左或偏右1.5cm处，或侧卧位脐水平线与腋前线或腋中线交界点（常用于诊断性穿刺）。包裹性积液可以在彩超引导下穿刺。

2. 打开穿刺包，戴无菌手套，由穿刺点由内向外螺旋形消毒皮肤，直径≥15cm，消毒3次，然后覆盖无菌洞巾。

3. 用2%利多卡因自皮肤至腹膜壁层做局部麻醉。

4. 检查穿刺针是否通畅，用止血钳夹住穿刺针座所连接的橡皮管。

5. 用左手固定穿刺部位皮肤，右手持穿刺针经麻醉处先垂直缓慢进针至皮下，然后倾斜45°~60°角进针1~2cm，最后再垂直刺于腹膜层。当有突破感时表示针尖已进入腹腔。

6. 把注射器与穿刺针座的橡皮管连接，松开止血钳，抽出腹水。作诊断性穿刺时，可直接用20mL或50mL注射针及适当针头进行。大量放液时,可用8号或9号针头,并在针座接一橡皮管,再夹输液夹子以调节速度,将腹水引入容器中以备测量和化验检查。放液不宜过多、过快。

7. 穿刺结束后,用无菌纱布覆盖穿刺处,拔出穿刺针,局部消毒,用无菌纱布覆盖按压片刻,用医用胶带固定。大量放腹水者(>3000mL)需束腹带。

【操作后处理】

1. 观察患者生命体征,帮助患者整理衣被,安置舒适体位,避免朝穿刺处侧卧,嘱静卧1~2h。

2. 告知患者如有不适,及时通知医护人员。

3. 根据临床需要填写检验单,分送标本。

4. 整理器械及操作场所。

5. 做好穿刺记录。

【问答】

1. 在放腹水时,患者突然出现头晕、心悸、气促、恶心、面色苍白、脉数,应采取什么处理措施?

答 控制放液速度,如不缓解则停止放液,予以吸氧、输液或肾上腺素。

2. 诊断性腹腔穿刺时,抽出全血样液体,如何鉴别是腹腔内出血,还是穿刺本身所造成的出血?

答 血液凝固为损伤所致,不凝固为腹腔内出血。

3. 大量放腹水后为何要用束腹带?

答 以防腹压骤降,引起血管扩张,导致患者休克。

八、留置胃管术

【准备工作】

1. 患者的准备　取平卧位;清除鼻腔内异物。

2. 医生的准备

(1)详细了解患者病史资料,确认有无实施留置胃管的禁忌证。

(2)向患者本人或家属告知实施留置胃管的必要性、操作过程、可能发生的风险和应对措施,并获得知情同意。

（3）着装整洁，戴医用帽子和口罩，清洗双手，态度和蔼。

3. 物品的准备　胃管、一次性负压引流器、血管钳、石蜡油、纱布、注射器、治疗盘、治疗巾、医用胶布和棉签、别针、冷开水、听诊器等。

4. 环境的准备　整洁、安静，保护患者隐私，拉上帘子。

【操作流程】

1. 患者取坐位或者半卧位。

2. 检查鼻腔黏膜有无红肿、充血，有无鼻中隔偏曲、鼻息肉等，清洁鼻腔。

3. 戴无菌手套，将治疗巾铺于患者颌下或胸前。

4. 用注射器检查胃管是否通畅，测量插管长度并做标记。成人插管45~55cm，估计长度的方法为前额发迹到剑突处或者鼻尖经耳垂至剑突处。用石蜡油润滑胃管。

5. 右手用镊子夹住胃管前端，沿一侧鼻孔缓慢插入14~16cm。至咽喉部时，嘱患者做吞咽动作，顺势将胃管送下，插至45~55cm处。如在插管时，患者出现咳嗽、呼吸困难、发绀等，提示可能误入气管，应立即拔出。待患者休息片刻恢复后，再行插管。如遇昏迷患者，在留置胃管时，应将患者头向后仰，当胃管插至会厌部时，左手托起患者头部，使下颌靠近胸骨柄，加大咽部通道弧度，便于插管。

6. 用注射器抽吸胃液或者用注射器从胃管中注入空气，用听诊器听是否有气过水声，以确定胃管是否在胃内。

7. 用医用胶布把胃管固定在鼻翼和近耳面颊部。

【操作后处理】

1. 帮助患者整理衣被，安置舒适体位。告知患者如有不适，及时通知医护人员。

2. 整理器械及操作场所。

3. 做好操作记录。

【问答】

1. 昏迷患者留置胃管时的操作关键点是什么？

答　如遇昏迷患者，在留置胃管时，应将患者头向后仰，当胃管插至会厌部时，左手托起患者头部，使下颌靠近胸骨柄，加大咽部通道弧度，便于插管。

2. 昏迷患者留置胃管后，把胃管末端置于水中，如出现气泡，应采取什么措施？

答　提示插管误入气管，需要拔出重新置管。

3. 插管过程中可能出现哪些症状，如何处理？

答　如患者出现恶心、呕吐症状，应暂停插管，嘱患者深呼吸；若出现咳嗽、呼吸困难、发绀等现象,表明插入气管,应立即拔出。休息后重新置管。

九、三腔二囊管留置术

【准备工作】

1. 患者的准备　取平卧位;清除鼻腔内异物。

2. 医生的准备

(1) 着装规范整洁,戴医用口罩、帽子,态度和蔼。

(2) 核对患者信息,了解病史、心理、认知、合作程度。

(3) 向患者解释,以消除其紧张情绪,获得患者或家属知情同意,告知注意事项。

3. 物品的准备　三腔二囊管、血压计、玻璃接头、止血钳、石蜡油、纱布、50mL注射器、0.5kg沙袋及牵引固定架。

4. 环境的准备　整洁、安静,保护隐私,拉上帘子。

【操作流程】

1. 插管过程

(1) 检查三腔二囊管气囊有无松脱、漏气,充气后膨胀是否均匀,通向食管囊、胃囊和胃腔的管道是否通畅;并分别在管壁上45cm、60cm、65cm三处,三腔通道的外口做好标记;抽尽双囊内气体,将三腔管前端及气囊表面涂以液体石蜡。

(2) 将三腔管从患者鼻腔轻柔缓慢地垂直插入,达咽部时嘱患者吞咽,使三腔管顺利送至65cm标记处。

(3) 用注射器先向胃气囊注入空气250~300mL(囊内压40~50mmHg),使胃气囊充气,用血管钳将此管腔钳住,然后将三腔管向外牵拉,感觉有中等度弹性阻力时,表示胃气囊已压于胃底部。再以0.5kg沙袋通过滑车持续牵引三腔管,以达到充分压迫目的。

(4) 经观察仍未能压迫止血者,再向食管囊内注入空气100~200mL(囊内压30~40mmHg),然后钳住此管腔,以直接压迫食管下段的曲张静脉。

2. 留置过程

(1) 每2~3h检查气囊内压力一次,如压力不足应及时注气增压。

(2) 每8~12h食管囊放气并放松牵引一次,同时将三腔管再稍深入,使胃囊与胃底黏膜分离,放气前先口服液体石蜡15~20mL,以防胃底黏膜与气囊粘连。30min后再使气囊充气加压。

（3）严密观察生命体征、呕血的性质及量,判断出血情况。

【操作后处理】

1. 出血停止24h后取下牵引沙袋并将食管气囊和胃气囊放气,继续留置胃内观察24h。

2. 如未再出血,可嘱患者口服液体石蜡15~20mL,然后抽尽双囊气体,缓缓将三腔管拔出。

3. 整理物品、记录。

【问答】

1. 操作时能否做旋转动作? 为什么?

答 不能,防止气囊缠绕在管腔上。

2. 患者突然出现烦躁不安、面色发绀、呼吸不规律或暂停的紧急情况下,考虑什么原因? 当如何处理?

答 考虑可能胃气囊破裂、食管向上移位,阻塞咽喉部引起窒息;剪断三腔管末端放气。

3. 考虑连接与撤离血压计时有漏气,该如何操作?

答 常规在撤走血压计后再补5mL气体。

十、腰椎穿刺术

【准备工作】

1. 患者的准备　协助患者左侧卧于硬板床上,背部与床面垂直,脊柱与床面平行;使患者头向前胸部屈曲,两手抱膝紧贴腹部,使脊柱尽量前屈,以增宽椎间隙。

2. 医生的准备

（1）着装规范整洁,戴医用口罩、帽子,态度和蔼,动作轻柔。

（2）核对患者信息,了解病史、心理、认知、合作程度。

（3）向患者解释,消除其紧张情绪,获得患者或家属知情同意,告知注意事项。

3. 物品的准备　无菌腰椎穿刺包(无菌洞巾、治疗盘、无菌穿刺针、无菌纱布、无菌试管)、无菌手套、计时器、2%利多卡因注射液、5mL注射器、镊子、无痛碘消毒液棉球、消毒干棉球、胶布。

4. 环境的准备　整洁、安静,保护隐私,拉上帘子。协助整理衣物,注意保暖。

【操作流程】

1. 定位 以双侧髂嵴最高点连线与后正中线的交点处为穿刺点（相当于第3、4腰椎棘突间隙），也可在上一或下一腰椎间隙进行。

2. 消毒铺巾 用无痛碘消毒液棉球由内向外螺旋形皮肤消毒3次，直径约15cm，并逐步缩小范围；戴无菌手套，打开无菌包，覆盖并固定无菌洞巾（由助手协助完成）。

3. 检查器械 检查无菌包内物品是否完整；穿刺针是否通畅；穿刺针与针芯是否匹配。

4. 局部麻醉 核对局部麻醉药物名称（由助手协助完成）；左手固定穿刺部位皮肤；用2%利多卡因局部麻醉，先注射皮下出现皮肤橘皮样皮丘改变。然后，自皮肤至椎间韧带进行逐层局部浸润麻醉，每次注射前确保回吸无血液。

5. 穿刺 将穿刺针与针芯保持吻合；左手拇指和示指固定穿刺部位；右手持穿刺针以垂直背部的方向缓慢刺入，针尖可稍倾向头部方向；当针头穿过韧带与硬脊膜时，可感到阻力突然消失有落空感；将针芯慢慢抽出，即可见脑脊液流出，开始计滴速以测压；并用无菌试管接取缓慢放出的脑脊液2~5mL；将脑脊液送检；术毕后重新插入针芯，拔出穿刺针，用消毒干棉球适当按压后，覆盖无菌纱布，并用胶布固定。

【操作后处理】

1. 术后嘱患者保持去枕平卧体位4~6h。

2. 测量心率、呼吸、脉搏等生命体征。

3. 嘱3天内保持穿刺处干燥。

4. 整理衣被，安置舒适体位。

5. 嘱患者如有不适立即通知医护人员。

6. 观察穿刺点渗血情况。

7. 记录、用物处理。

【问答】

1. 如需鞘内给药，当如何操作？

答 应先放出等量脑脊液，然后再等量置换性药液缓慢注入。

2. 若进针过程中针尖遇到骨质，当如何操作？

答 将针退至皮下待纠正角度后再进行穿刺。

3. 正常侧卧位脑脊液的压力是多少？

答 40~50滴/分或5~13mmHg。

十一、骨髓穿刺术

【准备工作】

1. 患者的准备 髂前上棘或胸骨穿刺取仰卧位;髂后上棘穿刺取俯卧位或侧卧位;棘突穿刺取坐位或侧卧位。

2. 医生的准备

（1）着装规范整洁,戴医用口罩、帽子,态度和蔼,动作轻柔。

（2）核对患者信息,了解病史、心理、认知、合作程度。

（3）向患者解释,消除其紧张情绪,获得患者或家属知情同意,告知注意事项。

（4）术前查看凝血时间检查,有出血倾向者要注意,血友病患者禁忌骨髓穿刺术。

3. 物品的准备 无菌骨髓穿刺包(无菌洞巾、治疗盘、无菌穿刺针、无菌纱布)、无菌手套、载玻片、2%利多卡因注射液、5mL注射器、镊子、无痛碘消毒液棉球、消毒干棉球、胶布。

4. 环境的准备 整洁、安静,保护隐私,拉上帘子。协助整理衣物,注意保暖。

【操作流程】

1. 定位 一般取髂前上棘或髂后上棘穿刺,必要时胸骨穿刺。髂前上棘穿刺取仰卧位,取髂前上棘后上方1~2cm骨面较平坦处为穿刺点。

2. 消毒铺巾 用无痛碘消毒液棉球由内向外螺旋形消毒皮肤3次,直径约15cm,范围逐步缩小;戴无菌手套,打开无菌包,覆盖并固定无菌洞巾(由助手协助完成)。

3. 检查器械 检查无菌包内物品是否完整;穿刺针是否通畅;穿刺针与针芯是否匹配;注射器是否漏气或干燥;根据穿刺部位不同,将骨穿针固定在适当长度。

4. 局部麻醉 核对局部麻醉药物名称;左手固定穿刺部位皮肤;用2%利多卡因局部麻醉,先注射皮下出现皮肤橘皮样皮丘改变;自皮肤至骨膜层进行逐层浸润麻醉,每次注射前确保回吸无血液。

5. 穿刺 将骨髓穿刺针与针芯保持吻合;左手拇指和示指固定穿刺部位;右手持骨髓穿刺针与骨面垂直刺入;当穿刺针针尖接触坚硬的骨质后,沿穿刺针的针体长轴左右旋转穿刺针,并向前推进,缓缓刺入骨质;当突然感到穿刺阻力消失,且穿刺针已固定在骨内时,表明穿刺针已进入骨髓腔;拔出穿刺针针芯,见针芯带有血迹,接上干燥灭菌注射器;用适当的力量抽取骨髓液0.1~0.2mL;注射器水平移至载玻片上方,迅速将骨髓液滴在载玻片上,立即涂片(或由助手完成),风干后送检;完毕后重新插入针芯,拔出穿刺针;用无痛碘消毒液棉球对穿刺点消毒后,用无菌干棉球适当按压,再覆盖无菌纱布,以胶带固定。

【操作后处理】

1. 嘱患者静卧,3天内保持穿刺处干燥。

2. 整理衣被,安置舒适体位。

3. 嘱患者如有不适立即通知医护人员。

4. 观察穿刺点渗血情况。

5. 记录、用物处理。

【问答】

1. 可取哪些部位为骨髓穿刺术的穿刺点? 如何定位?

答　髂前上棘:取髂前上棘后上方1~2cm骨面较平坦处;髂后上棘:取骶椎两侧、臀部上方骨性突出部分;胸骨:取胸骨柄位置,平第1、2肋间隙;腰椎棘突:取腰椎棘突突出处(极少选用)。

2. 根据穿刺部位不同,将骨穿针的固定器分别固定于多少长度合适?

答　髂骨1.5cm,胸骨1cm。

3. 如何衡量已抽取的骨髓液达到0.1~0.2mL?

答　注射器针栓部分见到骨髓液即可。

十二、快速血糖仪的使用

【准备工作】

1. 患者的准备

(1) 坐位时手搁桌上,手心向上;卧位时手置体侧,手心向上。

(2) 按摩双手,促进血液循环,便于取血。

2. 医生的准备

(1) 着装规范整洁,戴医用口罩、帽子,态度和蔼。

(2) 核对患者信息,了解病史、心理、认知、合作程度。

(3) 向患者解释,以消除其紧张情绪,获得患者或家属知情同意,告知注意事项。

3. 物品的准备

(1) 治疗盘、75%乙醇棉球、消毒干棉球、采血笔(针)、血糖试纸、血糖仪、污物盘。

（2）检查血糖试纸代码与血糖仪代码是否一致。

4. 环境的准备　整洁、安静,保护隐私,拉上帘子。

【操作流程】

1. 75%乙醇消毒选定手指的指尖皮肤,晾干。

2. 取出试纸,将末端触角插入血糖仪测试端口底,轻轻推送试纸,直至不能前进。

3. 血糖仪自动启动,显示窗出现批号,核对批号。

4. 脱去采血笔(针)帽,在已消毒手指采血。

5. 血液接触试纸末端白色区域。

6. 血滴自动吸入试纸,显示屏出现测试结果。

7. 消毒干棉球按压穿刺点。

【操作后处理】

1. 观察穿刺点渗血情况。

2. 整理衣被,安置舒适体位。

3. 记录,处理用物。

【问答】

1. 采血最宜选择的部位是哪里? 为什么?

答　采血5个手指都可以使用,一般用示指、中指或环指采样。采血针当紧挨指腹,以手指两侧取血最好,因其血管丰富而神经末梢分布较少,不仅不痛而且出血充分。

2. 采血操作过程中需要注意什么?

答　乙醇消毒时,需待乙醇挥发后采血;采血时避免用力挤压手指,这样会导致血糖测试结果不准。

3. 用物应当如何处置?

答　血糖试纸应放入污染敷料垃圾;采血针若有外露针头时,当套上针帽后,再放入专门的锐器盒。

十三、导尿术(男性)

【准备工作】

1. 患者的准备　屈膝仰卧位,脱去对侧裤子,盖在近侧腿部上方,对侧腿用盖被遮盖,两腿略外展,暴露外阴。

2. 医生的准备

(1) 着装规范整洁,戴医用口罩、帽子,态度和蔼,动作轻柔。

(2) 核对患者信息,了解病史、心理、认知、合作程度。

(3) 向患者解释,以消除其紧张情绪,获得患者或家属知情同意,告知注意事项。

3. 物品的准备　清洁手套、镊子、无痛碘棉球、中单、无菌导尿包、无菌手套、无菌石蜡油、无菌纱布、无菌注射器、集尿袋。

4. 环境的准备　整洁、安静,保护隐私,拉上帘子。

【操作流程】

1. 将中单垫于臀下,戴清洁手套,用镊子夹取无痛碘棉球,依次对阴阜、阴茎、阴囊消毒,用无菌纱布裹住阴茎,将包皮向后推,暴露尿道口,自尿道口向外、向后旋转擦拭尿道口、龟头及冠状沟,脱下手套。

2. 打开导尿包,放在患者两腿之间,打开治疗巾,戴无菌手套,取出孔巾,铺外阴处,暴露阴茎,排列用物。

3. 取出导尿管,检查导尿管通畅性及气囊密闭性,用无菌石蜡油棉球润滑导尿管前段,根据需要接集尿袋,取消毒液棉球于弯盘内。

4. 用无菌纱布包住阴茎将包皮向后推,暴露尿道口;另一手持镊子夹消毒棉球再次消毒尿道口、龟头及冠状沟。

5. 一手继续持无菌纱布,固定阴茎并提起,使之于腹壁呈60°,另一手持镊子夹持导尿管,轻轻插入尿道口20cm,见尿液流出再插入1~2cm,留取标本或引入集尿袋,一次放尿<1000mL。

6. 导尿完毕,轻轻拔出导尿管,撤下孔巾,擦净外阴,撤去用物。若为留置导尿,气囊内充气15~20mL,轻拉证实导尿管固定于膀胱。

【操作后处理】

1. 观察患者生命体征,尿色、质、量,留置导尿者观察导尿管通畅情况。

2. 整理衣被,安置舒适体位。

3. 记录,处理用物。

【问答】

1. 对膀胱高度膨胀且又极度虚弱的患者,第一次导尿量不得超过多少? 为什么?

答　不得超过1000mL,以防大量放尿导致腹腔内压突然降低,大量血液滞留于腹腔血管内,造成血压下降,产生虚脱,亦可因膀胱突然减压,导致膀胱黏膜急剧充血,引起血尿。

2. 对留置导尿者,拔出导尿管应注意什么?

答 应先以注射器将气囊内液体或气体抽出,再轻轻拔出导管。

3. 对留置导尿时间较长者,需注意哪些?

答 应经常检查尿管固定情况,有无脱出,必要时可用无菌药液每日冲洗膀胱一次;定期更换尿管。

第二章
外科临床常用操作技术

编写者名单

主　编　刘　胜

编　委　阙华发　柳国斌　李　斌

　　　　曹永清　陈红凤

秘　书　单　玮

一、外科手消毒

【准备工作】

1. 医生的准备

（1）着装符合手术室要求,换好手术清洁衣物,戴医用口罩、帽子。

（2）双手手臂皮肤无破损,取下手及手腕佩戴的饰品。

（3）修剪指甲,锉平甲缘,清除指甲下可见的污垢。

2. 物品的准备

（1）抗菌洗手液。

（2）外科手消毒液。

（3）无菌小毛巾(或擦手纸)。

3. 环境的准备　感应式水龙头是否到位、能否正常使用。

【操作流程】

1. 洗手

（1）用流动的水冲洗双手、前臂和上臂下1/3。

（2）取适量抗菌洗手液(约3mL,约1元硬币大小)涂满双手、前臂、上臂至肘关节以上10cm处,按七步洗手法清洗双手、前臂、上臂至肘关节以上10cm处。七步洗手法:手掌相对→手掌对手背→双手十指交叉→双手互握→揉搓拇指→指尖→手腕、前臂、上臂至肘关节以上10cm处。两侧在同一水平交替上升,不得回搓。

（3）用流动水冲洗清洗剂,水从指尖到双手、前臂、上臂,使水从肘下流走,沿着一个方向冲洗,不可让水倒流,彻底冲洗干净。

（4）再取适量抗菌洗手液(约3mL,约1元硬币大小)揉搓双手,按照七步洗手法第二次清洗双手、前臂、上臂至肘关节以上10cm。

（5）用流动水冲洗清洗剂,水从指尖到双手、前臂、上臂,使水从肘下流走,沿一个方向冲洗,不可让水倒流,彻底冲洗干净。

（6）抓取无菌小毛巾中心部位,先擦干双手,然后将无菌小毛巾对折呈三角形,底边置于腕部,直角部位向指端,以另一手拉住两侧对角,边转动边顺势向上移动至肘关节以上10cm处,擦干经过部位水迹,不得回擦;翻转毛巾,用毛巾的另一面以同样方法擦干另一手臂。操作完毕将毛巾弃于指定容器内。

（7）保持手指朝上，将双手悬空举在胸前，自然晾干双手、前臂及上臂。

2. 手消毒

（1）取适量外科手消毒液（约3mL，约1元硬币大小）于一手的掌心，将另一手指尖在消毒液内浸泡约5s，搓揉双手，然后将消毒液环形涂抹于前臂直至上臂肘关节上约10cm处，确保覆盖所有皮肤。

（2）以相同方法消毒另一侧手、前臂至上臂肘关节以上10cm处。

（3）取外科手消毒液（约3mL，约1元硬币大小），涂抹双手所有皮肤，按七步洗手法揉搓双手，直至消毒剂干燥。

（4）整个涂抹揉搓过程约3min。

（5）保持手指朝上，将双手悬空举在胸前，待外科手消毒液自行挥发至彻底干燥。

【操作后处理】

1. 外科手消毒应遵循先洗手、后消毒的顺序。

2. 冲洗的整个过程始终保持双手位于胸前并高于肘部，保持指尖朝上，使水由手部流向肘部，避免倒流。冲洗双手时应避免水溅湿衣裤，若溅湿衣裤应立即更换。

3. 洗手后需待双手干燥后才可进行手消毒。

4. 手消毒时揉搓时间为2~6min。手消毒剂的取液量、揉搓时间及使用方法应遵循产品的使用说明。

5. 消毒后的双手应置于胸前，抬高肘部，远离身体，迅速进入手术间，避免污染。

6. 戴无菌手套前，防止手和手臂触碰任何物品，一旦触碰，必须重新进行手消毒。

【问答】

1. 手消毒时揉搓时间为多久？

答 2~6min。

2. 手在冲洗过程中应注意哪些事项？

答 冲洗的整个过程始终保持双手位于胸前并高于肘部，保持指尖朝上，使水由手部流向肘部，避免倒流。冲洗双手时应避免水溅湿衣裤，若溅湿衣裤应立即更换。

3. 戴无菌手套前，手或手臂触碰了污染的物品，该怎么办？

答 必须重新进行手消毒。

二、戴无菌手套

【准备工作】

1. 医生的准备

（1）着装符合手术室及相关操作工作间的管理要求。

（2）戴医用口罩、帽子。

（3）按照操作要求已完成外科手消毒。

2. 物品的准备　准备无菌手套,检查并核对无菌手套袋外的号码、灭菌期,检查包装是否完整、干燥。

3. 环境的准备　保持处置室或者手术室无菌环境。

【操作流程】

1. 评估周围环境,选取合适的操作空间,确保佩戴无菌手套过程中不会因为手套放置不当或空间不足而发生感染事件。

2. 撕开无菌手套外包装,取出内包装平放在操作台上。

3. 一手捏住两只手套翻折部分,提出手套,适当调整使两只手套拇指相对并对齐。

4. 右手(或左手)手指并拢插入相对应的手套内,然后适当张开手指伸入对应的指套内,再用戴好手套的右手(或左手)的2~5指插入左手(或右手)手套的翻折部内,用相同的方法将左手(或右手)插入手套内,并使各手指到位。

5. 分别将手套翻折部分翻回盖住手术衣袖口。

6. 在手术或操作开始前,应将双手举于胸前,严禁碰触任何物品而发生污染事件。

【操作后处理】

1. 脱下手套:用戴手套的一只手捏住另一手套口外面翻转脱下,已脱下手套的手指插入另一手套口内将其翻转脱下,勿使手套外面(污染面)接触到皮肤,不可强拉手套边缘或手指部分,以免损坏。

2. 按要求整理物品,弃手套于黄色医疗垃圾袋内,洗手,脱口罩。

3. 结束一台手术,继续做另一台手术时,需重新进行外科手消毒和戴无菌手套。

【问答】

1. 诊疗不同患者之间是否应该更换手套?

答 应该更换手套。

2. 未戴手套的手,可以接触另一只手套套口的哪个部分?

答 只能接触手套套口的向外翻折部分。

3. 无菌手套一旦碰触到其他物品发生可疑污染时,应如何处理?

答 应重新戴一副新的无菌手套。

三、穿脱手术衣

【准备工作】

1. 医生的准备

(1) 基础着装,换好洗手衣裤,符合手术室的管理要求。

(2) 戴医用口罩、帽子。

(3) 按照操作要求已完成外科手消毒。

2. 物品的准备　无菌手术衣。

3. 环境的准备　保持处置室或者手术室无菌环境。

【操作流程】

1. 从已打开的无菌手术衣包内取出无菌手术衣一件,环视四周,选择较宽敞的空间穿手术衣。

2. 提起手术衣两肩及衣领折叠处,将衣领展开,内面朝向自己,正面向外,轻轻将手术衣抖开。

3. 稍向上掷起手术衣,顺势将两手同时插入对应的衣袖内并尽量向前伸,将两手自袖口伸出。如两手未能完全伸出,可由巡回护士(或助手)在后面拉紧领部衣带将手伸出袖口。

4. 由巡回护士(或助手)在身后系好领部、背部系带。

5. 戴好无菌手套,然后一手提起腰带,传递给巡回护士(或助手),协助将腰带绕过后背至前侧部,并将手术衣的后面衣服完全包盖住后背部,由本人自行系好腰带。

6. 手术结束,先自行解开腰带,然后由巡回护士(或助手)协助解开领部及背部的系带,用左手抓住手术衣的右肩部自上而下拉下手术衣,使衣袖由里向外翻,以同样方法拉下左侧衣袖,脱下手术衣,确保手术衣里面向外翻。

7. 脱手术衣时要保护手臂及洗手衣裤不被手术衣正面污染,将手术衣内面向外掷于指定的污物袋内。

【操作后处理】

1. 手术衣打开时,保持手术衣内面面向自身,正面向外,切勿碰触到手术衣的正面。

2. 手术衣穿好后,两手应举在胸前。穿上无菌手术衣、戴上无菌手套后,肩部以下、腰部以上、腋前线前、上肢为无菌区,此区域手术开始前严禁触碰到任何物品。

3. 如无菌手术衣触碰到未消毒的物品发生污染事件,应换另一件无菌手术衣,重新穿戴无菌手术衣及无菌手套。

4. 手术结束脱下手术衣的全过程,严禁手臂及洗手衣裤触碰到手术衣的正面。

【问答】

1. 选择较宽敞的空间穿手术衣的目的是什么?

答 防止手术衣在穿戴过程中触及有菌区域导致手术衣污染。

2. 穿上无菌手术衣、戴上无菌手套后,哪片区域禁止碰触未消毒物品?

答 肩部以下、腰部以上、腋前线前、上肢为无菌区,此区域手术开始前严禁触碰到任何物品。

3. 手术过程中,若出血量过多浸渍了手术衣怎么办?

答 应换另一件无菌手术衣,重新穿戴无菌手术衣和无菌手套。

四、手术区皮肤消毒

【准备工作】

1. 患者的准备　做一般外科手术,如患者病情允许,要求患者在手术前一天下午洗浴。如皮肤上有较多油脂或胶布粘贴痕迹,先用松节油或75%乙醇擦净,并进行手术区域除毛。

2. 医生的准备

(1) 基础着装,符合手术室及相关操作工作间的管理要求。

(2) 戴医用口罩、帽子。

(3) 按照操作要求已完成外科手消毒。

(4) 核对手术患者信息、手术名称、手术部位及切口要求,确定消毒区域及范围。

3. 物品的准备　弯盘、卵圆钳、无菌纱布或无菌大棉球,消毒剂(0.75%吡咯烷酮碘或0.25%碘酊,75%乙醇)。

4. 环境的准备　消毒操作均在无菌手术室内进行。

【操作流程】

1. 将无菌纱布或消毒大棉球用消毒剂彻底浸透,用卵圆钳夹住消毒纱布或无菌大棉球,由手术切口中心向四周稍用力涂擦,涂擦某一部位时方向保持一致,严禁做往返涂擦动作。消毒范围应包括手术切口周围半径15cm的区域,并应根据手术可能发生的变化适当扩大范围。

2. 重复涂擦3次,第2次、第3次涂擦的范围均不能超出上一次的范围。

3. 如为感染伤口或会阴、肛门等污染处手术,则应从外周向感染伤口或会阴、肛门处涂擦。

【操作后处理】

使用过的消毒纱布或大棉球应按手术室要求处置。

【问答】

1. 婴儿皮肤、面部或口腔等区域消毒时应注意什么?

答 不可用碘酊消毒,应选用1:1000洗必泰酊或新洁尔灭酊消毒2次。

2. 手术切口消毒范围为多少?

答 包括手术切口周围半径15cm的区域,并据手术可能发生的变化适当扩大范围。

3. 腹部手术时消毒注意事项?

答 腹部手术,可先滴少许消毒剂于脐孔,以延长消毒时间。

五、创伤的现场止血法

【准备工作】

1. 患者的准备　针对不同止血方法,患者取合适体位。

2. 医生的准备　应判断出血的性质,根据出血的性质及部位选用止血物品。评估伤情,观察患者意识、呼吸,有无骨折,有无重要脏器合并伤,有无休克表现。

3. 物品的准备　弹性止血带、卡扣式弹性止血带、无菌敷料、绷带、三角巾、毛巾等。

4. 环境的准备　快速评估现场环境是否安全,切忌加重损伤;注意保护患者隐私。

【操作流程】

1. 指压止血法　适用于头、面、颈部和四肢的动脉性出血,将出血部位近心端的供血血管压向对应的骨骼,以阻断血流。

（1）头顶部、额部出血　指压颞浅动脉，一手固定伤者头部，另一手拇指在伤侧耳前将颞浅动脉压向下颌关节。

（2）面部出血　指压面动脉，左、右手拇指分别放在两侧下颌角前1cm的凹陷处，将左、右侧面动脉压向下颌骨，其余四指置于伤者后枕部与拇指形成对应力。

（3）前臂出血　指压肱动脉，一手固定伤者患肢，另一手四指并拢置于肱动脉搏动明显处，拇指放于对应部位，将肱动脉压向肱骨。

（4）手部出血　指压桡、尺动脉，双手拇指与示指分别放在伤侧的桡动脉与尺动脉处，分别将桡动脉、尺动脉压向手腕部骨骼。

（5）下肢出血　指压股动脉，将一手尺侧小鱼际置于伤肢股动脉搏动明显处，用力将股动脉压向股骨。

（6）足部出血　指压胫前、胫后动脉，双手拇指与示指分别放在伤侧足踝处的胫前动脉与胫后动脉处，分别将胫前、胫后动脉压向足踝部骨骼。

2. 加压包扎止血法　适用于中、小静脉，小动脉或毛细血管出血。用无菌敷料或洁净的毛巾、手绢、三角巾等覆盖伤口，加压包扎达到止血的目的。必要时可将手掌放在敷料上均匀加压。

3. 填塞止血法　适用于伤口较深的出血。用无菌敷料或洁净的毛巾填塞在伤口内，然后加压包扎。

4. 止血带止血法　适用于四肢的动脉性出血。

（1）弹性止血带止血法　扎止血带之前先抬高患肢以增加静脉回心血量。将三角巾、毛巾或软布等织物包裹在扎止血带部位的皮肤上，扎止血带时左手掌向上，手背贴紧肢体，止血带一端用虎口夹住，留出长约10cm的一段，右手拉较长的一端，适当拉紧拉长，绕肢体2~3圈，然后用左手的示指和中指夹住止血带末端用力拉下，使之压在缠绕在肢体上的止血带的下面。精确记录扎止血带的时间并标记在垫布上。前臂出血宜扎在上臂上1/3处，不可扎在下1/3处，以免损伤桡神经；下肢出血宜扎在大腿的下1/3处，不可扎在上1/3处，以免损伤股神经。

（2）卡扣式弹性止血带止血法　扎止血带之前先抬高患肢以增加静脉回心血量。将三角巾、毛巾或软布等织物包裹在扎止血带部位的皮肤上，将卡扣式弹性止血带卡扣打开，捆扎在止血部位后将卡扣卡上，然后拉紧止血带，以出血明显减少或刚好终止出血的松紧度为宜。精确记录扎止血带的时间并标记在垫布上。前臂出血宜扎在上臂上1/3处，不可扎在下1/3处，以免损伤桡神经；下肢出血宜扎在大腿的下1/3处，不可扎在上1/3处，以免损伤股神经。

5. 屈曲加垫止血法　适用于肘、膝关节远端肢体的创伤性大出血。先抬高患肢以增加静脉回心血量。在肘或腘窝处垫以卷紧的棉垫卷或毛巾卷,然后将肘关节或膝关节尽力屈曲,借衬垫物压住动脉以减少或终止出血,并用绷带或三角巾将肢体固定于能有效止血的屈曲位。精确记录止血的时间并标记在垫布上。

【操作后处理】

1. 患者现场紧急止血后及时送医院就医。

2. 弹性止血带捆扎后注意检查其松紧度,以达到合适程度,避免过松达不到止血效果,过紧造成局部软组织损伤及神经损伤。

3. 精确记录并标记止血带的日期、时间和部位,标记在垫布上或记录在标签上并挂在伤者醒目的部位。

【问答】

1. 创伤患者现场止血首先要注意的是什么?

答　首先要判断患者的意识及生命体征。如果患者是昏迷的,首先要判断患者的呼吸、心跳有没有停止,如果停止应该马上给予心肺复苏术,现场建立静脉通道,应用肾上腺素等抢救药物治疗。

2. 止血带捆扎时间应为多久适宜?

答　持续扎止血带的时间不宜超过 3h,并应每小时放松止血带 1 次,每次放松 2~3min。

3. 使用屈曲加垫止血法的注意事项是什么?

答　使用屈曲加垫止血法前必须先评估局部有无骨关节损伤,有骨关节损伤者禁用屈曲加垫止血法。

六、辨　脓　法

【准备工作】

1. 患者的准备　根据脓肿部位,采取相应的舒适体位,充分暴露患处。

2. 医生的准备　着装规范整洁,戴医用口罩、帽子,清洁洗手,态度和蔼。核对患者信息;向患者解释操作的目的,以消除其紧张感。

3. 物品的准备　根据患者脓肿情况,准备辨脓可能要用的物品,包括手电筒、大头针(火柴)、无菌注射器、75% 乙醇棉球等。

4. 环境的准备　治疗环境安静,温度适宜,有帘子、屏风等遮挡物,能保护患者隐私。

【操作流程】

1. 按触法辨脓

（1）适用类别　适用于脓肿局部皮软，色红或微红，或皮薄光亮的浅部脓肿。

（2）具体操作　将两手示指指腹轻放于脓肿处，相隔适当的距离，然后以一手指稍用力按一下，则另一手指即有波动的感觉（液体冲击手指的感觉），这种感觉称为应指。经反复多次及左右手相互交替试验，若应指明显为有脓。

2. 透光法辨脓

（1）适用类别　适用于手指、足趾部甲下的辨脓。

（2）具体操作　伸出患指（趾），左手放在患指（趾）上方遮住患指（趾），右手持手电筒，将手电筒打开放在患指（趾）下方，对准患指（趾）照射，观察患指（趾）部表面，如尚未化脓时，则见清晰潮红；见有深黑色阴影为有脓。

3. 点压法辨脓

（1）适用类别　适用于指（趾）脓肿脓液很少时。

（2）具体操作　用大头针针尾或火柴头等小的圆钝物，在感染区轻轻点压，如测得有局限性的剧痛点，即为可疑脓肿，而剧痛的压痛点即为脓肿部位。

4. 穿刺法辨脓

（1）适用类别　适用于疮疡患于深部，当脓已成而脓液不多，用按触辨脓法有困难时，则可采用注射器穿刺抽脓的方法，可同时采集脓液标本。

（2）具体操作　病变部位给予75%乙醇棉球消毒2~3次。用10mL或20mL医用无菌注射器带针头垂直向脓肿可能部位进针（根据预判深浅，不可进针太深）。回抽针芯，如果遇到脓液则在负吸力的作用下，脓液进入针筒内，可判断进针处有脓。若回抽无脓液流入针筒，可判断进针处无脓。

5. 超声检查法辨脓

（1）适用类别　一切外科脓肿，尤其适合深部脓肿。

（2）具体操作　运用超声机器在体表进行探测，若探及无回声或混合回声，且按压探头后有流动性，即可判断脓液已成。本法操作简单，无损伤，可比较准确地确定有无脓肿，以及脓肿部位、大小、数目等，并能引导穿刺或切开排脓。

【操作后处理】

1. 告知患者辨脓结束，适当整理衣物，遮挡住暴露躯体部分，安置舒适体位。

2. 将废弃医疗物品放置指定区域。

【问答】

1. 按触法辨脓如何判断有脓？

答　按触有应指感即为有脓。

2. 透光法辨脓如何判断有脓？

答　患指（趾）表面局部有深黑色阴影即为有脓。

3. 辨脓时，应指感是什么感觉？

答　手指被液体冲击或液体波动的感觉。

七、伤口（切口）换药

【准备工作】

1. 患者的准备　根据伤口（切口）部位，采取相应的舒适体位，充分暴露伤口（切口）。

2. 医生的准备

（1）着装规范整洁，戴医用口罩、帽子，态度和蔼。七步洗手法洗手。

（2）核对患者信息，向患者解释操作的目的，消除其紧张感。

3. 物品的准备　根据伤口（切口）情况，准备换药所需物品（无菌弯盘、无菌镊子、75%乙醇棉球或碘伏棉球、生理盐水棉球、无菌纱布、无菌干棉球、胶布、绷带等）。

先取无菌干纱布、无菌干棉球，再取生理盐水棉球、75%乙醇棉球或碘伏棉球；先取换药所需敷料，再夹取镊子；敷料放置要干湿分离。

4. 环境的准备　治疗环境安静，温度适宜，有帘子、屏风等遮挡物，能保护患者隐私。

【操作流程】

1. 七步洗手法洗手，带无菌手套。

2. 取合理体位，暴露换药部位，垫治疗巾。

3. 去除伤口（切口）敷料

（1）用手揭去伤口（切口）外层敷料。

（2）右手持镊子沿伤口（切口）纵轴方向去除内层敷料（和引流），敷料与伤口紧密粘连时，用生理盐水浸湿后再揭去，以免引起伤口疼痛。

4. 观察伤口渗血、渗液情况及是否有感染。

5. 伤口清洁消毒

左手持第二把镊子夹取75%乙醇棉球或碘伏棉球递给右手的镊子消毒伤口（切口），

以伤口（切口）为中心，伤口由外向内，切口由内向外，消毒2~3次，消毒范围为伤口（切口）外10cm以上。

6. 药粉均匀撒在伤口上，再将已摊涂好药膏的纱布覆盖疮面，胶布固定，酌情包扎；或用左手的无菌镊子夹取75%乙醇纱布或碘伏纱布覆盖于伤口（切口）上，无菌干纱布或无菌敷料外敷，以胶布固定。

【操作后处理】

1. 告知患者换药结束，适当整理衣物，遮挡住暴露躯体部分，安置舒适体位。

2. 将废弃医疗物品放置指定区域。

【问答】

1. 伤口（切口）换药的原则是什么？

答 无菌。

2. 伤口（切口）换药消毒范围应多大？

答 一般应达伤口（切口）外10cm以上。

3. 伤口（切口）换药消毒应几次？

答 2次以上。

八、蚕 食 疗 法

【准备工作】

1. 患者的准备　合适体位，充分暴露患处（疮面或需操作的局部位置）。

2. 医生的准备

（1）术前谈话、签字；告知患者目前病情及操作的必要性，同时对操作相关风险充分告知。

（2）穿着整洁，术者洗手（七步洗手法），并戴医用口罩、帽子、手套。

3. 物品的准备

（1）常规物品准备　换药包（无菌治疗碗1个、镊子1把、弯盘、组织剪1把、手术刀柄和刀片，中小弯血管钳各1把、消毒棉球、外用生理盐水、纱布块若干、干棉球）、一次性无菌手套、75%乙醇、双氧水、碘伏、一次性治疗巾、绷带等。

（2）医疗文件准备　蚕食疗法操作知情同意书。

4. 环境的准备

（1）原则上在门诊手术室进行，因病情也可在换药室或床旁进行。

（2）注意保护患者隐私。

【操作流程】

1. 无菌纱布覆盖疮面，剪去毛发，清除疮面周围的污垢；用生理盐水冲洗疮面周围皮肤；取掉覆盖疮面的纱布，用生理盐水和双氧水反复冲洗疮面。

2. 术者洗手，消毒疮面，铺无菌巾，穿无菌手术衣，戴无菌手套。常规麻醉（局部麻醉）后，检查疮面，清除血凝块和异物，沿坏死中心作十字形切口，沿切口向周边方向切开，逐层分离，切除坏死组织。操作过程中需要注意以下三点：一是要分多次清除坏死组织，每次间隔时间不宜太短，一般间隔1周以上；二是切口接近未变性坏死的皮缘，如果3天内出现皮缘变黑，提示清创范围偏大；三是沿切口向周边方向切开时，要逐渐缩小范围，呈倒锥体状。

3. 操作结束后，再次使用双氧水和生理盐水洗疮面，并根据疮面情况选择相应中医外用药物局部填充。

4. 覆盖无菌纱布，绷带包扎固定。同时注意覆盖的纱布敷料要相对较厚，绷带包扎要相对宽松，避免局部缺血情况加重。同时注意足跟部、内外踝、足外侧等突出部位受压形成压疮。

5. 更换的纱布置于弯盘内，倒入污桶；对医疗废物进行处理。

【操作后处理】

1. 询问患者是否有不适，嘱如有不适及时与医生沟通。

2. 及时填写操作记录单。

3. 与患者交代操作后注意事项及下一次操作安排。

4. 交代患者日常注意事项，比如缺血性创面的患肢应轻微下垂，注意保暖，同时患肢下面垫的被褥应尽可能松软，避免压疮的出现。

【问答】

1. 什么是蚕食疗法？

答 蚕食疗法是依据疮面分界线采用循序多次的方式清除干黑或秽臭组织的中医技术。

2. 什么创面适合蚕食疗法？

答 蚕食疗法适用于干性坏疽为主的缺血疮面。蚕食疗法的应用要坚持"宜迟不宜早"的原则。当患者缺血平面趋于稳定，坏死组织与正常组织分界清楚或疼痛缓解、皮温上升的时候，可以运用蚕食疗法进行清创。

3. 如何掌握蚕食疗法的清创程度?

答 为了防止因清创过度导致疮面进一步扩大,在蚕食过程中要保留疮面过渡带。所谓疮面过渡带就是接近疮面分界线的少许坏死组织。

九、窦道(瘘管)造影检查

【准备工作】

1. 患者的准备　据窦道(瘘管)位置,采取相应的舒适体位,充分暴露窦道(瘘管)外口。

2. 医生的准备　着装规范整洁,戴医用口罩、帽子,态度和蔼。七步洗手法洗手。核对患者信息;向患者解释操作的目的,以消除其紧张感。

3. 物品的准备　根据窦道(瘘管)情况,准备所需物品:造影剂(离子型造影剂:泛影葡胺;非离子型造影剂:碘海醇或碘普罗胺;肾功能不全者可用碘克沙醇)、10mL注射器、头皮针、球头银丝、无菌剪刀、无菌弯盘、无菌镊子、75% 乙醇棉球或碘伏棉球、生理盐水棉球、无菌纱布、无菌干棉球、胶布、绷带等。

先取无菌纱布、无菌干棉球,再取生理盐水棉球、75% 乙醇棉球或碘伏棉球;先取造影检查所需敷料,再夹取镊子、无菌剪刀等;敷料放置要干湿分离。

4. 环境的准备　放射或超声检查室环境安静,温度适宜,注意保护患者隐私。

【操作流程】

1. 七步洗手法洗手,戴无菌手套。

2. 去除窦道(瘘管)外口处的敷料。

3. 观察窦道(瘘管)外口的情况。

4. 窦道(瘘管)清洁消毒　用左手持镊子夹取75% 乙醇棉球或碘伏棉球递给右手的镊子,自窦道(瘘管)外口周围5cm处开始,作圆圈状向心性擦拭,逐渐移向外口边缘,重复2次或3次,或直至窦道(瘘管)外口周围皮肤擦拭清洁为止,注意消毒外口周围皮肤的棉球不得进入窦道(瘘管)内。

用生理盐水棉球擦净窦道(瘘管)腔内的分泌物(若分泌物较多时,可用无菌干棉球吸附分泌物后,再用生理盐水棉球清洁管腔)。

5. 用球头银丝探查窦道(瘘管)的深度和走行。

6. 取出头皮针,根据窦道(瘘管)的深度和走行,用无菌剪刀剪取适当长度的头皮针软管(含连接座的部分),软管应剪成斜面,长度略短于窦腔的深度。

7. 用10mL注射器抽取造影剂,去除针头部分,连接前一步骤留取的头皮针软管(整个过程注意无菌操作,用镊子安装针筒与头皮针软管)。

8. 将头皮针软管插入窦腔,头皮针连接座部分适当堵住窦道(瘘管)外口,注射器缓慢将造影剂推注入窦腔(若窦道外口较大,可用凡士林纱布填塞外口与连接座之间的空隙)。

9. 发现有造影剂逐渐溢出窦道(瘘管)外口或患者感到局部胀感时,保持压力约1min后,缓慢拔出窦腔内的头皮针软管,用75%乙醇棉球擦拭外口周围留出的造影剂,用无菌纱布覆盖窦道(瘘管)外口,胶布固定。

10. 嘱患者保持原体位不动,行窦道(瘘管)的CT造影、磁共振成像造影或超声造影。

【操作后处理】

1. 告知患者检查结束,再次进行窦道(瘘管)的清洁、消毒及换药。适当整理衣物,遮挡住暴露躯体部分。

2. 观察患者有无过敏反应。携带患者返回病房。

3. 将废弃医疗物品放置指定区域。

【问答】

1. 窦道(瘘管)造影检查的作用是什么?

答 深入全面了解窦道(瘘管)的深度、方向、分支及其与周围组织的关系。

2. 窦道(瘘管)造影检查过程中应注意什么?

答 ①插入窦腔的软管与窦口的口径要适合,不致造影剂外溢;②软管插入不应打折或扭曲,使造影剂难以注入;③注入造影剂至窦道充盈,仍需维持一定的压力及时间,才能充盈窦道的末端及所有分支;④造影前若发现窦道引流不畅,可适当予刮匙搔刮,清除堵塞于窦道中的病变组织,以利造影剂顺畅注入和充盈;⑤注意观察有无造影剂过敏反应,如皮肤红斑、头晕、出汗、发热、恶心、呕吐,甚则呼吸困难、昏迷、惊厥、休克等症状。

3. 窦道(瘘管)造影检查常用的造影剂有哪些?

答 离子型造影剂:泛影葡胺;非离子型造影剂:碘海醇或碘普罗胺;肾功能不全者可用碘克沙醇。

十、甲沟炎修剪术及修甲术

【准备工作】

1. 患者的准备 根据患部,采取相应的舒适体位,充分暴露患处。

2. 医生的准备

（1）评估　核对患者信息，核对患者术前检查项目是否合格，排除手术禁忌证，完成术前知情同意签字；询问患者目前有无不适，向患者解释手术操作的目的，消除患者的紧张感。

（2）着装规范整洁，戴医用口罩、帽子，态度和蔼，清洁洗手，戴手套。

3. 物品的准备　准备手术物品（弯盘、镊子、止血钳、剪刀、尖刀、新洁尔灭酊棉球、无菌纱布、无菌干棉球、胶布、10mL注射器、2%利多卡因5mL、注射用水5mL或生理盐水5mL）。根据创面情况，选择合适油膏，并摊制油膏。

4. 环境的准备　治疗室环境安静，干净整洁，光线充足，温度适宜；注意保护患者隐私。

【操作流程】

1. 手术区清洁消毒、铺巾、麻醉。

（1）用新洁尔灭酊棉球消毒手术部位及周围，范围够大，重复3次。

（2）将手术巾铺在手术区域，暴露手术部位。

（3）将2%利多卡因5mL用注射用水5mL或生理盐水5mL稀释成浓度1%，在患趾（指）根部行神经阻滞麻醉。

2. 行修剪术及修甲术

（1）麻醉达效后，沿甲旁约0.2cm处进刀，用尖刀在黄白色脓点部位，切开皮肤、皮下组织，直至脓腔；用无菌干棉球吸除脓液，用止血钳探查有无残留脓腔，用剪刀适当修除创周厚皮，或给予药捻蘸九一丹等祛腐药插入创口，外用金黄膏或红油膏薄贴。

（2）用尖刀在患侧甲缘1/3指甲下方及甲缘行锐性分离，用剪刀在1/3趾（指）处剪断直至甲根部位，用止血钳插入已分离指甲，钳紧后将1/3趾（指）甲连同趾（指）根拔除；用止血钳探查有无残留甲根，搔刮甲床创面使其平整，对于甲缘的胬肉，用剪刀从根部剪除，消毒干棉球压迫止血。

（3）若患趾（指）甲沟炎严重，需全甲拔除，则用尖刀在患趾（指）甲缘及甲根部行锐性分离，用止血钳插入趾（指）一侧缘至甲根部，钳紧后将趾（指）连同甲根拔出并向对侧翻卷，将整个指甲拔除。用止血钳探查有无残留甲根，搔刮甲床创面使其平整。

3. 覆盖创面敷料　若创面渗血较多，给予压迫止血，然后用油膏纱布薄贴，敷料覆盖，外用消毒干棉球压迫减少渗血，最后用胶布包扎固定。

【操作后处理】

1. 告知患者手术结束，询问患者目前有无不适，安置舒适体位，告知患者术后注意事项。

2. 将废弃医疗物品放置指定区域。

【问答】

1. 为什么行趾(指)根神经阻滞麻醉的时候麻醉药物中不能加入盐酸肾上腺素?

答 防止盐酸肾上腺素引起趾(指)部动脉血管收缩导致趾(指)缺血坏死。

2. 当患者在手术过程中出现脸色苍白、头晕、出冷汗的时候该怎么处理?

答 立即暂停手术,嘱患者平卧位,头略低,测患者血压、心率、指末血糖,同时让患者饮温开水,进食巧克力、糖果,安抚患者,消除患者紧张感,观察患者症状是否缓解。

3. 如果手术创面出血较多,该怎么止血?

答 首先考虑压迫止血,若渗血仍多,可用盐酸肾上腺素稀释后消毒干棉球或消毒纱布湿敷压迫,亦可用明胶海绵填塞止血。

十一、各种药线捻搓

【准备工作】

1. 医生的准备 着装规范整洁,戴医用口罩、帽子,清洁洗手。
2. 物品的准备 桑皮纸、美工刀。
3. 环境的准备 治疗室环境安静,干净整洁,温度适宜。

【操作流程】

1. 清洁洗手。
2. 裁剪桑皮纸

(1) 裁剪的桑皮纸长宽符合要求 1号药捻需长×宽为28cm×7cm的桑皮纸,2号药捻需长×宽为20cm×6cm的桑皮纸,3号药捻需长×宽为14cm×4cm的桑皮纸,4号药捻需长×宽为10cm×3cm的桑皮纸,5号药捻需长×宽为7cm×2cm的桑皮纸。

(2) 裁剪的桑皮纸边缘整齐。

3. 搓制药捻

(1) 将裁剪好的桑皮纸向同一个方向搓捻,形成紧实的线状后,在中点处对折,一手捏紧对折点,另一手将纸的两端继续向同一个方向搓捻,捏紧对折点的手配合向相同方向搓捻顶端,直至形成一根螺旋状线形的药捻。搓制药捻过程中,要用力均匀,双手配合,向相反方向搓捻,使纸的两端呈紧实螺旋状环绕。

(2) 搓制好的药捻长度符合要求 1号药捻长度为12cm,2号药捻长度为8cm,3号药捻长度为6cm,4号药捻长度为4cm,5号药捻长度为3cm。

（3）药捻的硬度符合要求　掷于桌面可弹起或掷于油膏中可竖立。

4. 高压蒸汽消毒备用。

【问答】

1. 药捻疗法适应证是什么？

答　溃疡创口过小，脓水不易排出者；或已成瘘管、窦道者。

2. 药捻多采用什么纸制成？

答　桑皮纸。

3. 药捻的硬度要求是什么？

答　掷于桌面可弹起或掷于油膏中可竖立。

十二、箍 围 疗 法

【准备工作】

1. 患者的准备　根据患病部位，采取相应的舒适体位，充分暴露患病部位。

2. 医生的准备

（1）评估　核对患者信息，了解病史、心理、认知和合作程度。向患者解释箍围疗法的目的，以消除其紧张感。患者或家属知情同意，告知注意事项。

（2）着装规范整洁，戴医用口罩、帽子，洗手，态度和蔼。

3. 物品的准备　根据患处情况，准备箍围疗法操作物品（药碗、压舌板等），选择合适的箍围药和调制液体。

4. 环境的准备　治疗环境安静，温度适宜，有帘子、屏风等遮挡物，能保护患者隐私。

【操作流程】

1. 判断治疗方法　根据患病部位肿胀的范围，疼痛程度，药物过敏史，箍围部位皮肤情况判断治疗药物和方法。

2. 配制箍围药物　将箍围药粉与液体调制成糊状备用。如金黄散:清凉油=1:3(g/mL)或金黄散:金银花露=1:5(g/mL)，充分搅匀，调成糊状。

3. 常规消毒患处。

4. 箍围操作　戴上手套，左手持盛有箍围药的药碗，右手持压舌板。将箍围药从上至下均匀涂抹于患处，厚度为0.3cm。箍围的范围应超过肿势范围1cm，如果有创面或伤口，避开创面或伤口。

【操作后处理】

1. 告知患者箍围治疗结束,适当整理衣物,遮挡住暴露躯体部分,安置舒适体位。如果箍围药已变干或脱落,应及时更换。

2. 将废弃医疗物品放置指定区域。

【问答】

1. 箍围疗法的作用是什么?

答 箍围疗法的作用是借助于箍围药的截毒、束毒、拔毒作用而达到清热消肿、散瘀定痛、温经、化痰等目的。

2. 箍围疗法的适应证是什么?

答 凡外疡不论初起、成脓及溃后,肿势散漫不聚而无集中之硬块者,均可使用本法。可用于锁喉痈(颈部蜂窝织炎)、丹毒、毒虫咬伤、毒蛇咬伤;痈疽、疔疮、疖肿;化脓性骨髓炎、乳腺增生及纤维腺瘤、甲状腺肿、甲状腺瘤;骨结核伴有寒性脓肿、淋巴结结核等。

3. 箍围疗法的注意事项有哪些?

答 凡外疡初起,肿块局限者,一般宜用消散药。阳证不能用热性药敷贴,以免助长火毒;阴证不能用寒性药敷贴,以免寒湿痰瘀凝滞不化。箍围药敷后干燥之时,宜时时用液体湿润,以免药物剥落及干板不舒。

十三、缠 缚 疗 法

【准备工作】

1. 患者的准备　根据患病部位,采取相应的舒适体位,充分暴露患病部位。

2. 医生的准备　评估:核对患者信息,了解病史、心理、认知、合作程度;向患者解释换药的目的,以消除其紧张感。患者或家属知情同意,告知注意事项。着装规范整洁,戴医用口罩、帽子,洗手,态度和蔼。

3. 物品的准备　根据患处情况,准备缠缚疗法操作物品(阔绷带或弹力绷带、胶布等)。

4. 环境的准备　治疗环境安静,温度适宜,有帘子、屏风等遮挡物,能保护患者隐私。

【操作流程】

1. 溃疡创面用药外敷后,再用阔绷带或弹力绷带缠缚患处和整个小腿。

2. 缠缚时应从肢体远端,创面下缘2~3cm处开始,逐渐向上缠缚,应使相邻的绷带重叠1/2左右呈叠瓦状覆盖创面,直至溃疡面上缘2~3cm处为止。

3. 缠缚的松紧程度应以包扎后自我感觉舒适为度。

【操作后处理】

1. 告知患者缠缚疗法治疗结束,适当整理衣物,遮挡住暴露躯体部分,安置舒适体位。

2. 将废弃医疗物品放置指定区域。

【问答】

1. 缠缚疗法的作用是什么?

答 缠缚疗法是以阔绷带缠缚下肢,用以治疗下肢慢性溃疡、静脉曲张等疾病的一种治疗方法。本疗法以绷带缠缚下肢,减轻静脉高压状态,从而促进创口愈合,改善静脉曲张状况。

2. 缠缚疗法的适应证是什么?

答 缠缚疗法适用于下肢溃疡、静脉曲张等疾病。慢性溃疡愈合后,仍需用阔绷带或弹力绷带保护。下肢静脉曲张患者经常使用弹力绷带,可有效地防止慢性溃疡的发生,并防止静脉曲张的发展。

3. 缠缚疗法的注意事项有哪些方法?

答 分泌物少的创面,每周更换1次;如分泌物多,则每天更换1次。不适用于伴有湿疹或对胶布过敏的患者。

十四、垫棉压迫法

【准备工作】

1. 患者的准备 根据患病部位,采取相应的舒适体位,充分暴露患病部位。

2. 医生的准备

(1) 评估 核对患者信息,了解病史、心理、认知、合作程度。向患者解释垫棉压迫法的目的,以消除其紧张感。患者或家属知情同意,告知注意事项。

(2) 着装规范整洁,戴医用口罩、帽子,洗手,态度和蔼。

3. 物品的准备 根据患处情况,准备垫棉压迫法操作物品(无菌干纱布、棉垫、胶布、绷带等)。

4. 环境的准备 治疗环境安静,温度适宜,有帘子、屏风等遮挡物,能保护患者隐私。

【操作流程】

1. 暴露换药部位,常规消毒。

2. 将掺药薄撒于创口上,外敷油膏纱布,胶布固定。

3. 取棉垫折叠成约8cm×5cm大小,满垫在创口之上。一般所用棉垫必须比空腔范围稍大。有袋脓现象者,使用时将棉花或纱布衬垫在创口下方空隙处,并用绷带绷住。对窦道深而脓水不易排净者,或溃疡空腔的皮肤与新肉一时不能黏合者,用棉垫压迫整个窦道空腔,并用绷带扎紧。

4. 再用绷带加压缠缚,使患处压紧,每天换药1次。不同部位,在垫棉后采用不同的绷带予以加压固定,如项部用四头带,腹壁用多头带,会阴部用丁字带,腋部、腘部用三角巾包扎,小范围的用阔胶布加压固定。

5. 创口收口后,继续垫棉加压缠缚10~14天。

【操作后处理】

1. 告知患者垫棉压迫法治疗结束,适当整理衣物,遮挡住暴露躯体部分,安置舒适体位。

2. 将废弃医疗物品放置指定区域。

【问答】

1. 垫棉压迫法的作用是什么?

答 垫棉压迫疗法是用棉花或纱布折叠成块以衬垫疮部的一种辅助疗法,它的作用是借着加压的力量,能使溃疡的脓液不致下坠而潴留,或使过大的溃疡空腔皮肤与新肉得以黏合而达到愈合的目的。

2. 垫棉压迫法的适应证是什么?

答 垫棉压迫法适用于溃疡脓出不畅有袋脓现象者;或疮孔窦道形成脓水不易排尽者;或溃疡脓腐已尽,新肉已生,而皮肤与新肉一时不能黏合者。

3. 垫棉压迫法的操作注意事项有哪些?

答 在急性炎症红、肿、热、痛尚未消退时,不得应用本法,否则有促使炎症扩散之弊;如应用本法防治袋脓,压迫引流脓液,未能获得预期效果之时,则宜采取扩创引流手术,使脓流通畅而逐渐愈合。在腋部、腘部的脓疡,应早日加用垫棉法。所用棉垫必须比脓腔或窦道稍大。用于黏合皮肉一般5~7天更换1次,用于袋脓可2~3天更换1次。应用本法期间若出现发热、局部疼痛加重者,则应立即终止使用,采取相应的措施。

十五、摊 制 药 膏

【准备工作】

1. 医生的准备

（1）着装规范整洁,戴医用口罩、帽子,清洁洗手,戴手套。

（2）核对患者信息,了解病情。

2. 物品的准备

（1）根据肿疡或溃疡的大小,注意创面有无渗血或疮周皮肤有无过敏等情况,准备摊制膏药的种类和数量。

（2）准备相应的无菌纱布、压舌板、药膏等。

3. 环境的准备　治疗室环境安静,干净整洁,温度适宜。有帘子、屏风等遮挡物,能够保护患者隐私。

【操作流程】

1. 清洁洗手,戴无菌手套。

2. 准备摊制药膏所需的无菌纱布、压舌板、药膏。根据不同的疾病及相同疾病的不同阶段,辨证选择合适的药膏进行摊制。

3. 根据创面面积,用压舌板刮取适量药膏,均匀平摊于无菌纱布上,厚薄适中。

4. 将摊制好的药膏置于无菌盘中备用。

5. 药膏摊制过程中,根据压舌板与无菌纱布之间的夹角不同,有厚贴与薄贴两种药膏摊制方法。肿疡患者宜厚贴,压舌板与无菌纱布之间的夹角宜小,范围应超过肿势范围,要求厚而均匀;溃疡患者宜薄贴,压舌板与无菌纱布之间的夹角宜大,范围应覆盖整个溃疡面,要求平、薄、透。

【操作后处理】

1. 摊制药膏完成后,进行后续相应的换药操作。

2. 将废弃医疗物品放置指定区域。

【问答】

1. 外敷药膏有何目的?

答　通过药膏外敷,使药物直达病所,对肿疡起到消肿定痛,对溃疡起到提脓祛腐、生肌收口的治疗作用。

2. 常用药膏一般如何选择?

答 溃疡腐肉未脱、新肉未生之际,宜选用红油膏;溃疡腐肉已净,创口不敛者,宜选用白玉膏;局部结块,红、肿、热、痛,宜选用金黄膏等。

3. 摊制药膏有哪些注意事项?

答 ①注意摊制药膏的厚薄,肿疡宜厚贴,溃疡宜薄贴。②不同疾病或疾病所处的不同阶段,要选择不同的药膏。③操作过程中,双手不宜接触到药膏,以避免污染。④蜂蜜、饴糖作赋形剂的药膏,夏天宜冷藏。

十六、灌 注 法

【准备工作】

1. 患者的准备　根据创面部位,采取相应的舒适体位,暴露创面。

2. 医生的准备

(1) 核对患者信息,了解病史、心理、认知、合作程度。

(2) 着装规范整洁,戴医用口罩、帽子,清洁洗手,戴手套,态度和蔼。

(3) 向患者解释,以消除其紧张感,患者或家属知情同意。

(4) 查看创面,判断所属阶段及用药选择。

3. 物品的准备　根据创面情况,准备换药物品的种类和数量:弯盘、镊子、一次性输液器、注射器(根据创腔或窦道大小及所需冲洗药液量,选择合适大小的注射器)、75%乙醇棉球、呋喃西林棉球、无菌干纱布、无菌干棉球、灌注药液等。

先取无菌干纱布、无菌干棉球;再取乙醇棉球、生理盐水棉球敷料放置,要干湿分离。

4. 环境的准备　治疗室环境安静,干净整洁,温度适宜,有帘子、屏风等遮挡物,能够保护患者隐私。

【操作流程】

1. 充分暴露窦道部位,常规消毒。

2. 用呋喃西林棉球擦净创腔或窦道内分泌物,注意保护新生肉芽组织与上皮组织。

3. 探查创腔或窦道的范围、深度、走行和有无分支等情况。

4. 将一次性输液器去除过滤器,剪去输液针头,一端与装有药液的注射器相接,另一端缓缓插入创腔或窦道底部,缓慢地将祛腐生肌药液注入,每天1次,注意保持引流通畅。

5. 灌注结束后,创腔或窦道口内置药捻引流,或留取合适长度的输液管,用橡皮膏固定,外敷油膏固定。随着创腔的渐渐变小、窦道的渐渐变浅,应及时缩短一次性输液管长度,使创腔或窦道基底部肉芽组织充分快速生长。

【操作后处理】

1. 告知患者换药结束,适当整理衣物,遮挡住暴露躯体部分,安置舒适体位。

2. 将废弃医疗物品放置指定区域。

【问答】

1. 灌注法的适应证是什么?

答 (1) 先天发育异常所致复杂性窦瘘 如先天性外耳道瘘、脐瘘、尾骶部藏毛窦。

(2) 手术后形成窦瘘 如颅脑、心脏、腹部、关节等外科骨科手术及各类微创手术后残留的窦瘘。

(3) 感染性窦瘘 骨髓炎、结核等。

(4) 对邻近心、肝、脑、肺等重要脏器或颅骨、胸骨等骨骼而不宜行手术扩创者尤其适用。

2. 灌注法一般可配合使用哪些掺药?

答 祛腐阶段可将八二丹、九一丹等脱腐药物加入生理盐水中,混合呈悬浊液后注入管腔;生肌阶段可将生肌散加入生理盐水混合呈悬浊液后注入管腔等。

3. 使用灌注法有哪些注意事项?

答 (1) 充分重视术前检查。术前结合超声或腔内超声检查、X线窦瘘造影、CT窦瘘造影三维重建等检查,明确窦瘘位置、形态、数量、走向、分支、与邻近组织器官相关性等。

(2) 探查管道时宜耐心细致,动作轻柔,切忌用暴力。

(3) 准确确认管腔状态,同时清除管道内的坏死组织,必要时配合刮匙搔刮。

(4) 一次性输液器一端插入创腔或窦道时,手法宜轻柔,切勿用力,使探针插入正常组织内,形成假性管道。

(5) 随着窦道的渐渐变浅,应及时缩短一次性输液器长度,使创腔或窦道基底部肉芽充分快速生长。

(6) 灌注的药液剂量、时间、速度等因人、因病而异。

(7) 保持引流通畅。

(8) 根据情况与切开扩创、拖线、药线引流、垫棉法等方法配合应用。

十七、砭 镰 法

【准备工作】

1. 患者的准备　根据操作部位,采取相应的舒适体位,充分暴露患处。

2. 医生的准备

(1) 着装规范整洁,戴医用口罩、帽子,态度和蔼。七步洗手法洗手。

(2) 核对患者信息;向患者解释操作的目的,以消除其紧张感。

3. 物品的准备　根据患者情况,准备换药所需物品(无菌弯盘、无菌镊子、75%乙醇棉球或碘伏棉球、无菌纱布、无菌干棉球、三棱针或刀锋等)。

先取无菌纱布、无菌干棉球,再取75%乙醇棉球或碘伏棉球;先取换药所需敷料,再夹取镊子等;敷料放置要干湿分离。

4. 环境的准备　治疗环境安静,温度适宜,有帘子、屏风等遮挡物,能保护患者隐私。

【操作流程】

1. 七步洗手法洗手,戴无菌手套。

2. 局部常规消毒　左手持镊子夹取75%乙醇棉球或碘伏棉球递给右手的镊子,消毒患处,由内向外,消毒3次,消毒范围要在操作范围外10cm以上。

3. 用三棱针或刀锋直刺患处或特选部位的皮肤、黏膜,使其微微出血。击刺时宜轻、准、浅、快,出血量不宜过多,应避开神经和大血管。

4. 红丝疗宜于红丝尽头刺之,使其微出血,继而沿红丝走向寸寸挑断。

5. 刺毕用消毒干棉球按压针孔。

6. 操作结束,无菌纱布或无菌敷料外敷,以胶布固定。

【操作后处理】

1. 告知患者操作结束,适当整理衣物,遮挡住暴露躯体部分,安置舒适体位。

2. 将废弃医疗物品放置指定区域。

【问答】

1. 砭镰法的定义是什么?

答　砭镰法俗称"飞针"。现多用三棱针或刀锋在疮疡患处的皮肤或黏膜上浅刺,放出少量血液,使内蕴热毒随血外泄的一种治疗方法,有疏通经络、活血化瘀、排毒泄热、扶正祛邪的作用。

2. 砭镰法的适应证是什么?

答 适用于急性阳证疮疡,如下肢丹毒、红丝疔、疖疮痈肿初起、外伤瘀血肿痛、痔疮肿痛等。

3. 砭镰法的操作注意点有哪些?

答 注意无菌操作,以防感染。击刺时宜轻、准、浅、快,出血量不宜过多,应避开神经和大血管,刺后可再敷药包扎。头、面、颈部不宜施用砭镰法。阴证、虚证及有出血倾向者禁用。

十八、不同部位包扎法

【准备工作】

1. 患者的准备　根据患处部位,采取相应的舒适体位,充分暴露患处。

2. 医生的准备

(1) 着装规范整洁,戴医用口罩、帽子,态度和蔼。

(2) 核对患者信息;向患者解释操作的目的,以消除其紧张感。

3. 物品的准备　根据患处情况,选择合适的包扎方法,准备操作所需物品(如纱布、胶布、三角巾、绷带、清创消毒物品等)。

4. 环境的准备　治疗环境安静,温度适宜,有帘子、屏风等遮挡物,能保护患者隐私。

【操作流程】

1. 七步洗手法洗手,戴手套。

2. 观察伤口所在部位,是否有渗血、渗液、异物情况,以及是否有骨折、感染等情况。

3. 患者取合适的体位,局部消毒清创。

4. 根据患处情况,选择合适的包扎方法。选择采用胶布包扎法、三角巾包扎法、绷带包扎法、四头带包扎法、多头带包扎法或丁字带包扎法等。

5. 中医外科常采用绷带包扎法。绷带包扎法的分类及操作流程常规分为如下几种:

(1) 环形包扎法　此法是各种绷带包扎中最基本的方法,此法用于绷带包扎法的起始和结束,也用于手腕部、肢体粗细相等的部位。操作步骤如下:①伤口用无菌或干净的敷料覆盖,固定敷料;②将绷带打开,第一圈环绕稍作斜状,大致倾斜45°;并将第一圈斜出一角压入环形圈内环绕第二圈;③加压绕肢体绕4~5圈,每圈盖住前一圈,绷带缠绕范围要超出敷料边缘;④将绷带多余的部分剪掉,用胶布粘贴固定,也可将绷带尾端从中央纵行剪成两个布条,然后打结。

(2) 螺旋包扎法 此法多用于粗细相同的肢体、躯干处。操作步骤如下:①伤口用无菌或干净的敷料覆盖,固定敷料;②先按环形法缠绕两圈;③从第三圈开始上缠每圈盖住前圈1/3或1/2,呈螺旋形;④最后以环形包扎结束。

注意:包扎时应用力均匀,由内而外扎牢。包扎完成时应将盖在伤口上的敷料完全遮盖。

(3) 螺旋反折包扎法 此法应用于肢体粗细不等处。操作步骤如下:①伤口用无菌或干净的敷料覆盖,固定敷料;②先按环形法缠绕两圈;③然后将每圈绷带反折,盖住前圈1/3或2/3。依此由下而上缠绕;④折返时按住绷带上面正中央,用另一只手将绷带向下折返,再向后绕并拉紧;绷带反折处应避开患者伤口;⑤最后以环形包扎结束。

(4) "8"字绷带包扎法 手掌、踝部和其他关节处的伤口用"8"字绷带包扎法。选用弹力绷带最佳。

1) 手部"8"字绷带包扎法步骤:①伤口用无菌或干净的敷料覆盖,固定敷料;②包扎时从腕部开始,先环行缠绕两圈;③经手和腕"8"字形缠绕;④最后将绷带尾端在腕部固定。

2) 直径不一的部位或屈曲的关节如肘、肩、髋、膝等的操作步骤:①屈曲关节后在关节远心端环形包扎两周;②右手将绷带从右下越过关节向左上绷扎,绕过后面,再从右上(近心端)越过关节向左下绷扎,使呈"8"字形,每周覆盖上周1/3~1/2;③环形包扎两周固定。

注意:包扎关节时绕关节上下"8"字形缠绕。

(5) 回返包扎法 用于包扎没有顶端的部位如指端、头部、截肢残端。操作步骤如下:①伤口用无菌或干净的敷料覆盖,固定敷料;②环形包扎2周;③右手将绷带向上反折与环形包扎垂直,先覆盖残端中央,再交替覆盖左右两边,左手固定住反折部分,每周覆盖上周1/3~1/2;④再将绷带反折环形包扎2周固定。

【操作后处理】

1. 告知患者操作结束,适当整理衣物,遮挡住暴露躯体部分,安置舒适体位。

2. 将废弃医疗物品放置指定区域。

【问答】

1. 常用的包扎方法有哪些?

答 常用胶布包扎法、三角巾包扎法、绷带包扎法、四头带包扎法、多头带包扎法或丁字带包扎法等。

2. 包扎的目的是什么？

答 可以达到压迫止血、减少感染、保护伤口、减少疼痛、固定敷料和夹板等目的。

3. 什么是四头带？四头带包扎常用于什么情况？

答 卷状绷带具有不同的规格，可用于身体不同部位的包扎。一头卷起的为单头带，两头同时卷起为双头带，把绷带两端用剪刀纵行剪开即为四头带。四头带常规可用于：①包扎鼻部创口；②包扎下颌、颜面部创口；③压迫术后创口。

十九、脓肿切开引流术(乳房脓肿)

【准备工作】

1. 患者的准备

（1）测量呼吸、心率、脉搏等生命体征，并对全身情况进行评估。

（2）告知患者操作的目的，操作过程及可能存在的风险，告知患者操作过程中需要配合的注意事项，如保持体位，如有不适及时告知医生。

2. 医生的准备

（1）详细了解患者病史资料，确认有无实施脓肿切开引流术的必要性和患者有无实施脓肿切开引流术的禁忌证。

（2）向患者本人或家属告知实施脓肿切开引流术的必要性、操作过程、可能发生的风险和应对措施，并获得知情同意。

（3）着装整洁，戴好医用帽子和口罩，清洗双手。

3. 物品的准备

（1）麻醉药物　2%利多卡因10mL，注射用水10mL或生理盐水10mL。

（2）消毒用品　1%碘伏或0.1%苯扎溴铵酊。

（3）手术器械　11号三角刀片、刀柄、血管钳、剪刀、镊子。

（4）其他材料　治疗盘、注射器、无菌手套、纱布、棉球、洞巾、胶布。

4. 环境的准备　手术室或治疗室，环境安静，温度适宜，光源充足；有帘子、屏风等遮挡物，能保护患者隐私。

【操作流程】

1. 体位　一般取仰卧位。

2. 消毒铺单

（1）准备　手术者洗手,戴无菌手套。

（2）消毒　使用碘伏消毒手术区域3次(切开周围区域30cm)。

（3）铺单　洞巾中心对准手术操作区域。

3. 麻醉选择　浅表脓肿可采用1%利多卡因局部浸润麻醉,较大深在的脓肿也可采取静脉麻醉。

4. 手术切口选择　按脓腔部位不同,切口部位及切开方向也不同。脓肿位于乳晕,可沿乳晕部位弧形切口,切口达皮下,勿过深,以免切断未受损乳腺导管。脓肿位于腺叶间,为减少乳腺导管损伤,可以乳头为中心做放射状切口。

5. 切开及排脓　于脓肿中央或皮肤最薄处用尖刀刺入,深度适当,然后按设计好的手术切口方向切开皮肤、皮下组织,用血管钳做钝性分离,以减少乳腺组织及乳腺导管损伤。用注射器抽取适量脓液送细菌培养及药敏试验。然后以血管钳插入脓腔后撑开,排出脓液。乳房脓肿多有分隔,需伸入示指分开间隔,以达到彻底引流的目的。

6. 标本处理　记录脓液量及性质。

【操作后处理】

1. 协助患者恢复体位,整理衣物。交代术后注意事项。

2. 处理医疗废弃物。

3. 较大脓肿或伴有全身炎症反应者,应给予中药内服治疗。

4. 术后换药　放置换药纱条应自脓腔底部开始,但勿过紧,以便肉芽组织由内向外生长。如放置深度不够或过早去除引流,均可造成引流不畅、切口过早闭合,以致重新形成脓肿。

5. 形成乳瘘,经换药多能自行愈合　如迁延日久,应根据不同疾病给予不同处理方法,哺乳期乳腺炎应予以回乳。乳腺停止分泌乳汁后,乳瘘即可愈合;非哺乳期乳腺炎应结合切开扩创术,彻底清除病变瘘管。

【问答】

1. 行乳腺浅表切开引流术操作要点是什么?

答　①于脓肿中央或皮肤最薄处用尖刀刺入;②深度适当,然后按设计好的手术切口方向切开皮肤、皮下组织,用血管钳做钝性分离,以减少乳腺组织及乳腺导管损伤;③以血管钳插入脓腔后撑开,排出脓液;④乳房脓肿多有分隔,需伸入示指分开间隔,以达到彻底引流的目的。

2. 行脓肿切开引流时切口如何选择?

答 按脓腔部位不同,切口部位及切开方向也不同。脓肿位于乳晕,可沿乳晕部位弧形切口,切口达皮下,勿过深,以免切断未受损乳腺导管。脓肿位于腺叶间,为减少乳腺导管损伤,可以乳头为中心做放射状切口。

3. 脓肿切开引流术后换药时有哪些注意事项?

答 放置换药纱条应自脓腔底部开始,但勿过紧,以便肉芽组织由内向外生长。如放置深度不够或过早去除引流,均可造成引流不畅、切口过早闭合,以致重新形成脓肿。

二十、浅表肿物切除术(乳房)

【准备工作】

1. 患者的准备　采取合适体位,充分暴露手术部位。

2. 医生的准备

(1) 测量呼吸、心率、脉搏等生命体征,并对全身情况进行评估。

(2) 告知患者操作的目的,操作过程及可能存在的风险,告知患者操作过程中需要配合的注意事项,如保持体位,如有不适及时告知医生。

(3) 与患者及家属充分沟通,签署知情同意书。

3. 物品的准备

(1) 局部麻醉药物　2%利多卡因10mL,注射用水10mL或生理盐水10mL。

(2) 消毒用品　1%碘伏。

(3) 手术器械　刀片、刀柄、血管钳、剪刀、镊子、持针器、手术缝线、三角针、圆针。

(4) 其他材料　治疗盘、注射器、无菌手套、无菌纱布、无菌干棉球、洞巾、胶布。

4. 环境的准备　手术室或治疗,环境安静,温度适宜,光源充足;有帘子、屏风等遮挡物,能保护患者隐私。

【操作流程】

1. 体位　仰卧位,患侧上肢外展。

2. 消毒铺单

(1) 准备　手术者手术洗手。

(2) 消毒　使用碘伏消毒手术区域3次(切口周围区域30cm)。

(3) 铺单　穿手术衣,戴无菌手套,铺无菌洞巾,洞巾中心对准手术操作区域。

3. 麻醉 可采用1%利多卡因局部浸润麻醉,较大深在的肿物也可采取静脉麻醉。

4. 手术切口选择 乳晕部肿块采用沿乳晕缘弧形切口,乳房部肿块一般采用皮纹方向选择切口,或采用放射状手术切口。

5. 肿块切除

(1) 手术刀沿预先设计手术切口切开皮肤、皮下组织,显露乳腺组织后,用组织钳将一侧皮缘提起,用电刀或剪刀沿肿物包膜作锐性或钝性分离,切除过程中需要随时止血。

(2) 按同样方法分离肿物另一侧及基底部,直到肿物完全摘除。

(3) 创面仔细止血后,逐层缝合。若肿块较大,创面大,可在缝合皮肤前放置橡皮引流条引流。

【操作后处理】

1. 标本处理 记录肿物的位置、大小、外形、质地、与周围组织的毗邻关系。标本常规送病理检查。

2. 切口使用乙醇纱布湿敷,外盖无菌纱布,并给予胸带加压包扎。

3. 正确处理医疗废弃物。

【问答】

1. 行浅表肿物切除术时切口如何选择?

答 ①乳晕部肿块采用沿乳晕缘弧形切口;②乳房部肿块一般采用皮纹方向选择切口,或采用放射状手术切口。

2. 行浅表肿物切除术的注意事项有哪些?

答 ①应进行常规的术前检查检验,包括血常规、凝血系列、传染病检查、心电图等;②麻醉适当,避免过量;③切口选择尽可能简便、隐蔽、美观;④严格遵守无菌、无张力缝合等操作原则;⑤术中保持术野清晰,止血彻底;⑥创缘皮肤对合整齐,防止出现切口下空腔形成积液;⑦术后适当加压固定,定期检查。

3. 浅表肿物切除术有何禁忌证?

答 ①全身情况不能耐受手术者;②恶性体表肿瘤预估不能完整切除者;③局部感染者。

二十一、乳腺专科检查

【准备工作】

1. 患者的准备 患者可以取坐位或平卧位。

2. 医生的准备

（1）详细了解患者病史资料。

（2）向患者本人或家属告知乳腺专科检查的目的,并获得知情同意。

（3）着装整洁,戴医用口罩、帽子,清洗双手,寒冷时注意使手温暖后再行触诊。

3. 环境的准备　环境要求整洁和安静,选择病房床边或者诊室内治疗床,床边有帘子、屏风等遮挡物,注意保护患者隐私,异性医生出诊必要时可请护士在场。

【操作流程】

1. 患者取仰卧位（或坐位）,双臂放松平放于身体两侧,可以用一小枕头垫高肩部有助于检查。

2. 视诊

（1）检查双侧乳房　发育是否正常、是否对称、有无下垂。

（2）检查乳房皮肤　乳房皮肤的色泽有无改变,以及有无水肿、皮疹、溃破、浅静脉怒张、皮肤皱褶及橘皮样改变。

（3）检查乳头乳晕　乳头有无畸形、抬高、回缩、凹陷、糜烂及脱屑;乳晕颜色是否异常,有无湿疹样改变等。

（4）检查腋窝淋巴结　是否发红、溃疡、窦道、瘘管等。

3. 触诊

（1）检查者首先将自己双手对搓使之暖和,然后将一手的手掌和手指平置在乳房上,用指腹轻施压力,按照顺时针或逆时针以旋转或来回滑动进行触诊。

（2）检查腋窝淋巴结,正确顺序为尖群、中央群、胸肌群、肩胛下、外侧淋巴结。

【问答】

1. 触诊乳房时应注意哪些物理征象?

答　乳腺质地和弹性,有无压痛,肿块部位、大小、外形、硬度、压痛、活动度,乳头有无溢液及溢液孔位置、溢液量的多少。

2. 视诊乳房时主要内容有哪些?

答　①观察两侧乳房是否对称,乳房有无溢液;②乳房表观情况:皮肤颜色、有无红肿,皮下浅表静脉有无"橘皮"征、"酒窝"征等;③乳头:位置、大小、是否对称,有无内陷等;④皮肤回缩;⑤腋窝和锁骨上窝。

3. 乳腺专科检查时除检查双乳乳房外还需检查哪些部位?

答　还需检查乳头、乳晕、腋尾部、双侧腋下淋巴结及双侧锁骨上下淋巴结。

二十二、乳腺导管镜检查

【准备工作】

1. 患者的准备　采取合适体位,充分暴露检查部位。

2. 医生的准备

（1）了解患者病情,查阅患者抽血检查报告:血常规、肝肾功能、出凝血时间、传染病相关检测指标。

（2）协助患者放置体位。

（3）告知患者操作的目的,操作过程及可能存在的风险,告知患者操作过程中需要配合的注意事项,如保持体位,如有不适及时告知医生。

（4）签署知情同意书。

3. 物品的准备

（1）机器准备　开机,戴无菌手套,将灭菌好的乳腺导管镜与主机连接。

（2）物品准备　无菌检查包、一次性治疗巾、无菌手套、探针、注射器、一次性冲洗针头、一次性冲洗导管、2%利多卡因注射液、生理盐水、乙醇、扩张器。

4. 环境的准备　手术室或治疗室,环境安静,温度适宜,光源充足;有能够遮挡的帘子、屏风等,能保护患者隐私。

【操作流程】

1. 患者平卧于检查床上。

2. 操作者戴无菌手套,消毒皮肤、铺无菌巾。

3. 挤压乳头,确定待检查溢液孔。

4. 导管扩张器插入乳头孔,扩张器由细到粗逐渐扩张乳腺导管。

5. 冲洗针头抽吸2%利多卡因进行乳腺导管内局部麻醉。

6. 将冲洗导管一头连接抽满生理盐水的10mL空针,另一头连接乳腺导管镜导管接头。

7. 插入乳腺导管镜观察,边冲洗边进镜,逐级观察各级乳腺导管。

8. 观察病变后采集图像,并打印保存检查记录。

【操作后处理】

1. 操作完毕清洗扩张器。

2. 用生理盐水反复冲洗导管并将导管内水分充分吹干,避免堵塞。

3. 将乳腺导管镜、光纤线、扩张器及配件擦干存放于专用消毒盒内送供应室消毒。

【问答】

1. 乳腺导管镜检查有哪些适应证?

答 ①各种颜色乳头溢液;②乳腺导管内微小病变,无肿块的乳头溢液,特别是血性溢液的病因诊断。

2. 行乳腺导管镜检查时,操作者在操作过程中应注意什么?

答 ①准确选择溢液病变乳腺导管,避免暴力扩张乳腺导管形成窦道;②遵照寻腔进镜的原则,及时调整进镜方向,保持进镜方向与乳腺导管走行一致,防止穿透或损伤乳腺导管壁;③观察各级乳腺导管,注意管腔有无狭窄、扩张,以及观察弹性、色泽,有无充血、糜烂、僵硬;④观察管腔内病变的大小、颜色及表面特征;⑤乳腺导管镜进出操作应轻柔缓慢,保护光纤及镜头;⑥操作时注入水或空气应适量,压力不宜过高,防止乳腺导管破裂;⑦检查结束后,应排净乳腺导管内的生理盐水或空气,覆盖无菌纱布,当日禁浴。

3. 乳管镜检查有何禁忌证?

答 ①麻醉药过敏、局部急性炎症或乳头有感染者;②乳腺手术术后;③严重冠状动脉粥样硬化性心脏病,尤其是近6个月发生严重心脏疾病者;④乳头严重凹陷者慎用;⑤严重高血压病、严重心肺功能不全者;⑥精神病患者及精神过度紧张不合作者慎用。

二十三、乳腺癌改良根治术

【准备工作】

1. 患者的准备

(1)患者取平卧位。测量呼吸、心率、脉搏等生命体征,并对全身情况进行评估。

(2)告知患者操作目的、操作过程及可能存在的风险。

2. 医生的准备

(1)详细了解患者病史资料,确认有无实施乳腺癌改良根治术的必要性和患者有无实施乳腺癌改良根治术的禁忌证。

(2)向患者本人或家属告知实施乳腺癌改良根治术的必要性、操作过程、可能发生的风险和应对措施,并获得知情同意。

(3)手术切口设计 一般切口可采用横行切口。皮肤切口应距肿瘤边缘2cm。横切口内侧缘为胸骨缘,外侧近腋中线及腋皱襞下2cm处,不应进入腋窝。

（4）着装整洁,戴医用口罩、帽子,清洗双手。

3. 物品的准备

（1）手术器械 刀片、刀柄、血管钳、剪刀、镊子、持针器、手术缝线、三角针、圆针、电刀笔、吸引器等。

（2）消毒用品 1%碘伏。

（3）其他材料 治疗盘、注射器、无菌手套、无菌纱布、无菌干棉球、无菌洞巾、胶布。

4. 环境的准备 手术室环境安静,温度适宜,光源充足,有能够遮挡的帘子、屏风等,能保护患者隐私。

【操作流程】

1. 麻醉 全身麻醉。

2. 体位 仰卧位,患侧上肢外展90°,外旋,手心朝上,固定于托板上,患侧肩背部以软枕稍垫高30°。

3. 消毒铺单

（1）准备 手术洗手消毒。

（2）消毒 使用碘伏消毒手术区域3次,皮肤准备范围自同侧下颈部起到脐部,外侧达腋后线（包括肩部）,内侧达对侧腋前线。

（3）铺单 穿手术衣,戴无菌手套,铺无菌洞巾,洞巾中心对准手术操作区域。

4. 改良根治术操作步骤

（1）切开皮肤及皮下组织 用电刀切开皮肤,电凝止血。

（2）游离皮瓣 用巾钳分段夹住皮瓣边缘,拉挺、提起,用电刀分离皮瓣。分离平面在真皮层之下,浅筋膜之上,皮瓣不应带有过多脂肪。皮瓣分离范围内侧至胸骨中线,外侧至腋中线,上至锁骨,下至腹直肌上缘。

（3）切除乳腺 将乳腺与胸大肌筋膜一并自内侧向外侧分离,达胸大肌边缘,结扎所有穿支血管。

（4）腋窝淋巴结清扫 沿胸大肌外缘与乳腺组织分界处切开,锐性分离胸大肌与胸小肌之间的淋巴结脂肪组织,分离切除胸小肌外侧及深面的淋巴结脂肪组织以完成该区域淋巴结清扫;牵开胸大肌、胸小肌,显露腋血管鞘;继续向两侧及下方分离,切开腋血管鞘,将腋窝淋巴结脂肪组织向下分离;向上提起胸小肌,腋静脉分支结扎,腋窝淋巴结脂肪组织与乳腺一并向外侧分离,达背阔肌边缘,分离时注意保护、保留胸背及胸长神经,同时清扫胸小肌深面及内侧的淋巴结脂肪组织。

（5）创腔严密止血、清洗后放置胸旁及腋下引流管。清点纱布,皮下及皮内缝合皮肤。

【操作后处理】

1. 标本处理　标本常规送病理检查。

2. 切口使用乙醇纱布湿敷,外盖无菌纱布,并给予胸带加压包扎。

【问答】

1. 乳腺癌改良根治术手术消毒范围是什么?

答　前至对侧锁骨中线,后至腋后线,上过锁骨及上臂,下过脐平行线。

2. 乳腺癌改良根治术后常见并发症的有哪些?

答　①出血、渗血:乳腺癌游离的创面比较大,因为范围比较宽,所以出血、渗血的风险比较大。如果手术过程中止血不彻底,或者没有持续的负压引流,或者患者体位改变,或剧烈咳嗽,用电刀电凝的血凝块脱落以后,可引起创面的出血、渗血;②切口感染:清洁伤口一般情况下不容易引起感染,当一些特殊的原因使伤口处理不当,皮下积液、积血后,可能导致伤口的感染;③皮下积液:负压引流管引流不畅,或术后出血、渗血积聚而形成皮下积液;④皮瓣坏死:高频电刀游离皮瓣,皮瓣相对较薄,或有些肿瘤较大,切除的皮肤较多,所以缝合时皮瓣的张力较大,血供较差,引起皮瓣缺血坏死;⑤术区疼痛及麻木感:乳腺癌游离皮瓣时切断一些表浅的神经,以及手术的创面比较大,部分患者出现术区的麻木疼痛感,麻木疼痛感出现的时间与程度因人而异;⑥上肢的水肿及功能障碍:因清扫腋窝淋巴结以后,淋巴管回流受阻,易引起上肢的水肿。

3. 乳腺癌根治术清扫淋巴结时须注意保护哪些神经?

答　肋间臂神经、胸长神经、胸背神经。

二十四、伍德灯检查

【准备工作】

1. 患者的准备

(1) 评估　核对患者信息,确认皮损部位;向患者解释使用伍德灯的目的,以消除其紧张感。

(2) 体位　根据检查的部位,采取相应的舒适体位。

2. 医生的准备　着装规范整洁,戴医用口罩、帽子,态度和蔼,动作轻柔。

3. 物品的准备　伍德灯、数码相机、医用手套、消毒棉球等。

4. 环境的准备

（1）检查环境绝对暗室，安静，温度适宜，有帘子、屏风等遮挡物，能保护患者隐私。

（2）有椅凳、治疗床，供患者坐或躺卧。

【操作流程】

1. 核对检查部位，评估患者病情。

2. 协助患者取合理、舒适体位，充分暴露患处。

3. 打开伍德灯先预热 1min，保证伍德灯光源功率稳定，具有足够的能量，从而达到满意的荧光成像效果；检查者在暗室内等待 1min 适应暗室环境后，暴露皮损部位开始操作。

4. 检查时伍德灯与需观察皮损的距离保持 10cm 左右，以皮损在伍德灯下呈现清晰荧光图像为准，并拍照记录。检查距离过近，伍德灯的观察区域中心会产生暗斑，周围光线过强；检查距离过远，伍德灯观察区域的光强度不足，致荧光成像不清。

5. 在进行伍德灯观察时，应尽量避免周围有反射或荧光物体，清除检查部位皮肤上遗留的衣物棉絮和纤维；鉴别和排除外用药物、香料和敷料等残留物对荧光诊断的干扰和影响，如凡士林软膏产生的蓝色或紫色荧光、含有水杨酸的药物产生的绿色荧光、检查者白大衣产生的蓝色荧光反射、患者体表残留的肥皂荧光等。

6. 检查完毕后先关闭电源开关，拔出插头，整理好电源线，镜面防磨损，妥善放置指定位置。

【注意事项】

1. 伍德灯操作必须在绝对的暗室环境下使用，自然光或密闭性不好的暗室内都将无法观察或极大地丧失或削弱伍德灯下的观察效果和应用价值。

2. 伍德灯在使用前应该预热 1min，保证伍德灯光源功率稳定，具有足够的能量，从而达到满意的荧光成像效果。

3. 伍德灯检查时应排除干扰因素，以免影响荧光成像。

4. 患者在伍德灯检查前一般不需要局部清洗皮肤，以免影响观察与判断；检查面部时，患者应闭目，避免直视光源。

【问答】

1. 伍德灯检查有何环境要求？

答 必须在绝对的暗室环境下使用。

2. 伍德灯观察皮损的距离远近是否有影响？

答 有影响，正确距离需保持 10cm 左右。过于近，观察区域中心会产生暗斑，周围光线过强;过于远,观察区域光强度不足,致荧光成像不清。

3. 伍德灯使用前预热的目的是什么?

答 伍德灯在使用前应该预热1min,保证光源功率稳定,具有足够的能量,从而达到满意的荧光成像效果。

二十五、皮肤划痕试验

【准备工作】

1. 患者的准备　核对患者信息,向患者解释检查的目的,取得患者的配合。

2. 医生的准备

(1) 着装规范整洁,戴医用口罩、帽子。

(2) 态度和蔼,介绍自己。

(3) 评估患者为需要检查的人群:荨麻疹、药疹、特应性皮炎等过敏性皮肤病患者。

3. 物品的准备　棉签、牙签或骨针等钝器。

4. 环境的准备　治疗环境安静,温度适宜。有帘子或屏风等遮挡物,能保护患者隐私。有椅凳、治疗床供患者坐或躺卧。

【操作流程】

1. 备齐物品至床旁或患者座位旁。

2. 协助患者取合理、舒适体位,暴露待检查部位皮肤。

3. 用钝器以适当压力划过皮肤。

4. 观察患者皮肤反应,询问有无不适感。

5. 出现以下三联反应则为皮肤划痕征阳性。

(1) 划后3~15s,在划过处出现红色线条。

(2) 划后15~45s,在红色线条两侧出现红晕。

(3) 划后1~3min,划过处出现隆起、苍白色风团状线条。

6. 解释结果。

【操作后处理】

1. 检查结束整理用物,将使用后的棉签或牙签等一次性用品丢弃至医疗废物垃圾桶。

2. 协助患者恢复舒适体位,整理衣物。

3. 洗手,记录,签字。

4. 嘱患者若有不适及时告知医护人员。

【问答】

1. 皮肤划痕试验有哪些适用和禁忌人群？

答 适用于荨麻疹、药疹、特应性皮炎等过敏性皮肤病及色素性荨麻疹等患者；无禁忌人群。

2. 皮肤划痕试验的三联反应是什么？

答 ①划后3~15s，在划过处出现红色线条，可能由真皮肥大细胞释放组胺引起毛细血管扩张所致；②划后15~45s，在红色线条两侧出现红晕，此为神经轴索反应引起的小动脉扩张；③划后1~3min，划过处出现隆起、苍白色风团状线条，可能是组胺、激肽等引起水肿所致。

3. 皮肤划痕试验的结果如何解释及有何意义？

答 ①用钝器划过皮肤，划过处产生风团，称为皮肤划痕征阳性，提示可能为荨麻疹、药疹等过敏性皮肤病患者；②摩擦或刺激皮损（棕色或红棕色斑）即出现风团，称为Darier征，提示可能为色素性麻疹（也称为斑丘型皮肤肥大细胞增生症）；③用钝器划皮肤，皮肤出现白色划痕（正常人呈红色），也可延迟发白，称为白色划痕征阳性，提示可能为特应性皮炎。

二十六、真菌直接镜检

【准备工作】

1. 患者的准备

（1）评估 核对患者信息，确认皮损部位；向患者解释使用真菌直接镜检的目的，以消除其紧张感。

（2）体位 根据检查的部位，采取相应的舒适体位。

2. 医生的准备 戴医用帽子、口罩和手套，着装规范整洁，态度和蔼。向患者本人或家属告知实施真菌检查的操作过程、可能的风险和应对措施，获得患者的配合。

3. 物品的准备

（1）仪器、设备 连柄刮刀、乙醇棉球、镊子、陶瓷加热器、载玻片、盖玻片、显微镜。

（2）试剂 10%KOH（自配）、生理盐水。

4. 环境的准备 检查环境有帘子、屏风等遮挡物，能保护患者隐私；有椅凳、治疗床。

【操作流程】

1. 用刮刀或棉签取材,标本置于载玻片中央。

2. 加一滴10%KOH液(疥虫、毛囊虫等取材后加一滴生理盐水),盖上盖玻片。

3. 放置片刻,酒精灯火焰微加热,即在火焰上快速通过2~3次,不应使其沸腾,以免结晶,然后轻压盖玻片,驱逐气泡、压薄标本。

4. 先在低倍镜下检查有无菌丝、孢子或疥虫等虫体,然后用高倍镜观察孢子和菌丝的形态、特征、位置、大小和排列等。

5. 判断结果:阳性者镜下可见到不分隔或极少分隔的菌丝,也可见略带淡绿色折光假菌丝和成群的卵圆形孢子或芽生孢子,或疥虫等虫体。

【结果报告】

1. 阴性结果

(1)皮屑镜检未找到菌丝、孢子及假菌丝等,报告"阴性(-)"。

(2)毛囊炎涂片染色镜检未找到孢子,报告"未找到孢子"。

2. 阳性结果

(1)皮屑、甲屑镜检找到菌丝,报告"找到菌丝"。

(2)头癣患者,找到菌丝或孢子,报告"发内或发外菌丝"或者"发内或发外孢子"。

(3)皮肤黏膜假丝酵母菌(念珠菌)病的检查(比如龟头、包皮等部位,白带),报告"找到孢子及假菌丝"。

(4)花斑癣、汗斑的菌丝具有特殊性,报告"找到成簇孢子及弧状菌丝"。

(5)毛囊炎涂片染色镜检找到孢子,报告"找到孢子"或"少量孢子"。

【注意事项】

1. 标本宜薄而均匀。

2. 毛发标本不可过度施压,以免破坏毛发结构,影响判断。

3. 注意避免载液接触镜头造成镜头的腐蚀与损害。

【问答】

1. 真菌阳性、阴性临床意义是什么?

答 阳性有诊断意义,但阴性不能排除真菌感染。

2. 如何根据真菌直接镜检结果对头癣分类?

答 黄癣:发内菌丝、空泡;白癣:发外孢子;黑癣:发内孢子。

3. 花斑糠疹的真菌直接镜检结果是什么?

答 成簇孢子和短棒状菌丝。

二十七、溻 渍 法

【准备工作】

1. 患者的准备

（1）评估 核对患者信息；向患者解释溻渍法的目的，以消除其紧张感。

（2）体位 根据皮损部位，采取相应的舒适体位。

2. 医生的准备 着装规范整洁，戴医用口罩、帽子，态度和蔼。

3. 物品的准备 根据皮肤情况，准备物品（中药汤剂，冷敷 8~15℃，热敷 38~43℃；无菌纱布等敷料、治疗盘、水温计、镊子、治疗中单）。

4. 环境的准备 治疗环境安静，温度适宜。有帘子或屏风等遮挡物，能保护患者隐私。有椅凳、治疗床供患者坐或躺卧。

【操作流程】

1. 核对医嘱，评估患者，做好解释。

2. 备齐物品至床旁。协助患者取合理、舒适体位，暴露患处。

3. 测试中药汤剂药液温度，用纱布等敷料浸取药液，敷于患处。

（1）纱布 4~8 层，置药液中浸透，挤去多余药液，以不滴淋为度，敷于患处。

（2）纱布敷料铺平整，与皮损紧密贴合。

（3）因药液蒸发或敷料升温，需准备两份敷料交替使用，也可将药液滴于敷料上，保证敷料适宜的温度及湿度。

4. 治疗期间观察患者皮肤情况，询问有无不适感。治疗时间共 20~30min。

【操作后处理】

1. 治疗结束移除敷料，擦干患处残余药液。

2. 协助患者起身穿戴衣物。

3. 嘱患处不适及时告知医护人员；中药液可致皮肤着色，治疗结束后数日可自行消退。

4. 正确处理医疗废弃物。

【问答】

1. 溻渍法如何分类？

答 溻渍法分为溻法和浸渍法。溻法分为冷溻、热溻；浸渍法分为淋洗、冲洗、浸泡。

2. 溻渍法操作时观察皮肤哪些情况?

答 ①观察治疗部位的皮肤是否有潮红、水疱、痒痛等过敏症状;②冷溻法应用于关节附近、皮下脂肪少的患者,注意观察是否有皮肤苍白、青紫等末梢血运障碍。如有上述情况,应立即停止治疗。

3. 溻法有哪些禁忌证?

答 冷溻法不宜用于阴寒证患者;热溻法禁用于急性伤口、急性感染性或传染性患者。

二十八、肛 门 视 诊

【**准备工作**】

1. 患者的准备　根据疾病的特点,选择合适的体位,暴露患处。常取左侧卧位,患者向左侧卧于检查床上,左下肢伸直稍屈曲,右下肢充分向前屈曲,靠近胸腹部,右肩前倾,右手协助掰起右侧臀部,使臀部及肛门充分暴露。对于脱出性疾病,可选用蹲位。

2. 医生的准备

(1) 详细了解患者病史资料,确认有无实施肛门视诊的必要性和有无实施肛门视诊的禁忌证。

(2) 告知患者或家属实施肛门视诊的必要性、操作过程、可能发生的风险和应对措施,并获得知情同意。

(3) 着装整洁,戴医用口罩、帽子,清洗双手。

3. 物品的准备　清洁手(指)套。

4. 环境的准备　门诊治疗床、病房床边或者病区治疗室内,环境要求整洁和安静,床单元之间有隔帘,注意保护患者隐私。

【**操作流程**】

1. 患者取合适的体位(侧卧位或蹲位)。

2. 如为侧卧位,医生用双手将患者臀部分开。如为蹲位,患者暴露局部。可嘱患者进行努挣,更好地暴露病灶。

3. 查看肛门周围有无外痔、内痔、息肉、直肠脱垂、肛周脓肿、瘘管外口、皮疹、肛门白斑、肛管裂口、肛周赘生物、肛周肿块等。

4. 记录病变的性质、位置、数目、大小、色泽、有无出血点等情况。

【操作注意事项】

1. 检查前给予患者适当的解释与安慰,不可在患者毫无思想准备的情况下突然进行。

2. 操作时,医生应认真仔细,动作要轻柔,尽可能减轻患者的痛苦,切忌动作粗暴。

3. 如患者努挣后脱垂病灶不能自行回纳者,医生可手法回纳。

【问答】

1. 为什么肛门视诊的时候要有遮隔帘、屏风等遮挡物?

答 能够保护患者隐私,体现人文关怀。

2. 肛门视诊主要观察什么?

答 主要观察患者肛门周围有无外痔、内痔、息肉、直肠脱垂、肛周脓肿、瘘管外口、皮疹、肛门白斑、肛管裂口、肛周赘生物、肛周肿块等,并记录其病变的性质、位置、数目、大小、色泽、有无出血点等情况。

3. 为什么努挣后脱垂病灶如不能自行回纳,医生须将其手法回纳?

答 如果不回纳,易造成嵌顿坏死等。

二十九、肛　门　指　检

【准备工作】

1. 患者的准备　根据疾病的特点,选择合适的体位,暴露患处。常取左侧卧位,患者向左侧卧于检查床上,左下肢伸直稍屈曲,右下肢充分向前屈曲,靠近胸腹部,右肩前倾,右手协助掰起右侧臀部,使臀部及肛门充分暴露。

2. 医生的准备

(1) 详细了解患者病史,确认有无实施肛门指检的必要性和有无实施肛门指检的禁忌证。

(2) 向患者或家属告知实施肛门指检的必要性、操作过程、可能发生的风险和应对措施,并获得知情同意。

(3) 着装整洁,戴医用口罩、帽子,态度和蔼,清洗双手。

3. 物品的准备　清洁手套、无刺激性润滑剂(常用石蜡油)、纱布(手纸)若干。

4. 环境的准备　门诊治疗床、病房床边或者病区治疗室内,环境要求整洁和安静,床单元之间有隔帘,注意保护患者隐私。

【操作流程】

1. 肛外指检　操作者双手戴好清洁手套,用右手示指触及肛门周围有无硬结、肿物、压痛和波动感,并检查肛外皮下有无瘘管、条索及走向等。

2. 肛内指检　操作者双手戴好清洁手套,右手示指充分蘸取润滑剂,示指前端指腹轻触患者肛门,轻轻按揉5s,感觉患者肛门松弛后,告知要进行肛门指检;示指进入肛门后,有排便感,嘱深呼吸;左手可协助掰起患者上侧臀部充分暴露肛门。

示指在肛管内朝肚脐方向进入,落入直肠壶腹后,朝向骶尾方向进入,示指完全进入后,在深部完成360°旋转,再转回,使黏膜无扭转,嘱患者收缩肛门做提肛动作,放松,再做模拟排便动作;再将手指退到齿线附近完成360°旋转,再转回,使黏膜无扭转。

(1) 感知直肠下部及肛管内是否有结构异常改变,如包块、硬结、肿块、狭窄、波动感、皮肤变硬、压痛、裂口、会阴下降、直肠脱垂、直肠前突等。若触及波动感,多见于肛门直肠周围脓肿;触到柔软、光滑、活动、带蒂的弹性包块,多为直肠息肉;若摸到凹凸不平结节,质硬底宽,与下层组织粘连、推之不动,同时指套上有褐色血液黏附,应考虑为直肠癌;若手指插入引起肛门剧烈疼痛,可能为肛裂,不应再勉强插入;若摸到会阴下降,多为会阴下降综合征。若发现肿块,要注意其位置、数量、大小、质地、活动度等。

(2) 感知括约肌紧张度(肛直肠静息压)、肛直肠排便协调性、直肠感觉功能、直肠推动力、肛直肠收缩力等异常改变。

3. 退出手指,检查结束后,用纱布或手纸为患者擦拭,轻揉肛门。

4. 观察指套上有无脓血分泌物,必要时应送实验室检查。观察患者反应。

5. 整理

(1) 告知患者检查结束,缓慢起身整理衣物,安置舒适体位。

(2) 将废弃医疗物品放置指定区域。

【操作注意事项】

1. 检查前,要给予患者适当的解释与安慰,不可在患者毫无思想准备的情况下突然进行,以避免患者不合作。

2. 操作时,操作者应认真仔细,动作要轻柔,尽可能减轻患者的痛苦,切忌动作粗暴,以免造成肛门直肠损伤。

3. 操作时,患者精神紧张时,应先使其精神放松,不可勉强进行检查。

4. 一般情况下,患者肛门疼痛不适,或者肛指检查可能导致肛门疼痛不适时,不进行肛门指检。

5. 嘱患者应积极配合,放松肛门,做深呼吸。

【问答】

1. 直肠指诊时,嘱患者收缩肛门做提肛动作,可以判断什么问题?

答 可以判断患者的肛直肠收缩力。

2. 如一个肛管–直肠弛缓反射异常的患者,直肠指诊可表现为什么?

答 模拟排便动作时,肛直角变化不大或变小,肛管压力不变或升高。

3. 直肠指诊时为什么是手指在肛管直肠内缓慢进入,落入空腔后朝向骶尾方向进入?

答 静息状态下,肛门直肠成一定角度,肛管纵轴斜向前,落入直肠壶腹后直肠纵轴斜向后。

三十、肛门镜检查

【准备工作】

1. 患者的准备

(1)嘱咐患者取左侧卧位,左下肢伸直稍屈曲,右下肢尽量屈曲靠近胸腹部,右肩稍前倾。

(2)充分暴露肛门部位。

2. 医生的准备

(1)核对患者信息;了解患者病史。

(2)向患者解释行肛门镜检查的目的,以消除患者紧张感。

(3)着装规范整洁,戴医用口罩、帽子,态度和蔼。

3. 物品的准备　肛门镜、镊子、医用橡胶手套、无菌纱布、棉球、液体石蜡油等。

4. 环境的准备　周围环境安静,光线充足,温度适宜,准备专科检查床、检查灯,有遮隔帘,能有效保护患者隐私。

【操作流程】

1. 肛门镜检查

(1)操作者双手戴好医用手套,镊子夹棉球蘸液体石蜡油,充分涂抹润滑肛门镜镜芯头端及镜体。右手拇指紧按镜芯,其余四指握住肛门镜手柄,肛门镜前端轻触患者肛门,轻轻按揉5s。

(2)感觉患者肛门松弛后,告之开始肛门镜检查,肛门镜进入肛门后,会有便意感,嘱患者做深呼吸动作,保持体位不变。

（3）肛门镜在肛管内朝向肚脐方向进入，头端进入2~3cm后，头端转向骶尾方向，继续进入。

（4）肛门镜体全部进入肛管及直肠下端，取出镜芯，然后边缓慢退镜，边观察直肠下端及肛管内情况：直肠下端情况：直肠黏膜颜色是否正常，是否完整，是否有破损、糜烂、出血，是否有增生或隆起等。肛管内情况：皮肤颜色是否正常，是否完整，有无糜烂、出血，有无增生或隆起等。

（5）肛门镜检查结束后，纱布轻柔地清洁肛门，告知患者可以穿好衣物。

2. 物品整理　将废弃医疗物品按要求分类，并放置至指定区域。

【操作注意事项】

1. 操作者在操作时应认真仔细，切忌动作粗暴，以免造成肛门直肠损伤。

2. 患者精神紧张时，应先使其精神放松，不可勉强进行检查。

3. 一般情况下，患者肛门疼痛不适，或肛门镜检查可能导致肛门疼痛不适时，不进行肛门镜检查。

4. 嘱咐患者积极配合，放松肛门，必要时调整呼吸节奏。

【问答】

1. 肛门镜检查有何目的？

答　通过肛门镜检查，观察肛管及直肠下端黏膜情况。

2. 肛门镜检查常用什么体位？

答　左侧卧位。

3. 肛门镜进入肛门口后，前进的方向是怎样的？

答　肛门镜在肛管内朝向肚脐方向进入，头端进入2~3cm后，头端转向骶尾方向，继续进入。

三十一、球头银丝检查

【准备工作】

1. 患者的准备　患者取合适体位，充分暴露检查部位。

2. 医生的准备　着装规范整洁，戴医用口罩、帽子，态度和蔼，动作轻柔。核对患者信息；了解患者病史；向患者解释行球头银丝检查的目的，以消除患者紧张感。

3. 物品的准备　根据情况，准备医用无菌手套、无菌纱布、棉球、液体石蜡油、球头银丝等。

4. 环境的准备 周围环境安静,光线充足,温度适宜,准备专科检查床,检查灯,有遮隔帘,能有效保护患者隐私。

【操作流程】

1. 球头银丝操作

(1)嘱患者取合适体位。

(2)操作者用一手持球头银丝,用球头端由窦道外口,根据窦道管道走行,轻轻向内探入,另一手进行辅助,探查窦道主管道走行,以及有无管道分支。

(3)检查结束后,纱布轻柔地清洁窦道外口,有出血时,进行止血治疗。检查结束,告知患者可以整理好衣物。

2. 物品整理 将废弃医疗物品按要求分类,并放置至指定区域。

【操作注意事项】

1. 操作者在操作时应认真仔细,切忌动作粗暴,以免造成假的瘘道。

2. 患者精神紧张时,应先使其精神放松,不可勉强进行检查。

3. 如果窦道外口封闭,可以在局部麻醉下做小切口,暴露窦道,再进行球头银丝探查。

4. 嘱咐患者积极配合,必要时调整呼吸节奏。

【问答】

1. 球头银丝检查有何目的?

答 探查窦道走行,了解窦瘘情况,掌握病情。

2. 如果窦道外口封闭,该如何操作?

答 可以在局部麻醉下做小切口,暴露窦道,再进行球头银丝探查。

3. 球头银丝检查,可以用于哪些中医外科疾病检查?

答 体表窦道、乳房窦道、肛瘘。

三十二、拖 线 法

【准备工作】

1. 患者的准备

(1)常规术前准备 排除手术相关禁忌证;进行肠道准备;取得知情同意。

(2)体位 采用侧卧位、俯卧折刀位或膀胱截石位。

（3）麻醉方法　局部麻醉、蛛网膜下腔阻滞麻醉、静脉麻醉等。

（4）术前辅助检查

1）必查项目　①肛门指检；②肛门镜检查；③直肠腔内及肛周超声,有条件者可行MRI检查。

2）其他项目视情况选择　①亚甲蓝染色；②分泌物培养；③组织学检查；④肛管直肠压力检测；⑤电子肠镜检查。

2. 医生的准备　穿手术服,戴医用口罩、帽子,态度和蔼。

3. 物品的准备　国产7号医用丝线或0号慕丝线、探针（球头银质或者不锈钢材质）、不锈钢硬刮匙、无菌手套、无菌纱布。

4. 环境的准备　手术室环境安静,温度适宜,光源充足。

【操作流程】

1. 单纯性肛瘘的拖线疗法操作步骤

（1）内口、外口的处理　①内口探查和处理:以探针自肛瘘外口处探入,左手示指放入肛管直肠内协助探查。探明内口的位置后,将探针从内口穿出,贯通内外口。清除齿状线感染灶及原发内口。适当切开内口下方的组织至肛缘皮肤处以利于引流;若内口位于齿状线上方,可根据内口及周围组织具体情况选择挂线疗法、经肛推移黏膜瓣等方法治疗。②外口的处理:切除外口处增生组织,扩大切口,以利于引流。

（2）瘘管的处理　①术中探查管道,以探针贯通瘘管;②用刮匙搔刮瘘管内增生的肉芽组织及纤维化管壁,保持引流通畅;③将多股国产7号丝线或0号慕丝线通过探针引入瘘管内,丝线两端打结使之呈圆环状,放置在瘘管内的整条丝线保持松弛状态,两指状态。

（3）手术中充分止血,创面局部包扎固定。

2. 复杂性肛瘘的拖线疗法操作步骤

（1）马蹄形肛瘘

1）内口、外口的处理:同单纯性肛瘘。

2）原发管道和支管、潜腔的处理:①术中探查瘘管,明确原发瘘管,切开内口下方的组织至肛缘皮肤;②明确瘘管分支,在瘘管弯曲处做约1.5cm切口截断,以探针贯通,以5cm为度分段对口拖线引流;③用刮匙搔刮瘘管内增生的肉芽组织及纤维化管壁,保持引流通畅;④将多股国产7号丝线或0号慕丝线引入管道内,丝线两端打结,使之呈圆环状,放置在瘘管内的多股丝线应保持松弛状态;⑤探查潜在腔隙用刮匙搔刮瘘管内增生的肉芽组织,根据腔隙大小、形态予以置管。

3）手术中充分止血,创面局部包扎固定。

（2）肛瘘伴深部腔隙感染（包括坐骨直肠深间隙、直肠后深间隙、提肛肌上间隙的感染）。

1）内口、外口的处理：同单纯性肛瘘。

2）深部腔隙的处理：①术中手指探查或者用刮匙探查腔隙，有条件者可运用肛瘘镜探查腔隙；②采用刮匙搔刮，有条件者可使用肛瘘镜镜下单极电凝破坏腔隙内壁；③可根据腔隙的大小采用不同形状的引流管进行适形引流，如蕈状、T管等；④术后可联合球囊式或中心负压吸引进行持续引流。

3）手术中充分止血，创面局部包扎固定。

（3）瘘管长度超过5cm的肛瘘

1）内口和外口处理：同单纯性肛瘘。

2）瘘管的处理：①术中探查瘘管，明确原发瘘管及分支管道；②当瘘管的长度>5cm，以5cm为度在瘘管弯曲处做约1.5cm切口，以探针贯通，行分段对口拖线引流；③术中可使用刮匙搔刮，有条件者可采用肛瘘镜镜下单极电凝破坏瘘管管壁、肛瘘刷搔刮管道。

3）手术中充分止血，创面局部加压固定。

【操作注意事项】

1. 拖线股数的界定　一般多采用10股国产7号丝线或0号慕丝线。若瘘管管径>1cm、拟拖线部位为非管道状结构或呈不规则残腔结构，为达到最佳引流效果，可以增加丝线股数。

2. 拖线长度的界定　一般建议拖线在瘘管内的长度应以<5cm为宜。若拟拖线部位瘘管长度>5cm，建议将瘘管截断，予以分段对口拖线处理。

3. 拖线保留时间的界定　根据专科医生观察局部肉芽组织色泽（应新鲜红活）、分泌物的性状（应呈清亮透明黏稠状态），可在术后第10天行超声检查，若检查提示瘘管管径<0.5cm，可以考虑撤除拖线，进行下一阶段治疗；若瘘管管径>0.5cm，应保持拖线引流至术后14天左右。强调：需将超声诊断与医生的经验判断相结合，灵活掌握拖线时间，在此只提供常规操作原则。

4. 若存在坐骨直肠深间隙、肛管后深间隙或肛提肌上间隙感染，可以联合置管疗法或其他疗法。

【问答】

1. 拖线术后引流不畅的原因是什么？

答　①切口设计不当，无法有效引流；②术后换药时未定期拖转丝线，无法保证引流通畅。

2. 拖线术后疼痛有何原因?

答 ①皮肤切口设计过小,导致术后拖拉丝线时摩擦创缘;②术后未每日拖转丝线,肉芽组织逐步填充管腔,导致后期拖转时疼痛;③过晚撤除拖线,导致引流不畅,继发感染而引起疼痛;④拖线结环过小,未呈松弛状。

3. 拖线术后延迟愈合或假性愈合的原因是什么?

答 ①拖线未及时撤除,易造成异物刺激管壁,管腔局部再次上皮化形成,导致延迟愈合,影响管腔的及时愈合;②拖线过早全部撤除,创缘闭合,底部存在空腔。

三十三、挂　线　法

【准备工作】

1. 患者的准备　患者取合适体位(膀胱截石位、侧卧位、膝胸位),充分暴露肛门部位。

2. 医生的准备　着装规范整洁,戴医用口罩、帽子,态度和蔼。核对患者信息;了解患者病史,了解患者术前相关检查,排除手术禁忌证,签署手术知情同意书。

3. 物品的准备　根据情况准备0号慕丝线、橡皮筋、球头银丝、血管钳、手术刀、医用无菌手套、无菌纱布、棉球、安尔碘等。

4. 环境的准备　周围环境安静,光线充足,温度适宜,准备手术床、撑脚架、手术灯,有遮隔帘,能有效保护患者隐私。

【操作流程】

1. 挂线疗法操作

(1) 手术者及助手双手戴好医用无菌手套,麻醉达效后,安尔碘棉球消毒肛门周围、肛管及直肠下端。

(2) 手术者右手持球头银丝球头端,由肛瘘外口根据瘘管走行轻轻向内探入,左手示指在肛管和直肠下端辅助探查内口;球头银丝球头端由内口探出后,将球头银丝弯曲,从肛门内拉出,一手捏紧球头银丝另外一端,保持球头银丝在瘘管内。

(3) 助手使用0号慕丝线将橡皮筋固定在球头银丝球头端,固定牢固,左手捏紧橡皮筋,右手适当力度牵拉球头银丝,将球头银丝完全拉出瘘管,并且拖出一半长度的橡皮筋,双手用适当力度左右来回牵拉橡皮筋,使橡皮筋均匀分布,将橡皮筋两端用慕丝线绑扎牢固。

(4) 切开瘘管内口和外口之间皮肤及皮下组织。

（5）用适当力度逐渐拉紧橡皮筋,使橡皮筋紧贴皮肤切口肌肉组织,用血管钳夹住橡皮筋,助手在血管钳下方用0号慕丝线收紧橡皮筋,打结牢固,松开血管钳。

（6）手术结束,纱布包扎切口。

2. 物品整理

（1）手术结束,告知患者并且辅助患者适当整理衣物,将患者送至病房。

（2）将废弃医疗物品按要求分类,并放置至指定区域。

【操作注意事项】

1. 手术者在操作时应认真仔细,切忌动作粗暴,以免造成肛门直肠损伤。

2. 患者精神紧张时,应先使其精神放松。

【问答】

1. 肛瘘定义是什么?

答 直肠或肛管与周围皮肤相通所形成的瘘管,一般由原发性内口、瘘管和继发性外口三部分组成。

2. 肛瘘挂线的目的是什么?

答 对高位肛瘘进行引流及慢性切割,保护肛门括约肌功能,防止肛门失禁。

3. 为何在收紧橡皮筋之前,需要切开内口及外口处皮肤和皮下组织?

答 主要是避免橡皮筋勒紧皮肤时,增加疼痛。切开该处皮肤,可以减少挂线造成的疼痛。

三十四、坐 浴 法

【准备工作】

1. 患者的准备　采取蹲位或坐位姿势,可配合相应坐浴器械。

2. 医生的准备

（1）着装规范整洁,态度和蔼。

（2）核对　核对患者信息,包括基本信息、坐浴处方、过敏史等。

（3）评估　评估患者肛周局部情况,女性患者要考虑经期,以综合评估是否适用坐浴法。

（4）告知　告知患者坐浴目的,以取得患者配合,并告知患者应事先排空大小便。

3. 物品的准备　治疗盘、换药镊、温度计、坐浴汤剂、坐浴容器、一次性垫巾、治疗巾、坐浴支架等。

4. 环境的准备　治疗室环境安静,温度适宜,应有合适的遮挡物以能保护患者隐私。

【操作流程】

医生清洁洗手(七步洗手法),戴医用口罩、帽子和手套。

1. 准备　选取合适的体位(一般为蹲位或坐位),充分暴露坐浴区域,若创面处有敷料覆盖,应先用手去除创面外层敷料,再用换药镊去除创面内层敷料。

2. 熏蒸　坐浴支架表层平铺一次性垫巾,将坐浴盆固定在坐浴支架上,坐浴汤剂以合适比例热水稀释后倒入坐浴盆内,温度计测量水温,以43~46℃为宜。首先协助患者熏蒸治疗区域,其间询问患者,以体感温热、无痛感为合适。熏蒸时用治疗巾盖住熏洗部位及容器,使药液蒸汽熏蒸患处,待药液温度降至38~40℃时指导患者将治疗区域浸泡于药液中。如有创面,可手部轻拍水面,利用水流冲击清洗创面,坐浴时长10~15min即可,或患者已有凉感不适,即可结束坐浴。

3. 观察　治疗巾擦拭、清洁坐浴区域,观察局部皮肤情况,询问患者有无不适。

4. 整理

(1) 告知患者坐浴结束,适当整理衣物。

(2) 将废弃医疗物品按要求分类并放置指定区域。

(3) 清洁洗手。

5. 记录　记录患者熏蒸和坐浴的时间、部位及皮肤情况。

【操作注意事项】

1. 已有局部皮肤过敏者忌坐浴法。

2. 坐浴前可指导患者适当饮水,以避免熏蒸时体液过度流失。

3. 温度以参照患者体感为主,避免蒸汽烫伤。

【问答】

1. 坐浴法的治疗目的是什么?

答　规范的坐浴疗法可以促进肛周局部血液循环,从而有效缓解肛周局部水肿、疼痛等症状;也可以确保术后创面清洁,有助于术后创面恢复。另外,坐浴可以帮助松弛盆底肌群,从而改善尿潴留等症状。

2. 坐浴法的适应证是什么?

答　肛周局部外痔水肿者;肛周皮肤湿疹,有瘙痒、疼痛症状者;肛肠疾病各类术后患者;术前、术后存在尿潴留症状者等,均可采用坐浴法治疗。

3. 坐浴法有无禁忌证?

答 坐浴法虽然适应范围广,但也有禁忌证。如肛周感染性疾病急性期患者(肛周脓肿、坏死性筋膜炎等);过敏体质并已对坐浴药物出现过敏反应者;月经期女性或合并阴道炎患者;部分有肛管直肠肿瘤的患者等要忌用或慎用坐浴法。

三十五、痔术后换药

【准备工作】

1. 患者的准备

(1) 换药区域进行初步清洗。

(2) 采取左侧卧位或截石位,充分暴露肛周创面。

2. 医生的准备

(1) 核对患者信息;向患者解释换药的目的,以消除其紧张感。

(2) 着装规范整洁,态度和蔼,戴医用口罩、帽子,清洗双手。

3. 物品的准备　根据创面情况,准备换药物品的种类(弯盘、剪刀、镊子、血管钳、碘伏棉球、生理盐水棉球、无菌干棉球、无菌干纱布、油纱敷料、胶布等)。

备盘原则:先取无菌干纱布、无菌干棉球,再取碘伏棉球;先取换药所需敷料,再夹取镊子;敷料放置要干湿分离。根据创面情况,选择合适油膏及油纱敷料。

4. 环境的准备　换药室配有专科检查床、检查灯,光源充足,环境安静,温度适宜,有合适的遮挡物以能保护患者隐私。

【操作流程】

医生清洁洗手(七步洗手法),戴医用口罩、帽子和手套。

1. 去除创面敷料

(1) 揭开胶布,由外向里用手去除外层创面敷料。

(2) 手持换药镊取下创面内层敷料及创面处嵌入的油纱敷料,敷料被血液或分泌物浸透与创面紧密黏着时,可用生理盐水棉球浸湿后再揭去,以免引起疼痛。

(3) 一把镊子(接触创面镊)接触创面,另一把未使用镊子(敷料镊)传递换药弯盘中的清洁物品。

2. 创面清洁消毒

(1) 用碘伏棉球自创面周围5cm处开始,作向心圆状擦拭,逐渐移向创面边缘,重复3

次,或直至创面周围皮肤擦拭清洁为止,注意消毒创周皮肤的棉球不得进入创面内。

(2)根据创面分泌物情况选择合适的棉球擦拭:创面上分泌物附着较多时可先用干棉球擦拭,无分泌物附着时可直接用碘伏棉条擦拭,注意根据创面情况,制作大小合适的棉条,从创面外侧缘向内轻轻擦拭,直至超过创面顶端,避免对患者造成疼痛及不适感,擦拭时注意保护新生肉芽组织与上皮组织。棉条退出时从无创面处倾斜退出。

(3)重复至少2次清洁创面,直至棉条无污染物附着。

(4)注意换药盘的区分:一只弯盘摆放无菌棉球、纱布等,另一只放置污染物品,不得混淆。

3. 肛内纳药 创面清洁消毒后,选取栓剂蘸合适的油膏润滑后纳肛,纳肛时注意栓剂要避开伤口,从无伤口处纳入。栓剂末端至少超过肛缘上3~4cm,确保栓剂完整纳入肛内不致滑出。

4. 覆盖创面敷料 根据创面形状,将各种敷料剪裁至合适细条状,自创面外侧缘向内嵌入创面并紧贴创腔底部,避免创面假性愈合,然后用合适外敷料覆盖,最后用胶布固定。

5. 整理

(1)告知患者换药结束,适当整理衣物。

(2)将废弃医疗物品按要求分类并放置指定区域。

(3)清洁洗手。

【操作注意事项】

1. 操作过程中,敷料镊与接触创面镊不能互换;敷料镊与创面镊交换敷料、棉球等物品时不能碰触。

2. 操作过程中,镊子头部均应低于手持部,以避免污染。

3. 凡接触创面的物品,均需是无菌的,防止污染及交叉感染,各种无菌敷料从容器内取出后不得放回,污染的敷料需放入放置污物的弯盘内,不得随意乱丢。

4. 因创面部位特殊,在操作过程中应充分保护患者隐私。

【问答】

1. 术后局部创面水肿该如何处理?

答 可以在换药前嘱咐患者温水坐浴,局部换药时动作轻柔,配合消痔膏外敷,局部按揉,必要时给予口服促静脉循环药物帮助消肿,并且和患者充分沟通。

2. 创面消毒的原则是什么?

答 无菌创面由创面中心向外做同心圆消毒,首次消毒范围应超过创缘5cm,反复消毒3次,每次消毒范围应小于前次。非无菌创面由创缘外5cm向中心处做同心圆消毒至创缘,如有开放性创面,创周皮肤消毒棉球不得进入创面内,创面处另以棉球自创缘至中心呈同心圆消毒。反复消毒3次,每次消毒范围应小于前次。

3. 对于痔术后换药最关键的点是什么?

答 清洁创面及观察创面,以促进创面愈合并降低术后并发症的发生。

第三章
妇科临床常用操作技术

编写者名单

主　编　张婷婷

编　委　赵　莉　徐莲薇　陈　静

　　　　蒋国静

秘　书　曹　琛

一、妇科检查

【准备工作】

1. 患者的准备

（1）了解操作内容，避免精神紧张。

（2）告诉患者排尿，避免膀胱刺激；体位取膀胱截石位。

（3）尽量避免经期检查。

2. 医生的准备

（1）核对患者信息，明确有无性生活史，无性生活史患者禁做双合诊、三合诊及窥阴器检查。

（2）向患者或家属告知实施检查的必要性、可能发生的风险和应对措施，获得知情同意。

（3）着装规范整洁，戴医用口罩、帽子、手套，态度和蔼。

（4）男医生对患者检查时，需有其他女性医护人员在场。

3. 物品的准备　一次性床垫、窥阴器、手套、石蜡油棉球、棉签、采样管等。

4. 环境的准备　注意消毒隔离，检查环境安静、整洁，检查房间光线充足，温度适宜，独立检查诊室或有帘子、屏风等遮挡物，注意保护患者隐私。

【操作流程】

1. 安置体位　嘱患者排尿，指导膀胱截石位摆放，排除异常出血等情况，尽量避免在经期检查，出血时检查需消毒外阴和无菌操作。

2. 观察外阴　观察外阴毛发分布、肤色，皮肤有无破损、皮疹、赘生物、萎缩、色素减退等，触摸肤温是否正常。

3. 窥阴器置入　戴手套，取窥阴器涂石蜡油，沿阴道后壁纵行、斜下插入，边插入边转成正位；缓缓张开窥阴器，充分暴露宫颈，观察阴道及宫颈情况。操作过程中关注患者是否紧张或疼痛，如患者无法配合检查可暂停操作。

4. 采集白带　用棉签在阴道后穹隆蘸取少许白带，放入干净试管中。

5. 宫颈液基薄层细胞检测（TCT）检查　用特定毛刷在宫颈鳞柱上皮交界处和宫颈管内顺时针旋转5~6周，刷取脱落细胞，放置于有固定液的标本瓶中。

6. 宫颈HPV检查　用特定毛刷在宫颈管内顺时针旋转5~6周，取材成功，放置标本瓶固定液中。

7. 双合诊 医生示、中二指置于阴道内子宫颈后唇处,将子宫颈向前上方推移,使子宫体向前与腹壁接近。另一手四指并拢,掌面贴于下腹部,在耻骨联合与脐中点处,指腹向盆腔深部轻压,缓慢用力。双手配合,先扪清宫体形态、大小及位置,再分别扪清左右两侧附件情况,包括阴道后穹窿有无触痛结节;宫颈有无举痛、摇摆痛;宫体位置、大小、硬度、活动度,有无压痛等;附件有无包块、增厚或压痛。若附件扪及包块,检查包块位置、大小、硬度、表面光滑与否、活动度、有无压痛以及与子宫和盆壁的关系。

8. 三合诊 示指置于阴道内子宫颈后唇处,中指伸入直肠,另一手置于下腹部配合检查。

【操作后处理】

1. 告知患者检查结束,询问有无不适,观察阴道出血情况。

2. 整理衣被,安置舒适体位。

3. 记录,处理操作物品。

【问答】

1. 三合诊的检查目的是什么?

答 三合诊检查主要是针对阴道、直肠及腹部的检查,可了解盆腔较后部病变情况,了解有无子宫后壁和直肠子宫陷凹或宫骶韧带的病变、估计病变范围等。

2. 妇科盆腔检查还有哪些?

答 肛诊,适用于无性生活史、阴道闭锁或其他原因不宜行双合诊的患者。

3. 宫颈举痛的临床意义是什么?

答 提示黄体破裂、巧克力囊肿破裂、宫外孕包块破裂或盆腔炎性疾病引起的盆腔积血或积液。

二、阴道擦洗上药

【准备工作】

1. 患者的准备

(1)了解操作内容,避免精神紧张。

(2)告诉患者排尿,避免膀胱刺激;体位取膀胱截石位。

2. 医生的准备

（1）核对患者信息，明确有无性生活史，无性生活史患者禁做。

（2）向患者或家属告知操作的必要性、可能发生的风险和应对措施，获得知情同意。

（3）着装规范整洁，戴医用口罩、帽子、手套，态度和蔼。

3. 物品的准备　一次性床垫、窥阴器、口罩、帽子、手套、石蜡油棉球、干棉球、卵圆钳、镊子、药物等。

4. 环境的准备　注意消毒隔离，检查环境安静、整洁，检查房间光线充足，温度适宜，独立检查诊室或有帘子、屏风等遮挡物，注意保护患者隐私。

【操作流程】

1. 安置体位　嘱患者排尿，指导膀胱截石位。

2. 观察及消毒外阴　观察外阴是否有充血、红肿及分泌物性状，用碘伏棉球消毒外阴。

3. 暴露宫颈　戴手套，取窥阴器涂石蜡油，沿阴道后壁纵行、斜下插入，边插入边转成正位，缓缓张开窥阴器，充分暴露宫颈。

4. 观察阴道及宫颈　观察阴道黏膜情况，分泌物量、色、性状及有无异味等；观察宫颈大小，有无糜烂、撕裂、息肉、腺囊肿、出血等。

5. 擦洗上药　卵圆钳钳取浸过药液的棉球，在直视下依次擦洗宫颈、阴道穹隆、阴道壁，干棉球擦净多余药液，用示指或镊子将药片置入阴道后穹隆处。

【操作后处理】

1. 询问有无不适，观察阴道流血情况。

2. 整理衣被，安置舒适体位。

3. 记录，处理操作物品。

【问答】

1. 阴道擦洗上药的适应证是什么？

答　各种阴道炎，如细菌性阴道炎、真菌性外阴阴道病、滴虫性阴道炎，宫颈炎症。

2. 阴道上药时操作器械及物品摆放的注意事项是什么？

答　注意上药弯盘的区分，一只弯盘放置无菌棉球、镊子、卵圆钳，另一只弯盘放置污染物品及器具，不得混淆交叉。

3. 阴道擦洗上药后应注意哪些内容？

答　上药后注意患者有无药物过敏、接触性出血等症状，如药物为米非司酮等合成类固醇药物，需注意患者上药后血压情况。

三、阴道镜检查

【准备工作】

1. 患者的准备

（1）了解操作内容,避免精神紧张。

（2）告诉患者排尿,避免膀胱刺激;体位取膀胱截石位。

2. 医生的准备

（1）核对患者信息、病史,明确有无性生活史。

（2）向患者或家属告知实施检查的必要性、可能发生的风险和应对措施,获得知情同意。

（3）着装规范整洁,戴医用口罩、帽子、手套,态度和蔼。

3. 物品的准备　一次性床垫、窥阴器、无菌手套、石蜡油棉球、3%醋酸液、1%碘溶液、活检钳、带线纱布等。

4. 环境的准备　注意消毒隔离,检查环境安静、整洁,检查房间光线充足,温度适宜,独立检查诊室或有帘子、屏风等遮挡物,注意保护患者隐私。

【操作流程】

1. 安置体位　嘱患者排尿,指导膀胱截石位。月经干净7~10天施行为宜,24h内避免性生活、冲洗和上药。

2. 暴露宫颈　术者洗手,戴手套,整理器械。用窥阴器充分暴露宫颈,用棉球拭净白带和黏液,观察宫颈形态、大小、色泽,有无糜烂、白斑、赘生物及分泌物等。

3. 阴道镜检查　调节阴道镜焦距(20~30cm),先以10倍低倍镜粗略观察宫颈转化区、上皮、血管等变化。将3%~5%醋酸棉球完全覆盖在子宫颈阴道部及穹隆,湿敷60s后,从低倍镜到高倍镜,系统检查子宫颈及阴道上皮呈现的变化及判断转化区类型。Ⅱ、Ⅲ型转化区可借助子宫颈管扩张器或其他器具观察转化区上界。检查阴道时,缓慢旋转窥阴器,使阴道前后及侧壁完全可见。检查过程中如有需要,可于3~4min后重复使用醋酸。

4. 活检　据阴道镜检查结果及碘染色试验结果取活检组织,阴道填塞纱布压迫止血。

【操作后处理】

1. 询问有无腹痛,注意阴道流血情况。

2. 整理衣被,安置舒适体位。

3. 记录,处理操作物品。

【问答】

1. 阴道镜检查的适应证是什么?

答 接触性出血,肉眼观察无明显病变;HPV 高危型持续感染;宫颈筛查异常,如 TCT 提示 ASC–US、LSIL、HSIL、非典型腺细胞、ASC–US–H、可疑癌变等;肉眼观察可疑癌变,行可疑病灶的指导性活检;尖锐湿疣的诊断;CIN 和宫颈癌治疗后随访;CIN 及早期宫颈癌术前了解阴道壁受累情况;妊娠合并 CIN。

2. 阴道镜检查常见的宫颈异常图像有哪些?

答 阴道镜下见不典型血管(逗点状、螺旋状、通心粉状、粗大血管、发卡状血管等);醋白试验见醋白上皮、镶嵌、点状血管;碘试验阴性;阴道镜下还需要观察其他病变,如湿疣、角化、炎症、萎缩、类蜕膜样改变(妊娠期)、息肉。

3. 哪些情况不宜进行阴道镜检查?

答 检查部位活动性出血或阴道、宫颈急性炎症时,不宜进行检查。

四、宫腔镜检查

【准备工作】

1. 患者的准备

(1)了解操作内容,避免精神紧张。

(2)告诉患者排尿,避免膀胱刺激;体位取膀胱截石位。

2. 医生的准备

(1)核对患者信息、病史,排除手术禁忌证。

(2)向患者或家属告知实施检查的必要性、可能发生的风险和应对措施,获得知情同意。

(3)着装规范整洁,戴医用口罩、帽子、手套,态度和蔼。

3. 物品的准备 一次性床垫、无菌手套、窥阴器、石蜡油棉球、消毒液及宫腔镜手术器械包等。

4. 环境的准备 手术室无菌环境。

【操作流程】

1. 安置体位 嘱患者排尿,指导膀胱截石位。月经干净3~7天施行为宜,麻醉前禁食禁水至少6h。

2. 麻醉 可选用静脉无痛麻醉或蛛网膜下隙阻滞麻醉。

3. 消毒 术者洗手,佩戴无菌手套,整理器械;消毒外阴、阴道、铺巾,妇科检查了解子宫附件情况,窥阴器暴露宫颈,消毒宫颈,宫颈钳钳夹宫颈前唇,消毒宫颈管。

4. 镜检 探针探测宫腔深度和方向;扩张宫颈至7.5号;打开光源及膨宫器,排空镜鞘与光学镜管间的空气,缓慢置入宫腔镜;宫腔充盈,视野明亮后,全面观察宫腔;缓慢退出镜体,观察宫颈内口及宫颈管;退出窥阴器。

【操作后处理】

1. 观察患者腹痛、阴道出血等症状。麻醉清醒至少1h后方可进食、进水。

2. 整理衣被,安置舒适体位。

3. 记录,处理操作物品。

【问答】

1. 宫腔镜检查的适应证是什么?

答 异常子宫出血、宫腔粘连的诊断;评价超声检查的异常宫腔回声及占位性病变;检查不明原因不孕的宫内因素;在直视下切除子宫内膜息肉、黏膜下子宫肌瘤、子宫纵隔、宫腔粘连分离、子宫内异物取出、宫内节育器的定位与取出。

2. 宫腔镜检查的常见并发症有哪些?

答 损伤:宫颈撕裂、输卵管假道、输卵管破裂、子宫穿孔等;出血、感染、CO_2膨宫并发症、过度水化综合征。

3. 何为过度水化综合征?

答 过度水化综合征又称急性水中毒,是宫腔镜手术(电切术)中膨宫液体经手术创面大量快速吸收引起的,以稀释性低钠血症及血容量过多为主要特征的临床综合征。

五、后穹窿穿刺

【准备工作】

1. 患者的准备

(1) 了解操作内容,避免精神紧张。

(2) 告诉患者排尿,避免膀胱刺激;体位取膀胱截石位。

2. 医生的准备

（1）核对患者信息、病史，排除手术禁忌证。

（2）向患者或家属告知实施手术的必要性、可能发生的风险和应对措施，获得知情同意。

（3）着装规范整洁，戴医用口罩、帽子、手套，态度和蔼。

3. 物品的准备　一次性床垫、无菌手套、窥阴器、石蜡油棉球、消毒液、消毒棉球、穿刺包等。

4. 环境的准备　注意消毒隔离，检查环境安静、整洁，检查房间光线充足，温度适宜，独立检查诊室，能保护患者隐私。

【操作流程】

1. 安置体位　嘱患者排尿，指导患者取膀胱截石位。

2. 消毒　洗手、戴无菌手套，整理器械。消毒外阴、阴道、铺巾，妇科检查了解子宫及附件，窥阴器暴露宫颈，消毒宫颈。

3. 穿刺操作　宫颈钳钳夹宫颈后唇，向前提拉，消毒充分暴露阴道后穹窿。检查针头无堵塞，在后穹窿中央或稍偏病侧，距离阴道后壁与宫颈后唇交界处稍下方或明显膨出处平行宫颈管刺入阴道壁，同时嘱患者咳嗽。当针穿过阴道壁有落空感后，抽吸液体，针头边后退边抽吸，见液体流入针筒时即停止后退，待抽吸入的液体量达到1~2mL或以上，拔针，检查穿刺点有无出血，及时用棉球压迫止血，取出窥阴器。

【操作后处理】

1. 观察穿刺液色、质、量，如为血液，需静置数分钟，观察是否凝固；标本送检。

2. 整理衣被，安置舒适体位。

3. 记录，处理操作物品。

【问答】

1. 后穹窿穿刺的禁忌证有哪些？

答　腹腔内严重粘连；可疑肠管与子宫后壁粘连；可疑恶性肿瘤；异位妊娠准备采用非手术治疗时应避免穿刺，以免引起感染。

2. 后穹窿穿刺的适应证有哪些？

答　怀疑有腹腔内出血时，如宫外孕、黄体破裂等。疑盆腔内积脓时，可做穿刺抽液检查以了解积液性质，以及盆腔脓肿的穿刺引流及局部注射药物。彩超引导下行卵巢子宫内膜异位囊肿或输卵管妊娠部位注药治疗。彩超引导下经后穹窿穿刺取卵，用于各种助孕技术。

3. 若后穹隆穿刺抽出的液体为新鲜不凝固血液,考虑哪些妇科相关疾病?

答 异位妊娠、黄体破裂等伴有腹腔内出血的疾病。

六、诊断性刮宫

【准备工作】

1. 患者的准备

(1) 了解操作内容,避免精神紧张。

(2) 告诉患者排尿,避免膀胱刺激;体位取膀胱截石位。

2. 医生的准备

(1) 核对患者信息、病史,排除手术禁忌证。

(2) 向患者或家属告知手术的必要性、可能发生的风险和应对措施,获得知情同意。

(3) 着装规范整洁,戴医用口罩、帽子、手套,态度和蔼。

3. 物品的准备 一次性床垫、无菌手套、窥阴器、石蜡油棉球、消毒液、消毒棉球、标本瓶、器械包等。

4. 环境的准备 手术室无菌环境。

【操作流程】

1. 安置体位 嘱患者排尿,指导患者取膀胱截石位。

2. 洗手,戴无菌手套,整理器械。

3. 消毒外阴、阴道、铺巾,妇科检查了解子宫附件情况,用窥阴器充分暴露宫颈,消毒宫颈,宫颈钳钳夹宫颈前唇,消毒宫颈管口。

4. 手术操作 置一块纱布于窥阴器后叶上,顶端达阴道后穹隆处。小刮匙自宫颈内口至外口顺序刮宫颈管一周,刮出物置于纱布上,取出纱布。探针探明宫腔深度和方向,阴道后穹隆处再另置一块纱布,小刮匙进入宫腔,同一方向刮取子宫内膜,刮出物置于纱布上,取出纱布。将两次刮出的组织分别装瓶,固定,送病理检验。

【操作后处理】

1. 观察患者有无腹痛和阴道出血情况。

2. 术后根据病情给予抗生素防止感染,一般禁盆浴及性生活2周。

3. 整理衣被,安置舒适体位。

4. 记录,处理操作物品。

【问答】

1. 诊断性刮宫术的适应证是什么?

答 子宫异常出血或阴道排液,需证实或排除子宫内膜癌、宫颈管癌,或其他病变如流产、月经失调、子宫内膜炎等。

2. 分段诊刮为什么先刮宫颈管后刮宫腔?

答 这是为了防止宫颈组织和宫腔组织混杂在一起。

3. 诊断性刮宫的禁忌证有哪些?

答 阴道及盆腔感染;妊娠;近期子宫穿孔;宫腔过度狭小或宫颈过硬、难以扩张;患有严重内科疾病、难以耐受手术;血液病无后续治疗措施等。

七、前庭大腺脓肿切开引流

【准备工作】

1. 患者的准备

(1) 了解操作内容,避免情绪紧张。

(2) 告诉患者排尿,避免膀胱刺激;体位取膀胱截石位。

2. 医生的准备

(1) 核对患者信息、病史,排除手术禁忌证。

(2) 向患者或家属告知手术的必要性、可能发生的风险和应对措施,获得知情同意。

(3) 着装规范整洁,戴医用口罩、帽子、手套,态度和蔼。

3. 物品的准备 一次性床垫、无菌手套、窥阴器、石蜡油棉球、消毒液、消毒棉球、1%利多卡因、含拭子细菌培养管、切开包等。

4. 环境的准备 注意消毒隔离,环境安静、整洁,检查房间光线充足,温度适宜,独立检查诊室或治疗室,能保护患者隐私;或手术室无菌环境。

【操作流程】

1. 安置体位 嘱患者排尿,指导患者取膀胱截石位。

2. 消毒 洗手,戴无菌手套,整理器械。消毒外阴、阴道,铺巾。

3. 局部麻醉 采用1%利多卡因局部浸润麻醉,可多点注射由浅入深局部麻醉。

4. 切开引流 检查脓肿范围,确定切开点,选择脓肿表面波动最明显部分做纵行切口;手术刀切开小口,用刀尖反挑式切开脓腔,再用剪刀延长切口,长度近脓肿全长;无菌棉签取脓液送培养。充分排挤脓液,生理盐水冲洗脓腔;有出血可纱布压迫止血或缝合止血。脓腔内放置纱布引流条,消毒纱布保护外阴。

【操作后处理】

1. 送检脓液细菌培养管,观察局部出血情况。

2. 整理衣被,安置舒适体位。

3. 记录,处理操作物品。

4. 抗生素防治感染,必要时根据药敏结果调整抗生素。

【问答】

1. 判断前庭大腺脓肿切开引流手术的标准是什么?

答 脓肿质软,有波动感,壁薄。

2. 前庭大腺脓肿手术如何选择切开点?

答 选择脓肿表面波动最明显部分做纵行切口,长度近脓肿全长。

3. 前庭大腺脓肿术后应使用什么药物坐浴?

答 可采用0.1%聚维酮碘液或1∶5000高锰酸钾溶液或中药坐浴。

八、宫颈息肉切除

【准备工作】

1. 患者的准备

(1)了解操作内容,避免精神紧张。

(2)告诉患者排尿,避免膀胱刺激;体位取膀胱截石位。

2. 医生的准备

(1)核对患者信息、病史,排除手术禁忌证。

(2)向患者或家属告知手术的必要性、可能发生的风险和应对措施,获得知情同意。

(3)着装规范整洁,戴医用口罩、帽子、手套,态度和蔼。

3. 物品的准备 一次性床垫、无菌手套、窥阴器、石蜡油棉球、消毒液、消毒棉球、棉签、弯盘、宫颈钳、血管钳、干棉球、标本瓶等。

4. 环境的准备 注意消毒隔离,环境安静、整洁,检查房间光线充足,温度适宜,独立检查诊室或治疗室,能保护患者隐私;或手术室无菌环境。

【操作流程】

1. 安置体位　嘱患者排尿,指导患者取膀胱截石位。

2. 消毒　洗手,戴无菌手套,整理器械。消毒外阴、阴道,铺巾。

3. 暴露宫颈　用窥阴器充分暴露宫颈,用干棉球擦净宫颈黏液及分泌物,检查了解息肉的大小、蒂部粗细及附着部位。消毒宫颈,宫颈钳钳夹宫颈前唇,消毒宫颈管。

4. 手术操作　用血管钳钳夹宫颈息肉蒂部,顺时针旋转至蒂部脱落,或用剪刀自息肉蒂部予以切除。若息肉较大,蒂部位于宫颈管内或附着部位较高,可先行宫颈扩张,暴露蒂根部,长血管钳或剪刀从根部摘取。若息肉根蒂部有出血者,纱布填塞压迫止血或电凝止血。

5. 标本送检　留取切除组织,常规病理学检查。

【操作后处理】

1. 观察患者有无腹痛、阴道出血等症状。

2. 整理衣被,安置舒适体位。

3. 记录,处理操作物品。

【问答】

1. 宫颈息肉切除术中压迫止血的纱布取出时间是几小时?

答　24h。

2. 宫颈息肉切除术一般是在月经周期中的哪个时段进行?

答　月经干净3~7天内施行为宜。

3. 宫颈息肉切除术后患者有哪些注意事项?

答　禁性生活及盆浴2周;出血多时随诊;切除1周后复诊看病理报告。

九、早期妊娠终止

【准备工作】

1. 患者的准备

(1) 了解操作内容,避免精神紧张。

(2) 告诉患者排尿,避免膀胱刺激。体位取膀胱截石位。麻醉前禁食、禁水至少6h。

2. 医生的准备

(1) 核对患者信息、病史,排除手术禁忌证。

（2）向患者或家属告知手术的必要性、可能发生的风险和应对措施,获得知情同意。

（3）着装规范整洁,戴医用口罩、帽子、手套,态度和蔼。

3. 物品的准备　一次性床垫、无菌手套、窥阴器、石蜡油棉球、消毒液、消毒棉球、标本瓶、人工流产包等。

4. 环境的准备　手术室无菌环境。

【操作流程】

1. 安置体位　嘱患者排尿,指导患者取膀胱截石位。

2. 消毒铺巾　术者穿清洁手术服,洗手,戴无菌手套,整理器械,等待麻醉。消毒外阴、阴道,铺巾。

3. 妇科双合诊　复查子宫位置、大小及附件情况,更换无菌手套。

4. 手术操作　窥阴器充分暴露宫颈,消毒宫颈;宫颈钳钳夹宫颈前唇或后唇,将宫颈钳向外牵引和固定子宫,消毒宫颈管2次;探测宫腔方向和深度,根据宫腔大小选择合适吸管。扩张宫颈,由小号至大号,循序渐进,扩张至比选用吸管大半号,将吸管连接至负压吸引器上;夹闭吸管,体外测试压力;将吸管送入宫腔底部,遇到阻力略向后退,开动负压,负压一般控制在400~500mmHg,按顺时针方向吸宫腔1~2圈,紧贴宫壁上下移动,至感到宫壁粗糙、宫腔缩小,仅见少量血性泡沫,停止操作。夹闭吸管,取出吸管,释放压力。用小号刮匙轻轻搔刮宫底及两侧宫角,检查宫腔是否吸净,必要时重新放入吸管,再次低压吸引宫腔1圈。测量术后宫腔深度,取下宫颈钳,用棉球擦拭宫颈及阴道血迹,取出窥阴器。

【操作后处理】

1. 检查吸出物有无绒毛膜胚胎组织且是否完整,送检,测量出血量。

2. 整理衣被,安置舒适体位。

3. 避孕知识健康宣教及术后注意事项。

4. 填写手术记录,处理操作物品。

【问答】

1. 早期妊娠终止的方法有哪些?

答　早期妊娠终止的方法主要有人工流产术和药物流产2种。

2. 人工流产术适宜进行的时间是什么时候?

答　人工流产术适宜妊娠10周以内。

3. 人工流产吸宫术的禁忌证有哪些?

答　各种疾病的急性阶段;生殖器炎症,如阴道炎、急性或亚急性宫颈炎、急慢性盆腔炎、性传播疾病等未经治疗;全身健康状况不良不能耐受手术;术前2次体温在37.5℃以上暂缓手术。

十、宫腔镜下通液

【准备工作】

1. 患者的准备

（1）了解操作内容,避免精神紧张。

（2）告诉患者排尿,避免膀胱刺激;体位取膀胱截石位。

2. 医生的准备

（1）核对患者信息、病史,排除手术禁忌证。

（2）向患者或家属告知手术的必要性、可能发生的风险和应对措施,获得知情同意。

（3）着装规范整洁,戴医用口罩、帽子、手套,态度和蔼。

3. 物品的准备 一次性床垫、无菌手套、窥阴器、石蜡油棉球、消毒液、消毒棉球、亚甲蓝溶液、一次性输卵管通液管、宫腔镜手术器械包等。

4. 环境的准备 手术室无菌环境。

【操作流程】

1. 安置体位 嘱患者排尿,指导患者取膀胱截石位。月经干净3~7天施行为宜,麻醉前禁食、禁水至少6h。

2. 消毒 洗手,戴无菌手套,整理器械,等待麻醉。消毒外阴、阴道,铺巾,妇科检查了解子宫附件情况,窥阴器暴露宫颈,消毒宫颈;宫颈钳钳夹宫颈前唇,消毒宫颈管。

3. 手术操作 探测宫腔深度和方向,扩张宫颈;打开光源及膨宫器,排空镜鞘与光学镜管间的空气,缓慢置入宫腔镜;宫腔充盈,视野明亮后,全面观察宫腔;找到输卵管开口,向管口处插管;助手用针筒向管内注射亚甲蓝溶液,观察有无反流及针筒的压力变化;缓慢退出镜体,观察宫颈内口及宫颈管;退出窥阴器。

【操作后处理】

1. 观察腹痛、阴道出血等症状。

2. 整理衣被,安置舒适体位。

3. 记录,处理操作物品。

4. 麻醉清醒至少1h后方可进食进水;术后2周内禁性生活及盆浴。

【问答】

1. 宫腔镜检查的适应证有哪些?

答 探查异常子宫出血;宫腔粘连的诊断;评价超声检查的异常宫腔回声及占位性病变;检查不明原因不孕的宫内因素;在直视下切除子宫内膜息肉、黏膜下子宫肌瘤、子宫纵隔、宫腔粘连分离、子宫内异物取出、宫内节育器的定位与取出。

2. 宫腔镜手术并发症有哪些?

答 宫腔镜检查常见并发症有宫颈损伤、子宫穿孔、继发性感染等,一般发生率较低;宫腔镜治疗的常见并发症有下腹痛、出血、宫颈裂伤、子宫穿孔、感染,远期并发症有宫腔粘连、术后月经异常、反复腹痛等。少见且严重的并发症有空气栓塞、水中毒等。

3. 什么是宫腔镜手术中TURP综合征?

答 TURP综合征是指医源性水中毒,常由于手术时间长,术中血窦大量开放、膨宫压力过大、灌流液在短时间内大量快速被吸收导致;治疗原则包括利尿、处理低钠血症、治疗肺水肿、治疗脑水肿等。

十一、宫颈环形电切术

【准备工作】

1. 患者的准备

(1) 了解操作内容,避免精神紧张。

(2) 告诉患者排尿,避免膀胱刺激;体位取膀胱截石位。

2. 医生的准备

(1) 核对患者信息、病史,排除手术禁忌证。

(2) 向患者或家属告知手术的必要性、可能发生的风险和应对措施,获得知情同意。

(3) 着装规范整洁,戴医用口罩、帽子、手套,态度和蔼。

3. 物品的准备　一次性床垫、无菌手套、窥阴器、石蜡油棉球、棉签、带排烟管窥阴器、卵圆钳、宫颈钳、电刀及三角形刀头、环形刀头、标本瓶等。

4. 环境的准备　手术室无菌环境。

【操作流程】

1. 安置体位　嘱患者排尿,指导患者取膀胱截石位。手术在月经干净后3~7天实行。

2. 消毒　洗手,戴无菌手套,整理器械,等待麻醉。消毒外阴、阴道,铺巾,用窥阴器充分暴露宫颈,消毒宫颈,宫颈钳钳夹宫颈前唇,消毒宫颈管。

3. 手术操作　根据宫颈大小、形状、病变范围及程度选择合适大小的环形电极,于距宫颈管口外5~10mm宫颈表面处,或碘染不着色区边缘外2~3mm处沿顺时针旋转作环形切口,切除宫颈病变组织,丝线标记标本12点处,送检标本。用锥形电极切除中央部位的组织包括部分颈管,用细小刮匙刮取子宫颈管内膜,并取出子宫颈管内残留组织,送检标本。创面局部电凝止血(电切功率40~60W,电凝功率20~40W),纱布压迫止血。

【操作后处理】

1. 观察腹痛、阴道出血等症状。

2. 整理衣被,安置舒适体位。

3. 记录,处理操作物品。

4. 麻醉清醒至少1h后方可进食进水;术后2周内禁性生活及盆浴。

【问答】

1. 宫颈环形电切术的禁忌证是什么?

答　阴道、宫颈、子宫及盆腔有急性或亚急性炎症,有血液病等出血倾向。

2. 宫颈环形电切术的术中不良反应及并发症有哪些?

答　剧烈疼痛和出血,如切除宫颈锥体时不以颈管为中心,则极易造成向子宫直肠陷凹、阴道膀胱隔或宫颈旁组织内穿孔。

3. 宫颈环形电切术的术后并发症有哪些?

答　锥切后2周可有阴道排液、恶臭白带或血性白带。另有术后晚期出血、宫颈狭窄及宫颈功能不全等。

十二、痛经穴位敷贴

【准备工作】

1. 患者的准备

(1) 了解操作内容,避免精神紧张。

(2) 根据取穴,患者取仰卧位或俯卧位。松解衣物,充分暴露敷药部位。

2. 医生的准备

(1) 核对患者信息、病史,排除穴位敷贴禁忌证。

(2) 向患者或家属告知实施操作的必要性、可能发生的风险和应对措施,获得知情同意。

（3）着装规范整洁,戴医用口罩、帽子,态度和蔼。

3. 物品的准备　治疗盘、敷贴药物、纱布、胶布等。

4. 环境的准备　注意治疗室环境安静、整洁,光线充足,温度适宜,独立治疗室,或有帘子、屏风等遮挡物,能保护患者隐私。

【操作流程】

1. 安置体位　根据取穴,患者取仰卧位或俯卧位,松解衣物,充分暴露敷药部位。

2. 定位取穴　①子宫穴:脐下4寸,前正中线旁开3寸;②气海穴:前正中线上,脐下1.5寸;③关元穴:前正中线上,脐下3寸;④天枢穴:在腹部脐旁2寸;⑤八醪穴:背部第1~4骶后孔。

3. 敷贴　根据病情取穴,将药饼准确敷在每个穴位上;用胶布固定,时间4~6h,观察敷贴处皮肤情况,有无过敏或破溃;敷贴结束后取下药饼,清洁敷贴处皮肤,敷贴穴位注意保暖。

【操作后处理】

1. 观察局部皮肤情况,告知敷贴后注意事项。

2. 整理衣被,安置舒适体位。

3. 记录,处理操作物品。

【问答】

1. 适合敷贴的妇科病有哪些?

答　月经失调、盆腔炎性疾病后遗症、不孕症、痛经、子宫内膜异位症、子宫腺肌症、带下病等。

2. 敷贴部位出现水疱应如何处理?

答　需待皮肤愈合后再行治疗。小的水疱一般不必特殊处理,让其自然吸收;大的水疱应以消毒针具刺破,排尽疱内液体,涂以碘伏等消毒,覆盖消毒敷料防止感染。

3. 穴位敷贴的禁忌证有哪些?

答　孕妇,多数药物对孕期妇女可能不安全;对药物过敏者不宜敷贴,对橡皮膏过敏者换用其他方式固定;严重皮肤病如皮肤长疱、疖以及皮肤有破损或有皮疹者不宜敷贴;疾病发作期的患者,如急性咽喉炎、发热、黄疸、咯血、糖尿病血糖控制不良者不宜敷贴;热性疾病、阴虚火旺者及严重心肺疾病者禁用。

十三、中药保留灌肠

【准备工作】

1. 患者的准备

（1）了解操作内容,避免精神紧张。

（2）排便,取左侧卧位,双膝屈曲,退裤至膝部,臀部移至床边。

2. 医生的准备

（1）核对患者信息、病史,排除中药保留灌肠的禁忌证。

（2）向患者或家属告知操作的必要性、可能发生的风险和应对措施,获得知情同意。

（3）着装规范整洁,戴医用口罩、帽子、手套,态度和蔼。

3. 物品的准备　中药灌肠液、灌肠器、治疗盘、弯盘、纱布、石蜡油棉球、血管钳、一次性臀垫、卫生纸、手套、输液架等。

4. 环境的准备　注意环境安静、整洁,房间光线充足,温度适宜,独立治疗室或有帘子、屏风等遮挡物,能够保护患者隐私。

【操作流程】

1. 安置体位　嘱患者排便,指导患者取左侧卧位,双膝屈曲,退裤至膝部,臀部移至床边。

2. 插管前准备　取温度适宜的去渣中药灌肠液倒入灌肠器内,挂在输液架上,移至患者床边（液面距肛门30~40cm）。

3. 插管　弯盘置于臀沿,润滑灌肠器肛管前端,排气,夹紧血管钳,分开臀部,将肛管插入肛门10~15cm。

4. 滴灌药液　①松开血管钳,滴入药液通畅后,调节滴速为60~80滴/分。②观察患者反应、药液滴入情况。③拔管:药液滴完,用血管钳夹紧肛管,缓缓拔出,置于弯盘内,分离肛管,用卫生纸轻轻按压肛门。④协助患者平卧、抬高臀部,尽可能长时间保留药液至排出。

【操作后处理】

1. 观察腹痛、排便情况。

2. 整理衣被,清洁。

3. 记录,处理操作物品。

【问答】

1. 中药保留灌肠的禁忌证有哪些?

答 肛门、直肠和结肠等手术后,或大便失禁、下消化道出血者,妊娠期妇女禁用灌肠治疗。

2. 中药保留灌肠的适宜灌肠液温度及用量是多少?

答 药液温度应保持在39~41℃,过低可使肠蠕动加强,腹痛加剧;过高则引起肠黏膜烫伤或肠管扩张,产生强烈便意,致使药液在肠道内停留时间短,吸收少;每次灌注量不超过200mL。

3. 中药保留灌肠的适用于哪些妇科疾病?

答 慢性盆腔炎、子宫内膜异位症、卵巢囊肿、输卵管积液及输卵管阻塞性不孕症等。

第四章
儿科临床常用操作技术

编写者名单

主　编　薛　征

编　委　赵　鋆　陈伟斌　姜永红

秘　书　宋辰斐

一、小儿心肺复苏

【准备工作】

1. 环境评估　确认现场安全。

2. 物品准备　抢救物品均呈备用状态。

【操作流程】

1. 检查患儿反应并求救　婴儿弹脚底,儿童拍肩膀,大声呼唤。如没有反应,大声呼救。

2. 评估呼吸和脉搏

(1)呼吸　观察胸口是否隆起,持续时间不超过10s。

(2)脉搏　①婴儿:触摸肱动脉,将2根或3根手指置于婴儿的上臂内侧,在肘和肩膀之间,按下手指,尝试触摸脉搏。至少持续5s,但不超过10s。②儿童:触摸颈动脉,使用2根或3根手指查找气管,把手指滑到气管和颈部一侧肌肉之间的沟内,触摸颈动脉搏动。至少持续5s,但不超过10s。

3. 心肺复苏

(1)胸外按压　操作前确认患儿仰卧于硬质平面,去枕,摆正体位,躯体成一条直线,松解上衣和腰带。

1)婴儿　①手法选择:单人施救时可以使用双指按压法或双拇指环绕法,多人施救时用双拇指环绕手法。②操作方法:双指按压法为将2根手指放在婴儿胸部的中央(两乳头连线中点下),不要按压胸骨尖端。双拇指环绕法为将2根拇指并排放在婴儿胸部的中央处,在胸骨的下半部分,拇指可以交叠在婴儿身上。用双手手指环绕婴儿的胸部并支撑婴儿的背部。③操作要求:按压频率100~120次/分;按压深度至少为婴儿胸廓前后径的1/3(约4cm)。每次按压结束后,确保胸廓完全回弹。

2)儿童　①手法选择:双掌按压法。②操作方法:将一只手的掌根放在患儿胸部的中央,位于胸骨下半部分。将另一只手的掌根置于第一只手上。伸直双臂,使双肩位于双手的正上方。③操作要求:按压频率100~120次/分;按压深度至少5cm。每次进行胸外按压时,确保垂直按压患儿的胸骨。每次按压结束时,胸廓完全回弹。

(2)开放气道

1)判断颈部有无外伤。

2)清除气道异物:去除气道内的分泌物、异物或呕吐物,有条件时予以口、鼻等气道吸引。

3）开放气道:采用仰头提颏法(无颈椎损伤时用),将一只手放在患儿的额头上,用手掌推动,使头部后仰。另一只手的手指放在靠近颏的下颌骨下方。提起下颌,使颏上抬。

（3）人工呼吸

1）隔离物品　使用纱布或隔离装置(如便携面罩、球囊面罩等)。

2）操作方法(无隔离装置)　一只手放在患儿额头上,另一只手固定纱布并提起颌骨。婴儿口对口鼻呼吸。儿童口对口呼吸。正常吸气后施以1s的吹气,使患儿胸廓隆起。

4. 按压通气比　1人进行儿童心肺复苏:30:2;2人进行儿童心肺复苏:15:2。

【操作后评估】

每5个循环或每2min检查一次脉搏。持续至高级生命支持人员接管或患儿开始呼吸、活动或有其他反应。

【操作后处理】

1. 复苏成功后帮助患儿整理好衣物,注意保护患儿隐私,安排患儿取舒适体位。

2. 操作完毕后清理用物,将废弃物品按不同颜色的垃圾袋弃置。

3. 洗手,记录。

【问答】

1. 心肺复苏有效的指征是什么?

答　①可触及大动脉搏动;②自主呼吸恢复;③颜面、甲床、口唇、皮肤色泽较红润;④散大的瞳孔缩小,对光反射恢复;⑤肌张力增强或有不自主运动等。

2. 保证高质量按压的关键是什么?

答　①至少下压1/3胸廓厚度,婴儿约4cm,儿童约5cm;②按压速率至少为100次/分;③保证每次按压后胸部回弹;④尽可能减少胸外按压的中断;⑤每2min更换一次按压人员。

3. 保证高质量通气的关键是什么?

答　通气时观察胸廓抬举。如无胸廓抬举,应调整头颈部位置并加强密封性。避免过度通气。

二、电 击 除 颤

【准备工作】

1. 患儿的准备　患儿取仰卧位。

2. 医生的准备

（1）戴医用口罩、帽子。

（2）评估患儿病情状况、意识、心电图状况,确定除颤指征。

（3）明确适应证,排除禁忌证。

（4）确定有无起搏器置入史。

3. 物品的准备

（1）除颤仪、电极片,设备接电源,检查仪器是否完好。

（2）导电膏或生理盐水纱布(不滴水为宜)。

（3）抢救药物(均呈备用状态)。

4. 环境的准备　保持床单位、地面干燥。

【操作流程】

1. 迅速携除颤仪至患者床边,松解衣物,暴露除颤部位,取下心电监护导联线,确定除颤部位无潮湿、无敷料。

2. 确认非同步模式,选择能量,均匀涂抹导电膏。

儿童:第一次电击2J/kg,第二次电击4J/kg,后续≥4J/kg,最大不超过10J/kg或成人剂量。

3. 请周围无关人员离开,按下按钮开始充电。

4. 准确放置电极板位置,心底部:胸骨右缘第2肋间;心尖部:左乳头下腋前线5~6肋间。

5. 电极板与皮肤紧密接触,压力适当;口述1、2、3后按下按钮放电,完成放电后电极板迅速抬起。

6. 连接心电监护仪,观察心电图波形及局部皮肤情况。

【操作后评估】

评估除颤效果,判断是否重复除颤。

【操作后处理】

1. 操作完毕后整理患儿衣物,注意保护患儿隐私,安排舒适体位。

2. 操作完毕后清理用物,关闭除颤仪,清洁电极板,将废弃物品按不同颜色的垃圾袋弃置。

3. 洗手,记录。

【问答】

1. 电击除颤的适应证包括哪些?

答 电击除颤非同步模式适用于心室颤动、心室扑动。同步的电复率适用于持续的心房颤动、心房扑动、室上性心动过速、室性心动过速等导致血流动力学严重恶化。

2. 电击除颤的禁忌证包括哪些?

答 电击除颤的禁忌证包括严重的电解质紊乱和酸碱平衡紊乱、缓慢心律失常及原发病未控制,除颤后不能维持者。

3. 电击除颤的并发症有哪些,操作时如何预防和观察?

答 电击除颤的并发症包括皮肤电灼伤、心肌损伤、心律失常、低血压、呼吸抑制、血栓脱落、急性肺水肿等。

预防措施为操作前均匀涂抹导电膏,预防皮肤电灼伤、操作后连接心电监护仪,观察心电图波形及局部皮肤情况,并时刻观察患儿生命体征,一旦发现异常及时处理。

三、小儿哮喘穴位敷贴(含定向透药)

【准备工作】

1. 患儿的准备

(1) 患儿取俯卧位或俯伏坐位(联合定向透药时取俯卧位),1~2岁患儿可由家长抱怀中,可根据敷贴部位调整体位。

(2) 松解衣物及饰品,充分暴露所选穴位。

2. 医生的准备

(1) 戴医用口罩、帽子,洗手,必要时戴手套。

(2) 核对患儿信息。

(3) 明确适应证,排除禁忌证。

(4) 向患儿及家长解释敷贴的目的,获得知情同意。

3. 物品的准备

(1) 常规用物 治疗盘、透气敷料。必要时备屏风、毛毯。

(2) 药物 将白芥子、延胡索、甘遂、细辛等药物按适当比例共研为细末,用生姜汁或醋调制成干湿适中的稠糊状,做成直径为1.5~2cm、厚度为0.5cm的药饼6枚。

(3) 穴位敷贴联合定向透药时需另准备定向透药治疗仪、电极片、湿布袋、沙袋,并将药饼用纱布包好。

4. 环境的准备

(1) 评估治疗室环境,确保温度适宜,可保持在22~24℃,避免患儿受凉。

（2）保护患儿隐私，必要时屏风遮挡。

【操作流程】

1. 定穴 定喘：第七颈椎棘突下，后正中线旁开0.5寸，经外奇穴。肺俞：第3胸椎棘突下，后正中线旁开1.5寸，归足太阳膀胱经。膏肓：第4胸椎棘突下，后正中线旁开3寸，归足太阳膀胱经。

2. 观察患儿敷贴局部皮肤，确认无红肿、破损等异常情况。敷贴前保持局部皮肤干燥，无需用水、乙醇等物品清洁皮肤。

3. 将药饼放在透气敷料上，贴于定喘、肺俞、膏肓穴，做好固定。每次敷贴时间为2~3h。

4. 联合定向透药时将定向透药治疗仪的电极板用湿布包好，盖在药饼上，并用沙袋压紧，治疗仪电流强度调至3mA左右（以患儿能耐受为度），每次治疗时间为20min。

5. 敷贴时观察患儿情况，询问敷贴局部有无不适感。敷贴结束后，揭去药物（和电极片）。

【操作后处理】

1. 操作完毕后擦净局部皮肤，协助患儿着衣，安排舒适体位。

2. 洗手，记录穴位敷贴的时间、部位、方法、效果、皮肤情况。

3. 用物处理：将废弃物品按不同颜色的垃圾袋弃置。

【问答】

1. 敷药后如何观察敷贴局部情况？

答 敷药后询问患儿有无出现麻木、温、热、痒、针刺、疼痛等感觉，一般为药物吸收的正常反应。如果感觉特别剧烈、达到难以忍受的程度，应及时取下药物，用温水冲洗局部。

2. 贴敷部位起水疱或破溃怎么处理？

答 水疱应避免摩擦。小水疱无需特殊处理，可涂抹湿润烧伤膏以减轻不适感。大水疱可用消毒针管将疱内液体抽出，不去除疱皮，局部做消毒处理，防止感染。破溃处可经消毒处理后用纱布包扎。水疱或破溃部位均应待皮肤愈后再贴敷。

3. 敷贴后有哪些注意事项？

答 （1）继续观察患儿敷贴局部皮肤有无红肿、破损、起水疱等异常情况，如情况严重须就诊处理。

（2）敷贴后当日应避免即刻洗澡及游泳。

（3）敷贴期间禁食生冷、海鲜、辛辣刺激性食物。

四、针 刺 四 缝

【准备工作】

1. 患儿的准备

（1）患儿取坐位,1~2岁患儿可由家长抱怀中。

（2）洗净双手,充分暴露针刺部位。

2. 医生的准备

（1）戴医用口罩、帽子,洗手。

（2）核对患儿信息。

（3）明确适应证,排除禁忌证。

（4）向患儿及家长解释针刺四缝的目的,获得知情同意。

3. 物品的准备　常规用物:治疗盘、一次性采血针或三棱针、碘伏棉签或75%乙醇棉球、干棉球或纱布。

4. 环境的准备　评估治疗室环境,注意保护患儿隐私。

【操作流程】

1. 术者捏住患儿一手的示指、中指、环指及小指,患儿手心向上,家长帮助捏住患儿的手鱼际和关节处,防止患儿的手翻摆。

2. 定穴——四缝穴:在第2、3、4、5指掌面,近端指间关节横纹中点。

3. 用碘伏棉签或75%乙醇棉球消毒患儿四缝穴处皮肤。

4. 医生针对准四缝穴快刺,深度0.5~1mm,迅速退出,注意避开血管。刺后用手挤压穴位周围,挤出少许黄白色黏液或血液,用干棉球或纱布压迫止血,并嘱患儿握紧。同法再在另一手上操作。

5. 告知家长注意事项:针刺部位需压迫止血,保护伤口避免污染。

【操作后处理】

1. 操作完毕后协助患儿安排舒适体位,整理衣物。

2. 洗手,记录局部挤出黏液、血液情况。

3. 整理物品,将使用过的针头放入锐器盒,将其他废弃物品按不同颜色的垃圾袋弃置。

【问答】

1. 针刺四缝术后如何预防术后感染?

答 针刺四缝穴后用干棉球或纱布压迫止血,并嘱患儿握紧。针刺后至少2h内不洗手,保持干燥,不接触污染物,以防止感染。

2. 针刺四缝局部感染如何处理?

答 立即在感染部位敷涂消毒药物。如感染严重,建议前往医院就诊,在医生指导下处理局部感染。

3. 针刺后晕针有何表现及如何处理?

答 晕针可表现为口唇发紫、面色苍白、反应迟钝、身软乏力、站立不稳、意识模糊等。如果患儿出现晕针可喂服温开水或者糖水,平躺休息,注意保暖,一般片刻即可缓解。

五、物 理 降 温

【准备工作】

1. 患儿的准备

(1) 患儿取卧位。

(2) 松解盖被及衣物。

2. 医生的准备

(1) 戴医用口罩、帽子,洗手。

(2) 核对患儿信息。

(3) 明确适应证,排除禁忌证。

(4) 向患儿及家长解释物理降温的目的,获得知情同意。

3. 物品的准备　脸盆盛32~34℃温水,水温计、2块小毛巾、浴巾、冰袋、屏风。

4. 环境的准备

(1) 关闭门窗,保证室内温度适宜。

(2) 保护患儿隐私,必要时屏风遮挡。

【操作流程】

1. 协助患儿松解衣物后身下垫浴巾,冰袋置于头部。

2. 观察患儿皮肤情况,确认无红肿、破损等异常情况。

3. 将浸有温水的小毛巾拧至半干(以不滴水为止)呈手套式缠在手上,以离心方向进行擦拭,2条毛巾至干时交替使用。推荐擦拭顺序如下:①颈部侧面→上臂外侧→手背;②侧胸→腋窝→上臂内侧→肘窝→手掌心;③侧卧,擦拭颈下→背、臀部;④露出下肢,擦拭髂前上棘→大腿外侧→足背;⑤腹股沟→大腿内侧→内踝;⑥腰→大腿后侧→腘窝→足跟。

4. 擦拭结束,用浴巾拭干皮肤,同法擦拭对侧,每侧各3min。

【操作后处理】

1. 操作完毕后协助患儿着衣,安排舒适体位,复测体温。

2. 将废弃物品按不同颜色的垃圾袋弃置。

3. 洗手,记录。

【问答】

1. 物理降温擦拭有哪些禁忌部位?

答 患儿枕后、耳郭、心前区、腹部、阴囊及足底部位。

2. 为什么擦拭时要避开这些禁忌部位?

答 枕后、耳郭、阴囊处遇凉易引起冻伤。心前区遇冷可导致反射性的心率减慢、房室传导阻滞等。腹部遇冷可引起腹泻。足底遇冷可导致反射性的末梢血管收缩,影响散热。

3. 物理降温后如何指导家长?

答 (1)在高热期间保证摄入足够的水分。采取正确的通风散热方法,避免捂盖。

(2)过30min后复测体温。

六、雾 化 吸 入

【准备工作】

1. 患儿的准备 患儿取坐位,如病情严重无法采取坐位,可取半卧位。

2. 医生的准备

(1)戴医用口罩、帽子,洗手。

(2)核对患儿信息。

(3)明确适应证,排除禁忌证。

(4)向患儿及家长解释雾化吸入的目的,获得知情同意。

3. 物品的准备 准备治疗盘、氧气雾化吸入装置(或超声雾化器)、口含嘴或面罩、药液。操作前提前检查雾化装置性能。

4. 环境的准备

(1)治疗环境安静、整洁,温、湿度适宜,雾化吸入前1h避免扫地、铺床等可能引起灰尘的操作。

（2）保护患儿隐私,必要时屏风遮挡。

【操作流程】

1. 正确连接各装置,将药液加入雾化器。

2. 氧气雾化吸入　湿化瓶内保持干燥,观察氧气流量表,根据需要调节氧气流量,一般氧气流量为 1~5L/min,流量应以流量计浮标中间位置为准。

超声雾化吸入:超声雾化器接通电源,打开电源开关,根据需要调节雾量。

3. 将面罩置于口鼻部,指导患儿闭口深呼吸。观察患儿配合情况及面色、呼吸、心率等情况。

4. 一般治疗 15~20min。待雾化结束后,将面罩取下。氧气雾化吸入关闭氧气开关（超声雾化吸入关闭雾化开关,再关电源开关）。

【操作后处理】

1. 协助擦净患儿面部,并用清水漱口。

2. 操作完清理用物,将废弃物品按不同颜色的垃圾袋弃置,安排患儿取舒适体位。

3. 洗手,记录。

【问答】

1. 如果患儿不能适应雾化吸入治疗怎么办?

答　可先调低雾量,将面罩逐渐靠近患儿口鼻部,让患儿逐渐适应,再调大雾量。

2. 雾化吸入的常用药物有哪些?

答　第一类:糖皮质激素,常用药物为布地奈德。

第二类:支气管舒张剂,常用药物为速效的 β_2 受体激动剂,如特布他林。

第三类:抗胆碱能药物,常用药物为异丙托溴铵。

第四类:黏液溶解剂,常用药物为氨溴索、乙酰半胱氨酸。

3. 雾化吸入后为什么要漱口?

答　雾化后漱口可清除口腔和咽喉部沉积的药物,尽量避免局部或全身吸收药物出现不良反应。使用糖皮质激素雾化后漱口可避免真菌感染或口腔溃疡。漱口还可减轻雾化药物难闻的气味和不适的口感。

第五章
骨伤科临床常用操作技术

编写者名单

主　编　詹红生

编　委　莫　文　汤伟忠　樊天佑

　　　　肖涟波

秘　书　石　瑛

一、腰椎间盘突出症主要特殊检查

【准备工作】

1. 患者的准备　患者取仰卧位。

2. 医生的准备

（1）详细了解患者病史。核对信息。

（2）站在患者右侧，问候患者，并作自我介绍，告之查体注意事项，希望患者予以配合，通过简短的交流，增强信任感，并了解患者的应答和言语状况，消除紧张情绪。

（3）手部清洁消毒，必要时戴外科消毒手套。指甲修剪整齐，不佩戴戒指等饰物以免损伤患者皮肤。手部宜温暖干燥，天气寒冷时，要注意温暖双手。

3. 物品的准备　叩诊锤、直尺、量角尺、标记笔等。

4. 环境的准备　应选择安静、温暖、光线适宜的环境，必要时用屏风遮挡，以保护患者隐私；患者体位舒适。

【操作流程】

1. 直腿抬高试验及加强试验　患者取仰卧位，双下肢伸直靠拢，检查者用一手握住患者踝部，一手扶膝保持下肢伸直，逐渐抬高患者下肢，正常者可以抬高70°~90°而无任何不适感觉；若小于以上角度即感该下肢有传导性疼痛或麻木者为阳性，记录其抬高的角度。在直腿抬高试验阳性的基础上，将患者下肢直腿抬高角度降低5°~10°，检查者用一手固定此下肢保持膝伸直，另一手背伸患者踝关节，放射痛加重者为直腿抬高加强试验阳性，该试验用以鉴别是神经受压还是下肢肌肉等原因引起的抬腿疼痛。在进行直腿抬高试验时，应注意两侧对比，先检查健侧，并注意其最大活动范围，便于与患侧对比。

2. 股神经牵拉试验　患者俯卧位，膝屈曲90°，医生将小腿上提或被动使膝关节屈曲，出现有沿股神经（大腿前面）放射性疼痛者为阳性。

3. 屈颈试验　患者取仰卧位，也可端坐或者直立位，检查者一手置于患者胸前部，另一手置于枕后，缓慢、用力地上抬其头部，使颈前屈，若下肢出现放射痛则为阳性。

4. 仰卧挺腹试验　患者取仰卧位，患者腹部挺起，腰及骨盆离开床面，令患者闭气或者咳嗽，使腹压以致椎管内压力突然增加从而冲击神经根，引起腰腿痛为阳性。

【操作后处理】

1. 盖好被子，检查完毕后感谢被检查者的合作。

2. 做好记录。

【问答】

1. 直腿抬高加强试验如何操作及有什么临床意义?

答 在直腿抬高试验阳性的基础上,将患者下肢直腿抬高角度降低5°~10°,检查者用一手固定此下肢保持膝伸直,另一手背伸患者踝关节,放射痛加重者为直腿抬高加强试验阳性,该试验用以鉴别是神经受压还是下肢肌肉等原因引起的抬腿疼痛。

2. 踇趾背伸肌力减退提示哪个神经根受累?

答 L_5神经根。

3. 肌力分级的评定标准是什么?

答 0级:肌肉完全麻痹,无任何收缩;Ⅰ级:肌肉有轻微收缩,但不能带动关节活动;Ⅱ级:肌肉能在水平面带动关节活动,即不能对抗地心吸力;Ⅲ级:肌肉能对抗地心引力主动活动关节,但不能对抗阻力;Ⅳ级:能抗较大的阻力,但比正常弱;Ⅴ级:正常肌力。

二、桡骨远端伸直型骨折手法复位

【准备工作】

1. 患者的准备 患者取坐位,充分暴露患侧前臂。

2. 医生的准备

(1) 着装规范,戴医用口罩、帽子。

(2) 核对患者信息,了解病史。解释即将进行桡骨远端伸直型骨折手法复位操作,消除紧张感,征得患者知情同意。

(3) 检查骨折部位损伤情况,清洁皮肤。有伤口者应清创换药,无菌敷料覆盖。

3. 物品的准备 5mL注射器、2%利多卡因、75%乙醇棉球(碘伏或其他消毒剂)、石膏或夹板,绷带、棉纸、胶布等。

4. 环境的准备 已清洁的操作间或石膏室。

【操作流程】

1. 常规消毒术区皮肤。

2. 核对局部麻醉药名称及有效期(2%利多卡因注射液)。

3. 注射器抽取利多卡因,自骨折断端处刺入直至骨面或骨折断端部,回抽有血性液体后,注入利多卡因进行血肿内麻醉。

4. 助手握住前臂中上1/3处准备进行对抗牵引,术者一手握住患者拇指,另一手握住另外四指,运用自己的体重进行拔伸牵引。

5. 结合患者伸直型骨折向背侧及桡侧移位的特点,进行折顶、掌屈、尺偏,以纠正移位。

6. 夹板或石膏固定。

7. 前臂置于中立位,屈肘90°,悬吊于胸前。

8. 整理衣物,安置舒适体位。记录用物处理。

【操作后处理】

1. 复查X线以判断复位后情况。

2. 注意皮肤颜色、感觉、温度情况。

3. 嘱患者抬高患肢,如出现肢体肿胀、发凉、麻木、发绀或苍白,以及局部持续性剧烈疼痛等表现,应及时就诊。

4. 按要求处置废物,洗手或者手消毒。

5. 对患者进行必要的告知与健康宣教。

【问答】

1. 桡骨远端伸直型骨折的典型形态是什么?

答 腕关节从侧面看远端向背侧移位,呈"餐叉样"畸形;从正面看,远端向桡侧移位,呈"枪刺样"畸形。

2. 手法复位的注意事项是什么?

答 应根据伤情选用相应的手法,遵循"子求母"的原则,操作时应做到及时、稳妥、准确、精巧。

3. 桡骨远端骨折复位固定时间大致需要多久?

答 桡骨远端骨折临床愈合时间为4~6周,石膏或夹板固定4~6周可拆除。

三、桡骨远端伸直型骨折夹板固定

【准备工作】

1. 患者的准备　一般情况良好者可采取坐位。病情不允许久坐者,可以采取仰卧位。

2. 医生的准备

(1)着装规范整洁,清洁双手,戴医用口罩、帽子。

(2)核对患者信息,与患者及家属沟通,消除紧张感并取得配合。

（3）了解病史,阅读患者腕关节平片。

（4）安排操作协助者。

3. 物品的准备 适当规格的小夹板、棉垫、棉纸、扎带、绑带、胶布等物品。

4. 环境的准备 整洁、安静,拉上帘子,保护患者隐私。

【操作流程】

1. 患者取坐位或仰卧位,前臂完全暴露。

2. 骨折手法整复满意后,可进行固定。

3. 检查患者施术部位皮肤情况,清洁所需固定肢体的皮肤,有伤口者应清创换药,无菌敷料覆盖。

4. 夹板固定

（1）选择合适的夹板。

（2）在骨隆突处加垫。

（3）骨折远端背侧和近端掌侧分别放置一平垫。

（4）夹板上端达前臂中上 1/3,桡、背侧夹板下超腕关节。

（5）捆扎扎带3~4条,顺序:中间—远端—近端,提起后可上下移动1cm。

（6）患肢悬吊固定。

【操作后处理】

1. 整理物品。

2. 帮助患者整理衣被,安置舒适体位。

3. 告知患者各类注意事项。①抬高患肢;②注意皮肤颜色、温度、感觉等情况;③定期对扎带进行调整;④定期拍片复查。

4. 注意手卫生。

【问答】

1. 夹板固定的适应证是什么?

答 用于四肢闭合性骨折经手法整复成功者。股骨干骨折因肌肉发达收缩力大,须配合持续牵引;用于关节内及近关节内骨折经手法整复成功者;用于四肢开放性骨折,创面小或经处理闭合伤口者;用于陈旧性四肢骨折运用手法整复者。

2. 夹板固定的禁忌证是什么?

答 较严重的开放骨折;难以整复的关节内骨折和难以固定的骨折,如髌骨、股骨颈、骨盆骨折等;肿胀严重伴有水疱;伤肢远端脉搏微弱,末梢血运较差或伴有血管损伤。

3. 夹板固定的注意事项是什么？

答 （1）抬高患肢，以利肢体肿胀消退。

（2）观察患肢的血运，特别在固定后3天内更应注意观察肢端皮肤色泽、温度、感觉、肿胀、动脉搏动及被动活动情况。如发现肢端肿胀、疼痛、发凉、麻木、活动障碍和脉搏减弱或消失等，应及时处理，不要误认为是骨折引起的疼痛，否则，肢体有发生缺血性肌挛缩甚至坏疽的危险。

（3）调整扎带的松紧度，一般在固定后4天内，因复位的继发性损伤，部分浅静脉回流受阻，局部损伤性反应等，夹板内压力有上升趋势，应将布带及时放松一些；以后随着肿胀消退，夹板内压力日趋下降，扎带会变松，应及时调整。2周后夹板内压力趋向平稳。

（4）定期作X线检查，了解骨折是否再移位。特别在固定后2周内要勤于复查，如再发生移位，应及时重新复位和固定。

四、踝关节膏药外敷及绷带固定

【准备工作】

1. 患者的准备　患者取坐位，充分暴露患侧踝关节，踝关节保持90°中立位。

2. 医生的准备

（1）着装规范整洁，清洁双手，戴医用口罩、帽子。

（2）检查踝关节损伤情况，清洁皮肤。

（3）核对患者信息，了解病史。解释即将进行的踝关节膏药外敷及绷带固定操作，消除患者紧张感，获得患者知情同意。

3. 物品的准备　膏药、绷带、胶布等。

4. 环境的准备　整洁、安静，拉上帘子，保护患者隐私。

【操作流程】

1. 清洁术区皮肤。

2. 取膏药敷贴于损伤肿痛部位，用胶带固定。

3. 绷带自上向下缠绕，在踝关节处进行"8"字缠绕。每一圈与前一圈重叠1/3~1/2，绷带平整均匀，反折部分不可压在伤口或骨隆突处。

4. 包扎完成后再环绕2周以胶布固定，或撕开绷带打结，打结应在肢体外侧，不可在伤口或骨隆突处。

5. 趾端尽可能外露,以便观察肢体末梢血液循环情况。

【操作后处理】

1. 抬高患肢,注意皮肤颜色、温度、感觉情况,定期对绷带进行调整。

2. 整理衣被,安置好舒适体位。记录用物处理。

【问答】

1. 常用绷带固定方式有哪些?

答 有环形包扎、螺旋包扎、螺旋反折包扎、蛇形包扎、"8"字包扎等。

2. "8"字包扎运用于什么部位?

答 多用于肩关节、腕关节、肘关节、膝关节、踝关节等部位。

3. 包扎后应注意什么?

答 包扎后手指、脚趾无创伤时应暴露在外以观察血液循环情况,如疼痛、水肿、发绀等。

五、锁骨骨折复位及"8"字固定

【准备工作】

1. 患者的准备 患者取坐位,暴露胸部以上及双肩。

2. 医生的准备

(1)着装规范整洁,清洁双手,戴医用口罩、帽子。

(2)检查锁骨损伤情况,清洁皮肤。

(3)向患者解释锁骨骨折复位及"8"字固定的目的,消除患者的紧张情绪。

3. 物品的准备 适当规格的棉垫、胶布、绷带等物品。

4. 环境的准备 整洁、安静,拉上帘子,保护患者隐私。

【操作流程】

1. 患者取坐位,胸部以上及双肩完全暴露,抬头挺胸,双手叉腰,双肩外展。

2. 检查患者锁骨骨折部位皮肤情况,有伤口者应清创换药,无菌敷料覆盖。

3. 骨折复位 操作者双手触按骨折断端,用提按等手法矫正复位,骨折近端向前下方牵拉,骨折远端向后上方推定。

4. 骨折手法整复满意后,可进行"8"字绷带固定

(1)小块棉垫压在骨折近端上面,用胶布固定。

（2）大块棉垫在两侧腋窝垫妥。

（3）绷带从患侧背部开始，经患侧肩上前方绕过腋下至肩后，横过背部，经对侧肩上前方绕过腋下，横回背部至患侧肩上、前方，包绕8~12层，完成"8"字绷带包扎。绷带在骨折近端部位的垫子处要稍加压力，防治骨折近端移位。

（4）检查绷带松紧度：检查双侧桡动脉搏动力度，询问患者双上肢是否有麻木感。

【操作后处理】

1. 整理物品。

2. 告知患者各类注意事项：①注意双上肢是否有麻木；②注意双手皮肤颜色、温度、力量等的变化；③定期复查，对包扎松紧进行调整。

3. 注意手卫生。

【问答】

1. 锁骨骨折有哪些类型？

答 （1）按照暴力类型分：①直接暴力，较少见，暴力从前方或上方作用于锁骨，发生横断或粉碎骨折。②间接暴力，较多见，跌倒时手掌、肘部或肩部着地，传导暴力冲击锁骨发生骨折，多为横断或短斜骨折。

（2）按照骨折部位分（Allman分型）

Ⅰ型为锁骨中1/3骨折：此型最多见，约占62%，多为间接暴力，骨折近端因胸锁乳突肌牵拉而向后上方移位，骨折远端因为肢体重量，作用于胸大肌、胸小肌及肩胛下肌的牵拉，向前下方移位。

Ⅱ型为外1/3骨折：此型约占34.9%，多为直接暴力引起，由于上肢的重量和暴力的作用，使骨折远端向下前方移位。此类型可伴有喙锁韧带断裂。

Ⅲ型为内1/3骨折：此型约占3.1%，多为直接暴力引起，因胸锁乳突肌及肋锁韧带的作用，骨折端很少移位。

2. 锁骨骨折有什么治疗方法？

答 （1）儿童的青枝骨折及成人的无移位骨折，可仅用三角巾悬吊患肢3~6周即可开始活动。

（2）有移位的中段骨折，采用手法复位，横"8"字绷带固定。配合练功活动和药物治疗，如口服中药，初期宜用活血化瘀、消肿止痛药物，中期宜接骨续筋，后期宜养气血、补肝肾、壮筋骨。

（3）如有以下情况，可考虑手术治疗：①患者不能耐受"8"字绷带固定的痛苦；②复位后再移位,影响外观;③合并神经、血管损伤;④开放性骨折;⑤陈旧骨折不愈合;⑥锁骨外1/3骨折合并喙锁韧带断裂。根据骨折部位、骨折类型及移位情况选择钢板、螺钉或克氏针固定。

3. 锁骨骨折复位及"8"字绷带固定的注意事项有哪些?

答 骨折部位是否有皮肤破损,如有破损则需要消毒包扎。

患者疼痛较重的,需要在骨折断端注射局部麻醉药物。

双手触诊骨折断端,了解骨折移位情况,复位较难的,可请助手在患者背后帮助双肩外展,使骨折断端牵开,便于复位。

复位后行"8"字绷带固定,注意松紧适度,过松不能有效固定,容易造成断端移位,过紧则容易引起血管、神经压迫,产生不良后果。

固定后1~2周定期检查。如果绷带变松,需要重新包扎;X线检查,了解骨折是否再移位,如再发生移位,应及时重新复位和固定。

六、胫骨结节骨牵引术

【准备工作】

1. 患者的准备　患者取仰卧位。充分暴露伤口(备皮)及邻近部位。

2. 医生的准备

(1) 着装规范整洁,清洁双手,戴医用口罩、帽子,态度和蔼,适当暴露前臂。

(2) 向患者及家属解释操作的目的及必要性、可能的风险和需要配合的事项,安慰患者,消除紧张情绪。

(3) 评估患者全身情况及一般状态。

(4) 评估局部肿胀情况,判断肢端感觉、运动及血供情况。

(5) 询问过敏史。

3. 物品的准备　包括骨牵引器械包、4.0斯氏针、钢锤、无菌纱布、无菌手套、麻醉药品、注射器、消毒液、牵引弓、牵引绳、秤砣、安瓿瓶、胶布、记号笔、事先组装完毕的布朗架。

4. 环境的准备　整洁、安静,拉上帘子,保护患者隐私。

【操作流程】

1. 充分暴露操作侧肢体(自腹股沟至足尖)。

2. 操作侧肢体置于布朗架或下肢垫上,下垫清洁棉垫或无纺布。

3. 进针点体表定位　将小腿外侧皮肤稍向近端推移,胫骨结节下后2cm处,用记号笔作体外标记。

4. 进针点周围20cm范围消毒、戴无菌手套、铺巾。

5. 局部浸润麻醉,维持皮肤稍向近端推移,在进针点皮下浸润成橘皮样,然后直达骨膜,在骨膜下进针点及四周作浸润麻醉;在对应的出针点作相应麻醉。

6. 用尖刀片在进针点刺开,将斯氏针由外向内垂直胫骨轴线水平刺入直达骨面,助手固定肢体作对抗;用钢锤敲击穿出至顶于对侧皮下,用尖刀片在对侧皮肤刺开皮肤,继续敲击斯氏针穿出皮肤,至两侧对称。

7. 两边针孔用无菌纱布缠绕并用胶布固定,套上牵引弓,两端用安瓿瓶保护,用牵引绳连接秤砣,牵引重量为患者体重的1/10~1/7。

8. 检查肢体与牵引绳力线,使牵引绳方向与大腿轴线一致;检查操作侧肢体末梢感觉运动及血供。

【注意事项】

1. 严格无菌操作。

2. 进针方向由外向内。

3. 每日针孔处滴洒酒精,预防感染。

4. 牵引后3天至2周经常测量患侧肢体长度和X线检查以及时调整牵引重量。

5. 观察患肢足趾感觉、血运、运动情况。

6. 防止关节过伸。

【并发症及防治】

1. 牵引处感染　每日滴洒乙醇消毒,感染严重时需要拔针拆除牵引。

2. 血管神经损伤　及时手术探查。

3. 骨劈裂　手术固定。

【问答】

1. 胫骨结节骨牵引术的适应证是什么?

答　主要适用于不稳定的骨盆骨折、骶髂关节脱位、不适宜手术老年髋部骨折、髋关节中心型脱位、股骨干骨折、有严重软组织损伤的股骨干骨折、陈旧性髋部骨折、髋关节发育不良术前准备等。

2. 胫骨结节骨牵引术操作后的注意事项有哪些?

答　胫骨结节骨牵引首先要注意的就是牵引的重量,为患者体重的1/10~1/7,但是具体以患者耐受程度为主,同时也要结合骨折的移位严重程度,如果骨折移位大、成角比较多的话,那么可能牵引重量稍微要增加一点,其次就是要注意两边伤口护理,防止感染。每隔2~3天就要换药,一定要保持纱布的干净,同时要注意克氏针两边比较锐利,要防止刺伤等。同时也要观察肢体的血运,如果牵引过重的话,可能会影响血液循环。另外,要适当加强踝关节的背伸活动,以利于肿胀的消除。

3. 胫骨结节骨牵引术的进针点选择和方向是什么?

答 胫骨结节牵引进针点为胫骨结节两侧旁开约2cm,分别为进、出针点,其中外侧为进针点,以防损伤腓总神经,垂直于胫骨纵轴从胫骨结节内侧出针。

七、下肢皮肤牵引

【准备工作】

1. 患者的准备 仰卧位,剃除体毛,涂抹安息香酸酊。

2. 医生的准备

(1) 需要至少两位医师协同操作。

(2) 戴医用口罩、帽子。

(3) 向患者及家属解释操作的目的及必要性、可能的风险和需要配合的事项,安慰患者,消除紧张情绪。

(4) 评估患者全身情况及一般状态。

(5) 评估局部肿胀情况,判断肢端感觉、运动及血供情况。

3. 物品的准备 安息香酸酊、备皮刀、绷带、长胶布、剪刀、牵引绳、扩张板、纱布、棉垫、牵引架、秤砣(小于5kg)。

4. 环境的准备 一般在病床旁操作,周围需有拉帘,保证独立的操作空间,注意保护患者隐私。

【操作流程】

1. 按患者肢体粗细和长度,将胶布剪成合适宽度,两端按三等分或两等分剪成(撕成)叉条状。

2. 将扩张板粘于胶布中央,并在扩张板中央处钻孔,穿入牵引绳,于扩张板内侧打结,防止牵引绳脱落。

3. 操作过程

（1）在助手协助下，骨突处放置纱布。

（2）术者先持胶布一端平整贴于大腿或小腿外侧，并使扩张板与足底保持两横指距离，然后将胶布的另一端平整贴于内侧，注意两端长度相一致，保证扩张板不会倾斜。

（3）腘窝、跟腱处用棉垫保护，用绷带缠绕下肢（勿过紧，以防影响血液循环），将胶布平整的固定于肢体上。

4. 根据骨折对位要求调整位置及牵引方向。

【操作后处理】

1. 及时检查牵引重量是否合适，太轻不起作用，过重胶布容易滑脱或引起皮肤水疱。

2. 注意有无皮炎发生，特别是小儿皮肤柔嫩，对胶布反应大，若有不良反应，应及时停止牵引。

3. 注意胶布和绷带是否脱落，滑脱者应及时更换。

4. 特别注意检查患肢血运及足趾活动情况。

5. 牵引时间4~6周。

【问答】

1. 皮肤牵引有哪些适应证？

答 皮肤牵引适用于治疗老年人、儿童的骨折，成人的下肢骨骼牵引的辅助治疗等。

2. 皮肤牵引有何禁忌证？

答 禁忌证主要包括局部皮肤受损，对于胶布或塑料过敏者或者局部皮肤感染者血循环受累，如静脉曲张、慢性溃疡、皮炎、血管硬化或其他血管病症，还有骨折重叠移位较多，需要重力牵引，方能矫正畸形。

3. 皮肤牵引的牵引重量范围和牵引时间为多少？

答 牵引重量一般不得超过5kg，牵引力过大易损伤皮肤、引起水疱，妨碍继续牵引。牵引时间为3~4周。

八、膝关节腔穿刺术

【准备工作】

1. 患者的准备　患者仰卧位。消除紧张情绪。

2. 医生的准备

（1）常规洗手，戴医用口罩和帽子。

（2）核对患者信息。

（3）详细了解病史，参阅患者骨关节X线或CT片（必要时在彩超检查下）确定穿刺点，并用油性画线笔标记穿刺点。

（4）进行体格检查和必要的实验室检查，如血常规、凝血四项等。

（5）向患者和（或）法定监护人说明关节腔穿刺的目的、意义、安全性和可能发生的并发症。简要说明操作过程，解除患者的顾虑，取得配合，并签署知情同意书。

（6）确保穿刺部位标记正确，核查器械准备是否齐全。

3. 物品的准备　穿刺包（包括消毒孔巾、弯盘、消毒纱布等）、18~20号穿刺针及20mL注射器、无菌手套、无菌试管、弯盘，局部麻醉药（2%利多卡因100mg）、消毒液（碘伏）、油性画线笔、棉签、胶布等。如需关节腔内注射药物，应准备好所需药物及注射器。

4. 环境的准备　应选择安静、温暖、光线适宜的环境，必要时用屏风遮挡，以保护患者的隐私；患者体位舒适。

【操作流程】

1. 体位　患者取仰卧位。

2. 穿刺点定位　于髌骨上方，由股四头肌腱外侧向内下刺入关节囊作为穿刺点，或于髌骨下方，由髌韧带旁向后穿刺以达关节囊作为穿刺点，用油性画线笔进行标记。

3. 消毒　局部严格消毒后，术者戴无菌手套，铺无菌巾。

4. 局部麻醉　穿刺点用1%~2%的利多卡因局部麻醉（从皮肤至关节腔）。

5. 关节腔穿刺　术者一手持注射器，一手固定穿刺点。沿麻醉路径穿刺，当阻力消失有落空感时，说明针进入关节腔，一手固定针头及注射器，一手缓慢抽动注射器筒栓进行抽液或注药等操作。穿刺抽液不成功时，可适当调整进针方向，不应直接拔出穿刺针。用试管接取关节液，按需要留取标本送检（生化、常规、病原学检查等），如有阻塞，可将注射器取下，注入少许空气，将阻塞排除，再继续抽吸。抽液完毕后，如需注入药物，则应另换无菌注射器。

【操作后处理】

1. 拔针后按压，再次消毒穿刺点，用消毒纱布覆盖穿刺部位，再用胶布固定，如大量穿刺抽液，需适当加压包扎固定。

2. 嘱患者减少活动，如有疼痛、发热及时就诊。

3. 废弃物处理并做好记录。

【问答】

1. 膝关节穿刺术的适应证有哪些?

答 (1) 膝关节腔内积液,须行穿刺抽液检查或引流,或注射药物进行治疗。

(2) 关节腔内注入空气或造影剂,行关节造影检查,以了解关节软骨或骨端的变化。

2. 膝关节穿刺术有哪些禁忌证?

答 (1) 穿刺部位局部皮肤有破溃、严重皮疹或感染者。

(2) 严重凝血机制障碍,如血友病患者等。

3. 膝关节穿刺术有哪些注意事项?

答 (1) 操作时应严格遵守无菌原则,术者戴医用帽子、口罩及无菌手套,穿刺器械及手术操作均需严格消毒,以防发生继发感染。

(2) 动作要轻柔,避免损伤关节软骨。

(3) 如关节腔积液过多,于抽吸后应适当加压固定包扎。

(4) 应边抽吸边进针,注意有无新鲜血液,如有说明刺入血管,应将穿刺针退出少许,改变方向后再继续进针。

九、右小腿骨折(脱位)后管形石膏固定

【准备工作】

1. 患者的准备　患者取坐位或仰卧位。

2. 医生的准备

(1) 服装、鞋帽整洁,戴医用口罩、帽子。

(2) 核对患者信息。向患者解释此次治疗的目的,消除患者的紧张情绪。

3. 物品的准备　准备石膏、水桶或水盆、纱布、绷带、棉纸、胶布等物品。

4. 环境的准备　应选择安静、温暖、光线适宜的环境,必要时用屏风遮挡,以保护患者的隐私;患者体位能够舒适。

【操作流程】

1. 患者取坐位或仰卧位,完全暴露右小腿。

2. 骨折或脱位整复满意后,可进行固定。

3. 检查患者施术部位皮肤情况,清洁所需固定肢体的皮肤,有伤口者应清创换药,无菌敷料覆盖。

4. 石膏固定

（1）棉纸衬垫环形包扎于右下肢，在骨隆突处应加厚。

（2）在主要着力部位可制作石膏托加固。

（3）用水桶或水盆盛以温水。

（4）将石膏绷带轻轻平放入桶内，使其完全浸透；卷内气泡全部排出后，双手握石膏绷带两端，缓缓与水面平行取出；用双手向石膏绷带中央轻轻对挤，挤去多余水分。

（5）将石膏绷带自上而下，围绕小腿均匀滚动，直至脚趾，绷带边相互重叠1/3~2/3，不可反折。

（6）缠绕绷带时，应逐层用手掌进行抚摸，促使各层紧密接触，其间可放置石膏托后，继续缠绕石膏绷带，将脚趾外露，以便观察血运、知觉和活动能力。

（7）石膏包扎完毕后，进行塑形，在石膏未变硬定形之前不宜改变体位。

（8）石膏定形后应在石膏上注明石膏外固定的日期。

（9）有创面者应将创面位置标明，以备开窗。

【操作后处理】

1. 整理患者衣物以及废弃物品处理。

2. 告知患者各类注意事项，抬高患肢，注意皮肤颜色、温度、感觉等情况，如出现肢体肿胀、发凉、麻木、青紫或苍白及局部持续性的剧烈疼痛等表现，应及时就诊。

3. 注意手卫生。

【问答】

1. 石膏固定的厚度是多少？

答 整个石膏固定的厚度，以不致折裂为原则。一般上肢为8~12层，下肢为12~16层。

2. 石膏固定的禁忌证有哪些？

答 开放性损伤尤其伴有厌氧菌感染者；全身情况不稳定、严重脏器疾病者；肿胀进行性加重者。

3. 石膏固定后如何进行畸形矫正？

答 对有轻度成角畸形时可在其凹面横行切断石膏周径的2/3，将肢体的远侧端向凸面方向矫正，即可纠正成角畸形，后用木块或石膏绷带条填塞至裂隙中，再以石膏绷带固定。

第六章
针灸科临床常用操作技术

编写者名单

主　编　李　璟

编　委　侯文光　　沈卫东　　裴　建

　　　　徐世芬

秘　书　明树人

一、毫 针 刺 法

【准备工作】

1. 患者的准备

（1）避免精神紧张、疲劳、饥饿、大汗、大泻、大出血之后进行针刺治疗。

（2）衣物着装宽松，易于暴露施术部位。

（3）充分了解操作情况及注意事项。

2. 医生的准备

（1）熟悉并掌握适应证、禁忌证及操作规程。

（2）着装规范整洁，戴医用口罩、帽子，态度和蔼。

（3）核对患者信息，了解病史、心理、认知、合作程度等，排除禁忌证。

（4）充分告知患者或家属操作注意事项，患者或家属知情同意，解释以消除患者紧张感。

3. 物品的准备　一次性使用无菌针灸针、75%乙醇（或医用碘伏）、无菌干棉球（或消毒棉签）、一次性弯盘、镊子等，根据患者体质、胖瘦及腧穴选择针具规格。

4. 环境的准备　治疗环境安静，温度适宜，有帘子、屏风等遮挡物，能够保护患者隐私，注意保暖。

【操作流程】

1. 评估及告知　患者是否适合接受此次毫针治疗，告知注意事项，解释、消除患者紧张感，告知患者在行针、留针过程中有任何不适，如心慌、头晕、恶心、大汗、疼痛、麻木等情况，需及时告知医生，环境是否适宜，物品是否准备齐全。

2. 体位　根据患者病情选取相应体位，如坐位、仰卧位、俯卧位等，松解衣物，暴露治疗部位。

3. 取穴　根据疾病确定治疗腧穴。

4. 消毒　用镊子夹取75%乙醇（或医用碘伏）棉球在腧穴部位消毒，应从腧穴部位的中心向四周旋转涂擦，消毒后，切忌接触污物，以免重新污染。医生手消毒。

5. 针刺操作

（1）进针　根据穴位选择合适进针手法。双手进针法：用左手（押手）拇指或示指指端切按在腧穴位置上，右手（刺手）持针，紧靠左手指甲边缘将针垂直刺入腧穴。

（2）行针　毫针刺入腧穴后,可根据情况采用行针基本手法(提插或捻转)或行针辅助手法(循、弹、刮、摇、飞、震颤法)促进得气,或调节针感强弱。

（3）留针　询问患者反应,留针10~20min,留针过程中可间歇性行针,其间嘱患者勿移动体位,以免滞针、弯针。

（4）出针　以左手拇指、示指持消毒干棉球轻轻压于针刺部位,右手持针做轻微的小幅度捻转,并随势将针缓慢提至皮下,静留片刻,然后出针。出针后用棉球轻压针孔片刻,以防止出血或针孔疼痛。

【操作后处理】

1. 询问患者针刺部位有无不适感,注意有无晕针延迟反应现象,观察针刺点有无出血、血肿,核对针数,确保无漏拔针。

2. 医嘱告知针刺后注意事项。

3. 记录操作情况,处理医疗废物及整理衣被,保持环境整洁。

【问答】

1. 进针法有哪些?

答　单手进针法(插入法、捻入法),双手进针法(指切、夹持、舒张、提捏进针法),针管进针法。

2. 针刺异常情况有哪些?

答　晕针、滞针、弯针、断针、血肿、针后异常感、气胸、刺伤神经系统、刺伤内脏。

3. 毫针补泻手法有哪些?

答　单式补泻(捻转补泻、提插补泻、徐疾补泻、迎随补泻、呼吸补泻、开阖补泻、平补平泻),复式补泻(烧山火、透天凉)。

二、电针疗法

【准备工作】

1. 患者的准备

（1）患者应充分了解操作情况及注意事项,避免精神紧张、疲劳、饥饿、大汗、大泻、大出血之后进行针刺治疗。

（2）衣物着装宽松,易于暴露施术部位。

2. 医生的准备

（1）熟悉并掌握适应证、禁忌证及操作规程。

（2）着装规范整洁，戴医用口罩、帽子，态度和蔼。

（3）核对患者信息，了解病史、心理、认知、合作程度等，排除禁忌证。

（4）充分告知患者或家属操作注意事项，患者或家属知情同意，解释以消除患者紧张感。

3. 物品的准备　一次性使用无菌针灸针、电针仪、75%乙醇（或医用碘伏）、无菌干棉球（或消毒棉签）、一次性弯盘、镊子等，根据患者体质、胖瘦及腧穴选择针具规格。

4. 环境的准备　治疗环境安静，温度适宜，能够保护患者隐私，注意保暖。

【操作流程】

1. 评估及告知　患者是否适合接受此次电针治疗；告知注意事项，解释以消除患者紧张感，告知患者在行针、留针过程中有任何不适，如心慌、头晕、恶心、大汗、疼痛、麻木等情况，需及时告知医生；环境是否适宜；物品是否准备齐全。

2. 体位　根据患者病情选取相应体位，如坐位、仰卧位、俯卧位等，松解衣物，暴露治疗部位，注意保护患者隐私，注意保暖。

3. 取穴　根据疾病确定治疗腧穴。

4. 消毒　用镊子夹取75%乙醇（或医用碘伏）棉球在腧穴部位消毒，从穴位的中心向四周旋转涂擦，消毒后，切忌接触污物，以免重新污染。医生手消毒。

5. 电针操作

（1）检查　电针仪输出旋钮是否调节归零及连接电源。

（2）接电极　毫针针刺常规操作得气后，选择接电针的主穴及配穴，将每对输出电极的导线夹分别夹在同侧肢体的两根毫针的针柄上。通常主穴接负极，配穴接正极。

（3）通电　开启电源开关，选择合适的刺激参数（波形、频率等），从"0"位开始逐渐加大电流强度，以患者能耐受为度，避免突然加大电流强度给患者造成强烈刺激。

（4）留针　询问患者反应，患者会出现酸、麻、胀等感觉，或局部肌肉抽动。通电15~20min，电针期间嘱患者勿移动体位，以免电极或毫针脱落。

（5）出针　治疗结束后，先将各个旋钮转至"0"位，关闭电源开关，取下电极导线夹；然后以左手拇指、示指持消毒干棉球轻轻压于针刺部位，右手持针做轻微的小幅度捻转，并随势将针缓慢提至皮下，静留片刻，再出针。出针后用棉球轻压针孔片刻，以防止出血或针孔疼痛。

【操作后处理】

1. 询问患者针刺部位有无不适感，注意有无晕针延迟反应现象，观察针刺点有无出血、血肿,核对针数是否遗漏。

2. 医嘱告知电针治疗后注意事项。

3. 记录操作情况,处理医疗废物及整理衣被,保持环境整洁。

【问答】

1. 电针的刺激参数包括哪些?

答 波形(疏密波、断续波、连续波)、频率、强度、时间。

2. 对于临床慢性疼痛、急性疼痛电针通常选用什么波形? 电针频率通常选多少?

答 频率低于30Hz的连续波一般称为疏波,临床运用疏波时多采用10Hz以下的连续波,用于治疗慢性疼痛。频率高于30Hz的连续波一般称为密波,临床运用密波时多采用50Hz以上的连续波,用于治疗急性疼痛。

3. 电针的正、负两极如何接主、配穴?

答 通常主穴接负极,配穴接正极。

三、三棱针疗法

【准备工作】

1. 患者的准备

(1) 避免精神紧张、疲劳、饥饿、大汗、大泻、大出血之后进行针刺治疗。

(2) 衣物着装宽松,易于暴露施术部位。

(3) 充分了解操作情况及注意事项。

2. 医生的准备

(1) 熟悉并掌握适应证、禁忌证及操作规程。

(2) 着装规范整洁,戴医用口罩、帽子,态度和蔼。

(3) 核对患者信息,了解病史、心理、认知、合作程度等。

(4) 充分告知患者或家属操作注意事项,患者或家属知情同意,解释以消除患者紧张感。

3. 物品的准备　无菌三棱针、75%乙醇(或医用碘伏)、无菌手套、无菌干棉球(或消毒棉签)、一次性弯盘、镊子等。

4. 环境的准备　治疗环境安静,温度适宜,注意保暖,注意保护患者隐私。

【操作流程】

1. 评估及告知　患者是否适合接受此次三棱针治疗,告知注意事项,解释以消除患者紧张感;告知患者在治疗过程中有任何不适,如心慌、头晕、恶心、大汗、疼痛、麻木等情况,需及时告知医生;环境是否适宜,物品是否准备齐全。

2. 体位　根据患者病情选取相应体位,如坐位、仰卧位、俯卧位等,松解衣物,暴露治疗部位,注意保护患者隐私,注意保暖。

3. 取穴　根据疾病确定治疗腧穴。

4. 消毒　用镊子夹取75%乙醇(或医用碘伏)棉球在腧穴部位消毒,应从腧穴部位的中心向四周旋转涂擦,消毒后,切忌接触污物,以免重新污染。医生手消毒,戴无菌手套。

5. 三棱针操作

(1) 使施术部位充血。可先在针刺部位及其周围轻轻地推、揉、挤、捋,使局部充血。

(2) 术者用一手固定点刺部位,另一手持针,露出针尖3~5mm,对准点刺部位快速刺入,迅速出针。一般刺入2~3mm。

(3) 轻轻挤压针孔周围,使之适量出血或出黏液。

(4) 用无菌干棉球按压针孔。

【操作后处理】

1. 询问患者针刺部位有无不适感,注意有无晕针延迟反应现象,观察针刺点有无出血、血肿。

2. 医嘱告知针刺后注意事项。

3. 记录操作情况,处理医疗废物及整理衣被,保持环境整洁。

【问答】

1. 三棱针的操作方法有哪几种?

答　点刺法、散刺法、刺络法、挑刺法。点刺法是用三棱针快速刺入腧穴放出少量血液或挤出少量黏液的方法。散刺法又称豹纹刺,是在病变局部及其周围进行连续点刺以治疗疾病的方法。刺络法是刺入浅表血络或静脉放出适量血液的方法。挑刺法是用三棱针挑断穴位皮下纤维样组织以治疗疾病的方法。

2. 三棱针刺法有哪些适用范围?

答　多用于急症,如昏厥、高热、中风闭证、急性咽喉肿痛等;某些慢性病也可应用,如顽癣、扭挫伤、头痛、肩周炎、丹毒、指(趾)麻木等。

3. 点刺法主要用于哪些部位?

答　多用于指(趾)末端、面部、耳部的穴位,如十宣、十二井穴等。

四、皮肤针疗法

【准备工作】

1. 患者的准备

（1）避免精神紧张、疲劳、饥饿、大汗、大泻、大出血之后进行针刺治疗。

（2）衣物着装宽松，易于暴露施术部位。

（3）充分了解操作情况及注意事项。

2. 医生的准备

（1）熟悉并掌握适应证、禁忌证及操作规程。

（2）着装规范整洁，戴医用口罩、帽子，态度和蔼。

（3）核对患者信息，了解病史、心理、认知、合作程度等，排除禁忌证。

（4）充分告知患者或家属操作注意事项，患者或家属知情同意，解释以消除患者紧张感。

3. 物品的准备　一次性使用皮肤针、75%乙醇（或医用碘伏）、无菌干棉球（或消毒棉签）、一次性弯盘、镊子、无菌手套等。

4. 环境的准备　治疗环境安静，温度适宜，注意保暖，注意保护患者隐私。

【操作流程】

1. 评估及告知　患者是否适合接受此次皮肤针治疗；告知注意事项，解释以消除患者紧张感；告知患者在治疗过程中有任何不适，如心慌、头晕、恶心、大汗、疼痛、麻木等情况，需及时告知医生；环境是否适宜，物品是否准备齐全。

2. 体位　根据患者病情选取相应体位，如坐位、仰卧位、俯卧位等，松解衣物，暴露治疗部位，注意保护患者隐私，注意保暖。

3. 取穴　根据疾病确定治疗腧穴。

4. 消毒　用镊子夹取75%乙醇（或医用碘伏）棉球在腧穴部位消毒，从穴位的中心向四周旋转涂擦消毒，切忌接触污物，以免重新污染。医生手消毒，戴无菌手套。

5. 皮肤针操作

（1）检查　针柄与一次性皮肤针头连接处是否松动，针尖有无弯曲带钩等情况。

（2）持针　硬柄皮肤针持针式：用拇指和中指夹持针柄两侧，示指置于针柄中段上面，环指和小指将针柄末端固定于大小鱼际之间。软柄皮肤针持针式：将针柄末端置于掌心,拇指居上,示指在下,中指、环指、小指呈握拳状固定在针柄末端。

（3）叩刺　叩刺时主要运用腕力,要求针尖垂直叩击皮肤,并立即弹起,如此反复操作。

（4）擦拭　叩刺结束后,用无菌干棉球或消毒棉签擦拭。

【操作后处理】

1. 询问患者叩刺部位有无不适感,注意有无晕针延迟反应现象,观察叩刺点有无出血、血肿。

2. 医嘱告知针刺后注意事项。

3. 记录操作情况,处理医疗废物及整理衣被,保持环境整洁。

【问答】

1. 皮肤针疗法的常见临床适应证有哪些?

答　疼痛类疾病:头痛、带状疱疹等;消化系统疾病:呃逆、胃脘痛等;呼吸系统疾病:鼻塞、哮喘等;泌尿生殖系统疾病:遗尿、遗精等;其他:斑秃、荨麻疹、肌肤麻木等。

2. 皮肤针的叩刺部位有哪几种?

答　循经叩刺、穴位叩刺、局部叩刺。

3. 如何掌握皮肤针法的三种刺激强度?

答　（1）弱刺激　用较轻的腕力进行叩刺,针尖垂直叩打皮肤后立即弹起,针尖接触皮肤时间短。以局部皮肤略见潮红为度。

（2）中等刺激　用中等的腕力进行叩刺,使针尖垂直叩打在皮肤上,针尖接触皮肤时间略长,立即弹起。以局部皮肤明显潮红,微有渗血为度。

（3）强刺激　用中重腕力进行叩刺,使针尖垂直叩打在皮肤上,针尖接触皮肤时间长,再弹起。以局部皮肤明显潮红、出血为度。

五、水 针 疗 法

【准备工作】

1. 患者的准备

（1）避免精神紧张、疲劳、饥饿、大汗、大泻、大出血之后进行针刺治疗。

（2）衣物着装宽松,易于暴露施术部位。

（3）充分了解操作情况及注意事项。

2. 医生的准备

（1）熟悉并掌握适应证、禁忌证及操作规程。

（2）着装规范整洁，戴医用口罩、帽子，态度和蔼。

（3）核对患者信息，了解病史、心理、认知、合作程度等，排除禁忌证。

（4）充分告知患者或家属操作注意事项，患者或家属知情同意，解释以消除患者紧张感。

3. 物品的准备　一次性无菌注射器、药物、75%乙醇（或医用碘伏）、无菌干棉球（或消毒棉签）、一次性弯盘、砂轮、镊子等，根据患者体质、胖瘦及腧穴选择一次性注射器规格。

4. 环境的准备　治疗环境安静，温度适宜，注意保暖，注意保护患者隐私。

【操作流程】

1. 评估及告知　患者是否适合接受此次水针治疗，告知注意事项，解释以消除患者紧张感；告知患者在治疗过程中有任何不适，如心慌、头晕、恶心、大汗、疼痛、麻木等情况，需及时告知医生；环境是否适宜，物品是否准备齐全。

2. 体位　根据患者病情选取相应体位，如坐位、仰卧位、俯卧位等，松解衣物，暴露治疗部位。

3. 取穴　根据疾病确定治疗腧穴。

4. 消毒　用镊子夹取75%乙醇棉球在腧穴部位消毒，从穴位的中心向四周旋转涂擦，消毒，切忌接触污物，以免重新污染。医生手消毒。

5. 水针操作

（1）备药　根据药物、病情、穴位，抽取0.1~2mL药液，排出注射器内多余空气。

（2）进针　一手持注射器，另一手拇、示（中）指绷紧局部皮肤，垂直进针，注意进针角度、深度。

（3）推药　上下提插得气后，回抽无血，注入药液，注意注射速度。

（4）拔针　迅速拔针，用无菌干棉球按压针孔片刻。

【操作后处理】

1. 询问患者注射部位有无不适感，注意有无药物过敏及晕针延迟反应现象，观察注射部位有无出血、血肿。

2. 医嘱告知治疗后注意事项。

3. 记录操作情况，处理医疗废物及整理衣被，保持环境整洁。

【问答】

1. 如何确定水针针刺深度?

答 根据穴位所在部位及病变组织确定针刺深度,一般轻压即痛、病位在浅表的注射宜浅;用力按压出现疼痛、病变在深层的注射宜深。

2. 如何选择水针推药速度?

答 一般使用中等速度推入药物;慢性病、体弱者用轻刺激,将药物缓慢推入;急性病、体壮者用强刺激,将药物快速推入。

3. 每个穴位的注射用药剂量与哪些因素有关?

答 穴位注射的用药剂量差异较大,取决于注射部位、药物的性质和浓度。

六、头针疗法

【准备工作】

1. 患者的准备

(1)避免精神紧张、疲劳、饥饿、大汗、大泻、大出血之后进行针刺治疗。

(2)清洗头发,保持头发洁净,暴露头部施术部位。

(3)充分了解操作情况及注意事项。

2. 医生的准备

(1)熟悉并掌握适应证、禁忌证及操作规程。

(2)着装规范整洁,戴医用口罩、帽子,态度和蔼。

(3)核对患者信息,了解病史、心理、认知、合作程度等。

(4)充分告知患者或家属操作注意事项,患者或家属知情同意,解释以消除患者紧张感。

3. 物品的准备 一次性使用无菌针灸针、75%乙醇(或医用碘伏)、无菌干棉球(或消毒棉签)、一次性弯盘、镊子等,根据患者体质、针刺部位选择针具规格。

4. 环境的准备 治疗环境安静,温度适宜,注意保暖,注意保护患者隐私。

【操作流程】

1. 评估及告知 患者是否适合接受此次头针治疗,告知注意事项,解释以消除患者紧张感;告知患者在行针、留针过程中有任何不适,如心慌、头晕、恶心、大汗、疼痛、麻木等情况,需及时告知医生;环境是否适宜,物品是否准备齐全。

2. 体位 根据患者病情选取相应体位,如坐位、仰卧位、俯卧位等,暴露头部施术部位,注意保护患者隐私,注意保暖。

3. 取穴　根据疾病确定治疗头穴线。

4. 消毒　用镊子夹取75%乙醇(或医用碘伏)棉球在头穴线部位消毒,应从头穴线进针点中心向四周旋转涂擦消毒,切忌接触污物,以免重新污染。医生手消毒。

5. 头针操作

(1) 进针　针体与皮肤呈15°~30°角,针尖向穴线方向,将针迅速刺入头皮下,当针尖达到帽状腱膜下层时,指下感到阻力减小,再将针体沿帽状腱膜下层按穴线方向进针。根据不同穴线长度,刺入不同深度。

(2) 行针　毫针刺入穴线后,可根据情况采用行针手法(提插、捻转或弹拨针柄)促进得气,或调节针感强弱。

(3) 留针　询问患者反应,一般留针15~30min,留针过程中可间歇性行针2~3次,每次2min左右。按病情需要可适当延长留针时间,增加行针次数。偏瘫患者行针或留针期间可活动肢体,以助于提高疗效。

(4) 出针　押手固定穴线周围头皮,刺手夹持针柄轻轻捻转松动针身,如针下无紧涩感,即可出针。出针后应用无菌干棉球按压针孔,以防出血。

【操作后处理】

1. 询问患者针刺部位有无不适感,注意有无晕针延迟反应现象,观察针刺点有无出血,核对针数是否遗漏。

2. 医嘱告知针刺后注意事项。

3. 记录操作情况,处理医疗废弃物及整理衣被,保持环境整洁。

【问答】

1. 怎样掌握头皮针的进针角度和深度,捻转速度?

答　一般针体与皮肤呈15°~30°角进针,然后平刺入穴线内;进针深度根据患者具体情况和处方要求决定,一般刺入帽状腱膜下层,进针3cm左右为宜。捻转速度要求200次/分。

2. 头针的行针方法一般分为哪几种?

答　提插、捻转、弹拨针柄。

3. 头针有多少条标准穴线? 分别是什么?

答　头针共有14条标准穴线,分别是额中线、额旁1线、额旁2线、额旁3线、顶中线、顶旁1线、顶旁2线、顶颞前斜线、顶颞后斜线、颞前线、颞后线、枕上正中线、枕上旁线、枕下旁线。

七、芒针疗法

【准备工作】

1. 患者的准备

（1）避免精神紧张、疲劳、饥饿、大汗、大泻、大出血之后进行针刺治疗。

（2）衣物着装宽松,易于暴露施术部位。

（3）充分了解操作情况及注意事项。

2. 医生的准备

（1）熟悉并掌握适应证、禁忌证及操作规程。

（2）着装规范整洁,戴医用口罩、帽子,态度和蔼。

（3）核对患者信息,了解病史、心理、认知、合作程度等。

（4）充分告知患者或家属操作注意事项,患者或家属知情同意,解释以消除患者紧张感。

3. 物品的准备　一次性使用无菌芒针、75%乙醇(或医用碘伏)、无菌干棉球(或消毒棉签)、一次性弯盘、镊子等,根据病情需要和操作部位选择不同型号的一次性无菌芒针。

4. 环境的准备　治疗环境安静,温度适宜,注意保暖,注意保护患者隐私。

【操作流程】

1. 评估及告知　患者是否适合接受此次芒针治疗,告知注意事项,解释以消除患者紧张感;告知患者在行针、留针过程中有任何不适,如心慌、头晕、恶心、大汗、疼痛、麻木等情况,需及时告知医生;环境是否合适,物品是否准备齐全。

2. 体位　根据患者病情选取相应体位,如坐位、仰卧位、俯卧位等,松解衣物,暴露治疗部位,注意保护患者隐私,注意保暖。

3. 取穴　根据疾病确定治疗腧穴。

4. 消毒　腧穴定位后,用镊子夹取75%乙醇(或医用碘伏)棉球,从穴位的中心向四周旋转涂擦消毒,切忌接触污物,以免重新污染。医生手消毒。

5. 芒针操作

（1）进针　右手(刺手)执针柄下端,左手(押手)拇、示指以无菌干棉球夹持针体下端以固定针体,露出针尖,并将针尖对准穴位;当针尖接近穴位皮肤时,利用指力和腕力,压捻结合,两手同时用力,迅速刺过表皮。根据腧穴及主治疾病不同,选择直刺、斜刺或平刺进针。

（2）行针　芒针刺入腧穴后,可根据情况采用行针基本手法,以小幅度捻转补泻为主,因芒针针身较长,不宜行大幅度提插手法,以免损伤脏器或组织。亦可使用行针辅助手法(循、弹、刮、摇、飞、震颤法)促进得气,或调节针感强弱。

（3）留针　询问患者反应,一般留针10~20min,留针过程中可间歇性行针,其间嘱患者勿移动体位,以免滞针、弯针。

（4）出针　以左手拇指、示指持消毒干棉球轻轻压于针刺部位,右手持针做轻微的小幅度捻转,并随势将针缓慢提至皮下,静留片刻,然后出针。出针后用棉球轻压针孔片刻,以防止出血或针孔疼痛。

【操作后处理】

1. 询问患者针刺部位有无不适感,注意有无晕针延迟反应现象,观察针刺点有无出血、血肿,核对针数是否遗漏。

2. 医嘱告知针刺后注意事项。

3. 记录操作情况,处理医疗废物及整理衣被,保持环境整洁。

【问答】

1. 什么是芒针？芒针从何发展而来？

答　芒针由古代"九针"中的"长针"发展而来,《灵枢·九针论》:"八曰长针,取法于綦针。"因用较细而富有弹性的不锈钢丝制成,形状细长如麦芒,故称芒针。临床上针长以100~200mm、粗细以0.35~0.45mm的最常用。

2. 芒针适应范围有哪些？

答　一般适用于普通毫针难以取得显著疗效,必须用长针深刺的疾病。范围较广,主要包括神经系统、运动系统、消化系统、呼吸系统、泌尿生殖系统、免疫等疾病。

3. 常见的芒针针刺角度有哪些？

答　直刺:针体与皮肤表面呈90°垂直刺入,直达人体深部;斜刺:针体与皮肤表面约呈45°刺入;平刺:针体与皮肤表面约呈15°或更小角度刺入体内。

八、腕踝针疗法

【准备工作】

1. 患者的准备

（1）避免精神紧张、疲劳、饥饿、大汗、大泻、大出血之后进行针刺治疗。

（2）衣物着装宽松，易于暴露施术部位。

（3）充分了解操作情况及注意事项。

2. 医生的准备

（1）熟悉并掌握适应证、禁忌证及操作规程。

（2）着装规范整洁，戴医用口罩、帽子，态度和蔼。

（3）核对患者信息，了解病史、心理、认知、合作程度等，排除禁忌证。

（4）充分告知患者或家属操作注意事项，患者或家属知情同意，解释以消除患者紧张感。

3. 物品的准备　一次性使用无菌针灸针、75%乙醇（或医用碘伏）棉球、无菌干棉球（或消毒棉签）、一次性弯盘、镊子、医用胶带或创口贴等。

4. 环境的准备　治疗环境安静，温度适宜，注意保暖，注意保护患者隐私。

【操作流程】

1. 评估及告知　患者是否适合接受此次腕踝针治疗，告知注意事项，解释以消除患者紧张感；告知患者在行针、留针过程中有任何不适，如心慌、头晕、恶心、大汗、疼痛、麻木等情况，需及时告知医生；环境是否合适，物品是否准备齐全。

2. 体位　根据针刺部位选取相应体位，如针腕部时可取坐位，针踝部时当取卧位，充分暴露治疗部位，放松针刺部位肌肉。注意保护患者隐私，注意保暖。

3. 取穴　根据疾病确定治疗穴点。

4. 消毒　进针点定位后，用镊子夹取75%乙醇（或医用碘伏）棉球在进针点部位消毒，应从进针点的中心向四周旋转涂擦，范围应较大，避免操作时针体卧倒接触皮肤表面被污染。进针点消毒后，切忌接触污物，以免重新污染。医生手消毒。

5. 腕踝针操作

（1）进针　左手（押手）固定在进针点的下部，右手（刺手）拇指在下，示指、中指在上夹持针柄，针与皮肤呈15°~30°，快速刺入皮下，然后将针平放，使针身呈水平位沿真皮下进入20~35mm。

（2）行针与得气　以针下有松软感为宜，不捻针。询问患者反应，以患者针下无任何感觉，但主要症状得到改善或消失为宜。如患者有酸、麻、重、胀等感觉，说明针刺入筋膜下层，进针过深，须将针退至皮下，重新沿真皮下刺入，调整进针深度后，取医用胶带或创口贴固定针体。

（3）留针　一般留针20~30min，病情重或病程长者，可适当延长留针时间1h至数小时,但最长不超过24h。留针期间不行针。

（4）出针　以左手拇指、示指持消毒干棉球轻轻压于针刺部位,右手持针做轻微的小幅度捻转,并随势将针缓慢提至皮下,静留片刻,然后出针。出针后用棉球轻压针孔片刻,以防止出血或针孔疼痛。

【操作后处理】

1. 询问患者针刺部位有无不适感,注意有无晕针延迟反应现象,观察针刺点有无出血、血肿,核对针数是否遗漏。

2. 医嘱告知针刺后注意事项。

3. 记录操作情况,处理医疗废物及整理衣被,保持环境整洁。

【问答】

1. 腕踝针"上1"进针点在什么位置?

答　腕横纹上2寸,小指侧的尺骨缘与尺侧腕屈肌腱之间。

2. 腕踝针针刺方向如何确定?

答　通常指向病所,即病症表现在进针点上部时,针尖向心而刺;病症表现在进针点下部时,针尖离心而刺。

3. 什么是腕踝针处方选穴原则?

答　上病取上、下病取下;左病取左、右病取右;区域不明、选双上1;上下同取;左右共针。

九、耳穴压丸疗法

【准备工作】

1. 患者的准备

（1）避免精神紧张、疲劳、饥饿、大汗、大泻、大出血之后进行耳穴压丸治疗。

（2）暴露耳部施术部位。

（3）充分了解操作情况及注意事项。

2. 医生的准备

（1）熟悉并掌握适应证、禁忌证及操作规程。

（2）着装规范整洁,戴医用口罩、帽子,态度和蔼。

（3）核对患者信息,了解病史、心理、认知、合作程度等。

（4）充分告知患者或家属操作注意事项,患者或家属知情同意,解释以消除患者紧张感。

3. 物品的准备　耳穴贴(王不留行籽或磁珠)、75%乙醇棉球、无菌干棉球(或消毒棉签)、胶布、耳穴探测棒、镊子等。

4. 环境的准备　治疗环境安静,温度适宜,注意保暖,注意保护患者隐私。

【操作流程】

1. 评估及告知　患者是否适合接受此次耳穴压丸治疗,观察患者耳郭部位的皮肤情况;询问患者对疼痛的耐受程度及患者的心理状况等。告知注意事项,解释以消除患者紧张感,告知患者在施术治疗过程中,如有任何不适,如心慌、头晕、恶心、大汗、疼痛、麻木等情况,需及时告知医生。

2. 体位　根据患者病情选取相应体位,如坐位、仰卧位等,暴露耳部治疗部位。

3. 取穴　根据患者患病部位、临床辨证及临床经验等方法,确定选取相应耳穴,并用耳穴探测棒按压,明确阳性反应点。

4. 消毒　耳穴定位后,75%乙醇棉球消毒耳郭;消毒后,切忌接触污物,以免重新污染。医生手消毒。

5. 耳穴压丸操作　观察耳郭部位皮肤是否有异常,有无破损,左(右)手固定耳郭,右(左)手用镊子夹取耳穴贴,敷于所选耳穴处,适当垂直按压,忌捻压,使患者产生热、麻、胀、痛的感觉,并随时询问患者感受。

【操作后处理】

1. 询问患者耳穴贴压部位有无不适感,观察耳穴贴压点皮肤情况,有无过敏等异常反应,核对胶布有无松动或脱落等情况。

2. 医嘱告知治疗后注意事项。

3. 记录操作情况,处理医疗废物及整理物品,保持环境整洁。

【问答】

1. 耳穴压丸有哪些注意事项?

答　(1)严格消毒,防止感染。

（2）耳郭上有湿疹、溃疡、冻疮破溃等,不宜用耳穴治疗。

（3）有习惯性流产的孕妇或女性怀孕期间须禁用或谨慎使用。

（4）对年老体弱者、有严重器质性疾病者,治疗前应适当休息,治疗时手法要轻柔,刺激量不宜过大,以防意外的发生。

2. 耳穴压丸治疗的临床选穴原则有哪些?

答 ①按部位处方选穴法，即根据患者患病部位，选取相应耳穴，如胃病取胃穴，目病取眼穴等。②辨证处方选穴法，根据藏象、经络学说，选取相应耳穴，如骨痹、耳鸣耳聋、脱发等取肾穴，因肾主骨，开窍于耳，其华在发，故取肾穴主之。③根据西医学理论取穴法，如月经不调取内分泌穴等。④根据临床实践经验取穴法，如耳尖穴对外感发热、血压偏高等有较好的退热、降压效果等。

3. 耳穴压丸治疗后局部感染该如何处理?

答 耳郭暴露在外，结构特殊，血液循环较差，容易感染，且感染后易波及软骨，严重者可致软骨坏死、萎缩而导致耳郭畸变，故应重视预防。一旦感染，应立即采取相应措施，如局部红肿疼痛较轻，可涂2.5%碘酒，每日2~3次；重者局部涂抹消炎抗菌类的软膏，必要时可口服抗生素等(严重者须及时就医并遵医嘱用药)。

十、非化脓灸疗法

【准备工作】

1. 患者的准备

(1) 避免精神紧张、疲劳、饥饿、大汗、大泻、大出血之后进行艾灸治疗。

(2) 衣物着装宽松，易于暴露施术部位。

(3) 充分了解操作情况及注意事项。

2. 医生的准备

(1) 熟悉并掌握适应证、禁忌证及操作规程。

(2) 着装规范整洁，戴医用口罩、帽子，态度和蔼。

(3) 核对患者信息，了解病史、心理、合作程度等，排除禁忌证。

(4) 充分告知患者或家属操作注意事项，解释以消除患者紧张感。

3. 物品的准备　艾绒、艾炷器、镊子、不锈钢弯盘、线香、打火机、凡士林等。

4. 环境的准备　治疗环境安静，温度适宜，通风良好，有排烟设备，注意保暖，注意保护患者隐私。

【操作流程】

1. 评估及告知　告知注意事项，解释以消除患者紧张感；告知患者在施灸过程中有任何不适，如心慌、头晕、恶心、大汗、疼痛、麻木等情况，需及时告知医生；环境是否合适，物品是否准备齐全。

2. 体位　以仰卧位或俯卧位为宜,体位要舒适,充分暴露施灸部位,注意保护患者隐私,注意保暖。

3. 取穴　根据疾病确定治疗腧穴。

4. 非化脓灸操作

(1) 制备艾炷　根据施灸部位用艾炷器制备适宜大小的艾炷。常用中号或小号艾炷。

(2) 放置艾炷　将凡士林涂抹少许在穴位处,将艾炷放在穴位上。

(3) 点燃艾炷　点燃线香,用线香点燃艾炷上端,不需燃尽,待燃剩2/5或患者感到灼热时用镊子将艾炷夹起,更换艾炷再灸。

(4) 掌握灸量　反复施灸至皮肤出现红晕为度。灸后不起疱,不留瘢痕。一般每穴灸9壮。

(5) 除去艾炷　用镊子将艾炷夹起,除去艾炷。

【操作后处理】

1. 询问患者施灸部位有无不适感,注意有无晕灸延迟反应现象,观察施灸部位有无起疱、瘢痕。

2. 医嘱告知艾灸后注意事项。

3. 记录操作情况,处理医疗废物及整理衣被,尤其注意熄灭艾灰,保持环境整洁。

【问答】

1.《灵枢·背俞》中有关艾灸补泻法是如何操作?

答　以火补者,毋吹其火,须自灭也;以火泻者,疾吹其火,传其艾,须其火灭也。

2. 直接灸的适应证是什么?

答　以虚证、寒证和阴证为主,适用于慢性久病、阳气不足之证及某些热证(如痈疽)。

3. 非化脓灸法与化脓灸法的操作有什么区别?

答　非化脓灸法施灸部位涂以少量凡士林,化脓灸法涂少许大蒜汁或姜汁等刺激物。非化脓灸法选用小艾炷,化脓灸法多选用中艾炷或大艾炷。非化脓灸法不待艾火烧灼到皮肤,在患者感到灼痛时,即用镊子将艾炷夹去或压灭,更换艾炷再灸,灸完规定的壮数为止,一般每穴灸3~9壮,以局部皮肤出现轻度红晕为度。化脓灸法需待艾炷自然燃尽,用镊子除去艾灰,另换一炷依法再灸。用指压或拍打方法减轻患者灸时的灼痛感,每换一炷需涂蒜汁1次。如此反复,灸完规定的壮数,一般每穴灸3壮,或者5~9壮。古人强调用大艾炷,即炷底直径"须三分阔"。

十一、悬 起 灸 法

【准备工作】

1. 患者的准备

（1）避免精神紧张、疲劳、饥饿、大汗、大泻、大出血之后进行艾灸治疗。

（2）衣物着装宽松，易于暴露施术部位。

（3）充分了解操作情况及注意事项。

2. 医生的准备

（1）熟悉并掌握适应证、禁忌证及操作规程。

（2）着装规范整洁，戴医用口罩、帽子，态度和蔼。

（3）核对患者信息，了解病史、心理、认知、合作程度等，排除禁忌证。

（4）充分告知患者或家属操作注意事项，解释以消除患者紧张感。

3. 物品的准备　艾条、打火机、不锈钢弯盘、止血钳、灭灸器等。

4. 环境的准备　治疗环境安静，温度适宜，通风良好，有排烟设备，注意保暖，注意保护患者隐私。

【操作流程】

1. 评估及告知　告知注意事项，解释以消除患者紧张感；告知患者在治疗过程中有任何不适，如心慌、头晕、恶心、大汗、疼痛、麻木等情况，需及时告知医生；环境是否合适，物品是否准备齐全。

2. 体位　根据患者病情选取相应体位，如坐位、仰卧位、俯卧位等，松解衣物，暴露治疗部位，注意保护患者隐私，注意保暖。

3. 取穴　根据疾病确定治疗腧穴。

4. 悬起灸法操作

将艾条点燃后，对准穴位，根据病情施温和灸、雀啄灸、回旋灸。

（1）温和灸　将艾条点燃后，对准穴位，与施灸处的皮肤保持2~5cm距离，使患者局部温热而无灼痛感，灸10~15min，至皮肤温热红晕为度。

（2）雀啄灸　点燃的艾灸置于施灸部位皮肤上方约3cm，像鸟雀啄食般，一上一下施灸。一般每处5min左右。

（3）回旋灸　艾火与皮肤保持一定的距离，平行往复回旋施灸。

注意:医生可将示指、中指置于施灸部位两侧,感知局部受热温度,以便随时调整施灸距离,掌握施灸时间,防止烫伤。

【操作后处理】

1. 正确熄灭灸火。询问患者艾灸部位有无不适感,观察艾灸处有无烫伤。

2. 医嘱告知艾灸后注意事项。

3. 记录操作情况,处理医疗废物及整理衣被,保持环境整洁。

【问答】

1. 艾条灸分为哪几种方式?

答 悬起灸与实按灸。其中悬起灸又分为温和灸、雀啄灸、回旋灸。

2. 灸法的禁忌证有哪些?

答 对实热证、阴虚发热者,一般不适应灸法;孕妇的腹部和腰骶部也不宜施灸;对颜面、五官和有大血管的部位,以及关节活动部位,不宜用瘢痕灸等。

3. 艾灸烫伤如何处理?

答 局部出现小水疱,可自然吸收;如水疱较大,局部消毒,刺破放出液体,无菌敷料保护,注意不要造成皮肤破损;化脓灸应保持局部清洁,辅料保护,待自然愈合,并加强营养。

十二、隔附子饼灸法

【准备工作】

1. 患者的准备

(1) 避免精神紧张、疲劳、饥饿、大汗、大泻、大出血之后进行艾灸治疗。

(2) 衣物着装宽松,易于暴露施术部位。

(3) 充分了解操作情况及注意事项。

2. 医生的准备

(1) 熟悉并掌握适应证、禁忌证及操作规程。

(2) 着装规范整洁,戴医用口罩、帽子,态度和蔼。

(3) 核对患者信息,了解病史、心理、合作程度等。

(4) 充分告知患者或家属操作注意事项,解释以消除患者紧张感。

3. 物品的准备 附子饼、艾绒、艾炷器、线香、打火机、镊子、不锈钢弯盘、灭灸器等。

4. 环境的准备 治疗环境安静,温度适宜,通风良好,有排烟设备,注意保暖,注意保护患者隐私。

【操作流程】

1. 评估及告知　告知注意事项,解释以消除患者紧张感;告知患者在艾灸过程中有任何不适,如灼热难耐、心慌、头晕、恶心、大汗、疼痛、麻木等情况,需及时告知医生;环境是否合适,物品是否准备齐全。

2. 体位　根据患者病情选取相应体位,如坐位、仰卧位、俯卧位等,松解衣物,暴露治疗部位,注意保护患者隐私,注意保暖。

3. 取穴　根据疾病确定治疗腧穴。

4. 制作附子饼　将附子研成细末,以黄酒调和,制成直径约2~3cm、厚约0.3~0.5cm的附子饼,中间穿刺数孔。

5. 隔附子饼灸操作

(1) 制备艾炷　根据施灸部位用艾炷器制备适宜大小的艾炷。常用2cm×2cm艾炷。

(2) 放置艾炷　将艾炷置于附子饼上,放在腧穴或患处。

(3) 点燃艾炷　点燃线香,用线香点燃艾炷上端,不需燃尽,待患者感到灼热时用镊子将艾炷夹起,更换艾炷再灸。

(4) 掌握灸量　观察局部皮肤,以免发生烫伤,一般灸3~9壮。

(5) 除去艾炷及药饼　用镊子将艾柱夹起,除去艾炷及药饼。

【操作后处理】

1. 施灸时,嘱咐患者保持舒适体位,以免体位移动时艾炷倾倒而发生烫伤或烧坏衣被。

2. 灸后如起小水疱,一般不须处理或涂安尔碘,较大水疱应消毒后用无菌针头刺破,涂上安尔碘。

3. 记录操作情况,处理医疗废物及整理衣被,保持环境整洁。

【问答】

1. 隔附子饼灸的适应证有哪些?

答　命门火衰而致的阳痿、早泄、遗精、宫寒不孕和疮疡久溃不敛的病证。

2. 哪些部位不宜艾灸?

答　面部穴位、乳头、大血管等处不宜直接灸,以免烫伤形成瘢痕;关节活动部位不宜使用化脓灸,以免化脓破溃,不易愈合,甚至影响关节活动;孕妇的腹部和腰骶部不宜施灸。一般空腹、过饱、极度疲劳和对灸法恐惧者,应慎施灸。

3. 隔附子饼灸的作用是什么?

答 附子味辛,性温、大热,配合灸法有温肾壮阳的作用。

十三、隔 姜 灸 法

【准备工作】

1. 患者的准备

(1) 避免精神紧张、疲劳、饥饿、大汗、大泻、大出血之后进行艾灸治疗。

(2) 衣物着装宽松,易于暴露施术部位。

(3) 充分了解操作情况及烫伤等注意事项。

2. 医生的准备

(1) 熟悉并掌握适应证、禁忌证及操作规程。

(2) 着装规范整洁,戴医用口罩、帽子,态度和蔼。

(3) 核对患者信息,了解病史、心理、合作程度等,排除禁忌证。

(4) 充分告知患者或家属操作注意事项,解释以消除患者紧张感。

3. 物品的准备　生姜、小刀、针具、艾绒、艾炷器、线香、打火机、镊子、不锈钢弯盘、灭灸器等。

4. 环境的准备　治疗环境安静,温度适宜,通风良好,有排烟设备,有帘子、屏风等遮挡物,能够保护患者隐私。

【操作流程】

1. 评估及告知　告知注意事项,解释以消除患者紧张感;告知患者在艾灸过程中有任何不适,如皮肤灼热难耐、心慌、头晕、恶心、大汗、疼痛、麻木等情况,需及时告知医生;环境是否合适,物品是否准备齐全。

2. 体位　根据患者病情选取相应体位,如坐位、仰卧位、俯卧位等,松解衣物,暴露治疗部位,注意保护患者隐私,注意保暖。

3. 取穴　根据患者病情确定治疗穴位。

4. 姜片的制作　用小刀将鲜生姜切成直径约3cm、厚0.2~0.3cm的姜片,以针具扎透数孔。

5. 隔姜灸法

(1) 制备艾炷　根据施灸部位用艾炷器制备适宜大小的艾炷。常用2cm×2cm艾炷。

(2) 放置艾炷　将艾炷置于姜片上,放在腧穴或患处。

（3）点燃艾炷　点燃线香,用线香点燃艾炷上端,患者感到灼热时用镊子将艾炷夹起,更换艾炷再灸,或另加一薄姜片再灸。

（4）掌握灸量　观察局部皮肤,以免发生烫伤,一般灸3~9壮。

（5）除去艾炷及姜片　用镊子将艾炷夹起,除去艾炷及姜片。

【操作后处理】

1. 施灸时,嘱咐患者保持舒适体位,以免体位移动时,艾炷倾倒而发生烫伤或烧坏衣被。

2. 灸后如起小水疱,一般不须处理或涂安尔碘,较大水疱应消毒皮肤表面后,用无菌针头刺破,涂上安尔碘。

3. 记录操作情况,处理医疗废物及整理衣被,保持环境整洁。

【问答】

1. 隔姜灸的适应证有哪些?

答 适用于寒湿所致的呕吐、腹痛、泄泻及风寒湿痹和外感表证等。

2. 灸法有哪些治疗作用?

答 温经散寒、扶阳固脱、消瘀散结、防病保健、引热外行。

3. 隔姜灸的作用是什么?

答 温中、祛寒、止呕、解表。

十四、温 针 灸 法

【准备工作】

1. 患者的准备

（1）避免精神紧张、疲劳、饥饿、大汗、大泻、大出血之后进行艾灸治疗。

（2）衣物着装宽松,易于暴露施术部位。

（3）充分了解操作情况及注意事项。

2. 医生的准备

（1）熟悉并掌握适应证、禁忌证及操作规程。

（2）着装规范整洁,戴医用口罩、帽子,态度和蔼。

（3）核对患者信息,了解病史、心理、合作程度等,排除禁忌证。

（4）充分告知患者或家属操作注意事项,患者或家属知情同意,解释以消除患者紧张感。

3. 物品的准备 一次性使用无菌针灸针、75%乙醇(或医用碘伏)、无菌干棉球(或消毒棉签)、不锈钢弯盘、镊子、艾绒、艾条、线香、打火机、隔热垫等,根据患者体质、胖瘦及腧穴选择针具规格。

4. 环境的准备 治疗环境安静,温度适宜,通风良好,有排烟设备,有帘子、屏风等遮挡物,能保护患者隐私,注意保暖。

【操作流程】

1. 评估及告知 告知注意事项,解释以消除患者紧张感;告知患者在行针、留针过程中有任何不适,如心慌、头晕、恶心、大汗、疼痛、麻木等情况,需及时告知医生;环境是否合适,物品是否准备齐全。

2. 体位 根据患者病情选取相应体位,如坐位、仰卧位、俯卧位等,松解衣物,暴露治疗部位,注意保护患者隐私,注意保暖。

3. 取穴 根据疾病确定治疗腧穴。

4. 消毒 腧穴定位后,用镊子夹取75%乙醇(或医用碘伏)棉球从穴位的中心向四周旋转涂擦消毒,切忌接触污物,以免重新污染。医生手消毒。

5. 温针灸操作

(1) 进针 用左手(押手)拇指或示指指端切按在腧穴位置上,右手(刺手)持针,紧靠左手指甲边缘将针垂直刺入腧穴。

(2) 行针 一次性使用无菌针灸针刺入腧穴后,可根据情况采用行针基本或辅助手法促进得气,或调节针感强弱。

(3) 捏加艾绒 取适量艾绒搓成艾团,贴于针柄上,用右手拇、示、中三指一边捏压、一边捻转,将艾绒在针柄上搓捏成枣核或橄榄形状的艾炷,艾炷紧实、光滑。或在针柄上套置一段约1.5cm艾条施灸。其间注意针具无下插或上提。

(4) 温针灸法 艾团与体表距离2~3cm。从艾团或艾条的下端(近皮肤端)点燃施灸。若觉皮肤发烫,可间隔一厚纸片。

(5) 出针 待艾绒燃烧殆尽后除去灰烬,以左手拇指、示指持无菌干棉球轻轻压于针刺部位,右手持针做轻微的小幅度捻转,并随势将针缓慢提至皮下,静留片刻,然后出针。出针后用棉球轻压针孔片刻。

【操作后处理】

1. 询问患者针刺部位有无不适感,注意有无晕针延迟反应现象,观察针刺点有无出血、血肿和烫伤红斑,核对针数是否遗漏,确保艾火彻底熄灭。

2. 医嘱告知治疗后注意事项。

3. 记录操作情况,处理医疗废物及整理衣被,保持环境整洁。

【问答】

1. 从哪个部位点燃艾绒?

答 从下端(近皮肤端)点燃施灸。

2. 艾绒距离皮肤的合适距离是多少?

答 距离皮肤2~3cm。

3. 温针灸的注意事项有哪些?

答 温针过程中防止艾火脱落,烧伤皮肤或衣物,灸时嘱患者不要移动体位,并在火灸的下方垫一纸片,以防艾火掉落烫伤皮肤。

十五、火 罐 疗 法

【准备工作】

1. 患者的准备

(1) 避免精神紧张、疲劳、饥饿、大汗、大泻、大出血之后进行治疗。

(2) 衣物着装宽松,易于暴露施术部位。

(3) 充分了解操作情况及注意事项。

2. 医生的准备

(1) 熟悉并掌握适应证、禁忌证及操作规程。

(2) 着装规范整洁,戴医用口罩、帽子,态度和蔼。

(3) 核对患者信息,了解病史、心理、认知、合作程度等,排除禁忌证。

(4) 充分告知患者或家属操作注意事项,患者或家属知情同意,解释、消除患者紧张感。

3. 物品的准备 罐具、止血钳、打火机、95%乙醇、干棉球等,根据需要准备大小适宜、数量足够的罐具,检查罐口有无破损。

4. 环境的准备 治疗环境安静,温度适宜,注意保暖,注意保护患者隐私。

【操作流程】

1. 评估及告知 患者是否适合接受此次拔罐治疗,如患者局部皮肤是否有溃疡、破损、静脉曲张等,患者是否有自发性出血倾向疾病等;告知注意事项,解释以消除患者紧张感,告知患者在操作过程中不要乱动,如有不适及时向医生提出;环境是否合适,物品是否准备齐全。

2. 体位　根据患者病情选取相应体位,如仰卧位、俯卧位等,松解衣物,暴露治疗部位,注意保护患者隐私,注意保暖。

3. 取穴　根据疾病确定治疗部位或腧穴。

4. 火罐操作

(1) 拔罐　用止血钳夹紧干棉球,蘸取95%乙醇,乙醇量适中,避免乙醇滴落沾及罐壁。一手握罐体,罐口斜向下,点燃引火棒后在罐底部绕1~3圈再抽出,并迅速将罐具扣在应拔的部位上,注意切勿将罐口烧热,以免烫伤皮肤。

(2) 留罐　操作过程中,观察患者反应,如有不适及时调整,留罐5~15min。

(3) 起罐　左手握住罐具,右手拇指或示指在罐口旁边按压一下,使空气缓慢进入罐内,将罐取下。

【操作后处理】

1. 观察局部皮肤有无异常,罐斑颜色,有无起水疱。若烫伤或留罐时间太长而皮肤起水疱时,小的无需处理,仅敷以消毒纱布,防止擦破即可。如水疱过大,用注射器从水疱底部刺入,将渗液吸出后,外用消毒敷料保护,并嘱患者避免沾水,定期消毒换药,一般数日可愈。

2. 医嘱告知拔罐后注意事项。

3. 记录操作情况,处理医疗废物及整理衣被,保持环境整洁。

【问答】

1. 拔罐的作用有哪些?

答　开泄腠理、祛风散寒、通经活络、行气活血、祛瘀生新、消肿止痛等。

2. 罐斑可能与哪些因素有关?

答　罐斑能一定程度上反映刺激量的大小及病症性质。与操作手法、人体体质、病情等因素有关。一般情况下,罐的吸拔力度轻、留罐时间短,拔罐后局部皮肤可出现潮红色充血,称为充血罐,多具有温阳益气、温经散寒的作用;罐的吸拔力度重、留罐时间长,拔罐后局部皮肤可出现紫红色、暗紫色瘀斑,可称为瘀血罐,多具有活血化瘀、清热除湿、祛邪拔毒的作用。临床不可一味追求拔罐后局部出现瘀斑,以免反复过重拔罐引起局部损伤。

3. 拔罐的注意事项有哪些?

答　应选择适当体位和肌肉相对丰满处进行操作;手法要熟练,动作要轻、快、稳、准;带有心脏起搏器等金属植入物的患者,禁用电磁拔罐器具等。

十六、走 罐 疗 法

【准备工作】

1. 患者的准备

（1）避免精神紧张、疲劳、饥饿、大汗、大泻、大出血之后进行治疗。

（2）衣物着装宽松，易于暴露施术部位。

（3）充分了解操作情况及注意事项。

2. 医生的准备

（1）熟悉并掌握适应证、禁忌证及操作规程。

（2）着装规范整洁，戴医用口罩、帽子，态度和蔼。

（3）核对患者信息，了解病史、心理、认知、合作程度等，排除禁忌证。

（4）充分告知患者或家属操作注意事项，患者或家属知情同意，解释以消除患者紧张感。

3. 物品的准备　罐具、润滑剂（凡士林或水或红花油）、止血钳、打火机、95%乙醇、干棉球等，根据需要准备大小适宜、数量足够的罐具，检查罐口有无破损。

4. 环境的准备　治疗环境安静，温度适宜，注意保暖，注意保护患者隐私。

【操作流程】

1. 评估及告知　患者是否适合接受此次走罐治疗，如患者局部皮肤是否有溃疡、破损、静脉曲张等，患者是否有自发性出血倾向疾病等；告知注意事项，解释、消除患者紧张感，告知患者在操作过程中不要乱动，如有不适及时提出；环境是否合适，物品是否准备齐全。

2. 体位　根据患者病情选取相应体位，如仰卧位、俯卧位等，松解衣物，暴露治疗部位，注意保护患者隐私，注意保暖。

3. 取穴　根据疾病确定治疗部位或经络走行。

4. 走罐操作

（1）涂抹润滑剂　在施术部位涂抹适量的润滑剂（水或凡士林或红花油等）。

（2）引火棒　用止血钳夹紧干棉球，蘸取95%乙醇，乙醇量适中，避免乙醇滴落沾及罐壁。

（3）走罐　点燃引火棒后在罐底部绕1~3圈再抽出，并迅速将罐具扣在应拔的部位上,将罐拔住后,单手或双手握住罐体,在施术部位上下、左右往返推移。走罐时,可将罐口的前进侧的边缘稍抬起,另一侧边缘稍用力,以利于罐的推拉。反复操作至施术部位红润、充血甚至瘀血为度。

(4) 起罐 一手握罐,另一手用拇指或示指按住罐口周围的皮肤,使之凹陷,空气进入罐内,罐体自然脱下。

【操作后处理】

1. 观察局部皮肤有无异常,罐斑颜色,有无起水疱。

2. 医嘱告知拔罐后注意事项。

3. 记录操作情况,处理医疗废物及整理衣被,保持环境整洁。

【问答】

1. 走罐法适用于哪些部位?

答 适宜于脊背、腰臀、大腿等面积较大、肌肉丰厚的部位。

2. 拔罐时是否以出现瘀斑为度?

答 拔罐的程度取决于病情的需要,一般来说,温阳益气、温经散寒可采用局部潮红充血的拔罐法,活血化瘀、消肿止痛可采用局部紫红瘀斑的拔罐法。不可一味追求拔罐后局部出现瘀斑,以免反复过重拔罐引起局部损伤。

3. 常用罐的种类有哪些?

答 玻璃罐、竹罐、陶罐、抽气罐;新型的多功能罐,如在罐内架设艾灸,灸后排气拔罐的灸罐;或罐内安有电热元件的电热罐等。

十七、闪 罐 疗 法

【准备工作】

1. 患者的准备

(1) 避免精神紧张、疲劳、饥饿、大汗、大泻、大出血之后进行治疗。

(2) 衣物着装宽松,易于暴露施术部位。

(3) 充分了解操作情况及注意事项。

2. 医生的准备

(1) 熟悉并掌握适应证、禁忌证及操作规程。

(2) 着装规范整洁,戴医用口罩、帽子,态度和蔼。

（3）核对患者信息,了解病史、心理、认知、合作程度等,排除禁忌证。

（4）充分告知患者或家属操作注意事项,患者或家属知情同意,解释以消除患者紧张感。

3. 物品的准备　罐具、止血钳、打火机、95%乙醇、干棉球等,根据需要准备大小适宜、数量足够的罐具,检查罐口有无破损。

4. 环境的准备　治疗环境安静,温度适宜,注意保暖,注意保护患者隐私。

【操作流程】

1. 评估及告知　患者是否适合接受此次闪罐治疗,如患者局部皮肤是否有溃疡、破损、静脉曲张等,患者是否有自发性出血倾向疾患等;告知注意事项,解释以消除患者紧张感,告知患者在操作过程中不要乱动,如有不适及时提出;环境是否合适,物品是否准备齐全。

2. 体位　根据患者病情选取相应体位,如仰卧位、俯卧位等,松解衣物,暴露治疗部位,注意保护患者隐私,注意保暖。

3. 取穴　根据疾病确定治疗部位或腧穴。

4. 闪罐操作

（1）引火棒　用止血钳夹紧干棉球,蘸取95%乙醇,乙醇量适中,避免乙醇滴落沾及罐壁。

（2）闪罐　点燃引火棒后在罐底部绕1~3圈再抽出,并迅速将罐具扣在应拔的部位上,将罐拔住后,随即拔下,再吸,再拔下,反复吸拔,至局部皮肤潮红、充血或瘀血为度,动作要迅速而准确。

【操作后处理】

1. 观察局部皮肤有无异常,罐斑颜色,有无起水疱。

2. 医嘱告知拔罐后注意事项。

3. 记录操作情况,处理医疗废物及整理衣被,保持环境整洁。

【问答】

1. 闪罐的注意事项有哪些?

答　闪罐动作要迅速、准确,手法要轻巧,吸附力要适中。尤其要注意一罐多次闪罐后,应及时换罐,避免罐口温度升高,造成烫伤。

2. 闪罐的适用范围有哪些?

答　多用于局部皮肤麻木或功能减退等虚证疾病,尤其适用于肌肉较松弛、吸拔不紧和不宜留罐的部位,以及儿童患者。

3. 拔罐的禁忌证有哪些?

答（1）高热、抽搐和痉挛发作者。

（2）急性严重疾病、慢性全身虚弱性疾病、接触性传染病、有出血倾向的疾病、瘰疬患者。骨折患者在未完全愈合前;急性关节、韧带、肌腱严重损伤者。

（3）婴幼儿。

（4）心尖区、体表大动脉搏动处、静脉曲张处;皮肤有溃疡、破裂处;局部原因不明的肿块处、疝气处;眼耳口鼻等五官孔窍处;有严重肺气肿的患者背部及胸部不宜负压吸拔,孕妇的腰骶及腹部、前后阴、乳房不宜拔罐。

（5）过饥、醉酒、过饱、过度疲劳者均不宜拔罐。

（6）精神失常、精神病发作期、狂躁不安、破伤风、狂犬病等不能配合者不宜拔罐。

十八、刺络拔罐疗法

【准备工作】

1. 患者的准备

（1）避免精神紧张、疲劳、饥饿、大汗、大泻、大出血之后进行治疗。

（2）衣物着装宽松,易于暴露施术部位。

（3）充分了解操作情况及注意事项。

2. 医生的准备

（1）熟悉并掌握适应证、禁忌证及操作规程。

（2）着装规范整洁,戴医用口罩、帽子,态度和蔼。

（3）核对患者信息,了解病史、心理、认知、合作程度等,排除禁忌证。

（4）充分告知患者或家属操作注意事项,患者或家属知情同意,解释以消除患者紧张感。

3. 物品的准备　75%乙醇（或医用碘伏）棉球、无菌（消毒）手套、三棱针（或粗毫针或皮肤针）、止血钳、打火机、95%乙醇、无菌干棉球（或消毒棉签）、消毒敷料或创口贴,根据需要准备大小适宜、数量足够的罐具,检查罐口有无破损。

4. 环境的准备　治疗环境安静,温度适宜,注意保暖,注意保护患者隐私。

【操作流程】

1. 评估及告知　患者是否适合接受刺络拔罐治疗,如患者局部皮肤是否有溃疡、破损、静脉曲张等,患者是否有自发性出血倾向疾患等;告知注意事项,解释以消除患者紧张感,告知患者在操作过程中不要乱动,如有不适及时提出;环境是否合适,物品是否准备齐全。

2. 体位　根据患者病情选取相应体位,如仰卧位、俯卧位等,松解衣物,暴露治疗部位,注意保护患者隐私,注意保暖。

3. 取穴　根据疾病确定治疗部位或腧穴。

4. 消毒　腧穴定位后,用止血钳夹取75%乙醇棉球在腧穴部位消毒,应从腧穴部位的中心向四周旋转涂擦,消毒后,切忌接触污物,以免重新污染。医生手消毒,戴无菌消毒手套。

5. 刺络拔罐操作

（1）刺络　先在针刺部位及其周围轻轻地推、揉、挤、捋,使局部充血,再用三棱针或粗毫针在腧穴或患处散刺出血;或用皮肤针在腧穴或患处进行叩刺出血。

（2）引火棒　用止血钳夹紧干棉球,蘸取95%乙醇,乙醇量适中,避免乙醇滴落沾及罐壁。

（3）拔罐　点燃引火棒后在罐底部绕1~3圈再抽出,并迅速将罐具扣在叩刺出血的部位上,注意切勿将罐口烧热,以免烫伤皮肤。

（4）留罐　留罐5~15min,操作过程中,观察患者反应,如有不适及时调整。

（5）起罐　左手夹住罐具,右手拇指或示指在罐口旁边按压一下,使空气缓慢进入罐内,将罐取下。不能迅猛,避免罐内污血喷射而污染周围环境。用无菌干棉球擦净皮肤血迹。

【操作后处理】

1. 观察局部出血量、瘀血颜色。

2. 医嘱告知治疗后注意事项。

3. 记录操作情况,处理医疗废物及整理衣被,保持环境整洁。

【问答】

1. 刺络拔罐的适应证有哪些?

答　此法多用于治疗各种急慢性软组织损伤、神经性皮炎、痤疮、皮肤瘙痒、丹毒、坐骨神经痛等。

2. 刺络拔罐后污血罐的处理方法如何?

答　先用消毒乙醇棉清理火罐上的血迹,再投入消毒水浸泡,洗净消毒处理。

3. 结合《黄帝内经》的论述谈谈刺络是什么治病机制。

答《素问·血气形志篇》云："凡治病必先去其血,乃去其所苦,伺之所欲,然后泻有余,补不足。"《灵枢·小针解》云："菀陈则除之者,去血脉也。"指出了刺络放血的作用机制在于出恶血、辟浊气、通经脉、调血气。

十九、穴位贴敷疗法

【准备工作】

1. 患者的准备

（1）衣物着装宽松,易于暴露施术部位。

（2）充分了解操作情况及注意事项。

2. 医生的准备

（1）熟悉并掌握适应证、禁忌证及操作规程。

（2）着装规范整洁,戴医用口罩、帽子,态度和蔼。

（3）核对患者信息,了解病史、心理、合作程度等,排除禁忌证。

（4）确认有无药物过敏史。

（5）充分告知患者或家属操作注意事项,解释以消除患者紧张感。

3. 物品的准备　药粉、生姜汁、敷料、胶带、镊子、一次性弯盘、75%乙醇（或医用碘伏）棉球等。

4. 环境的准备　治疗环境安静,温度适宜,注意保暖,注意保护患者隐私。

【操作流程】

1. 评估及告知　告知注意事项,解释以消除患者紧张感,告知患者在贴敷过程中有任何不适,如心慌、头晕、恶心、皮肤发红、皮肤瘙痒或皮肤疼痛等情况,需及时告知医生。物品是否准备齐全,环境是否合适。

2. 体位　根据患者病情选取相应体位,如坐位、仰卧位、俯卧位等,松解衣物,暴露治疗部位,注意保护患者隐私,注意保暖。

3. 取穴　根据疾病确定治疗腧穴。

4. 消毒　用镊子夹取75%乙醇（或医用碘伏）棉球从穴位的中心向四周旋转涂擦消毒,切忌接触污物,以免重新污染。医生手消毒。

5. 穴位贴敷操作

（1）制作药饼　将药粉与姜汁均匀混合调成膏状，取3~5g搓成丸状备用。

（2）穴位贴敷　将丸状药物放置在敷料上，贴在选定的穴位上，用胶带固定。注意将敷料四周完全固定在皮肤上，以防止敷药移位或脱落。

（3）去除敷药　可用消毒干棉球蘸温水或各种植物油，轻轻擦去皮肤上的黏胶或药物。贴敷时间根据敷贴药物刺激性大小，视患者反应和发疱程度确定。一般情况下，刺激性小的药物，每隔1~3天换药1次；不需溶剂调和的药物，还可适当延长到5~7天换药1次；刺激性大的药物，应视患者的反应和发疱程度确定贴敷时间，数分钟至数小时。

【操作后处理】

1. 观察皮肤反应。色素沉着、潮红、微痒、烧灼感、疼痛、轻微红肿、轻度出水疱属于穴位贴敷的正常皮肤反应。

2. 医嘱告知治疗后的注意事项。

3. 记录操作情况，处理医疗废物及整理衣被，保持环境整洁。

【问答】

1. 用于穴位贴敷疗法的药物有哪些？

答　具有通经走窜、开窍活络作用，如冰片、丁香、白芥子、乳香、没药、细辛、白芷、生姜等；多选气味俱厚、生猛有毒之品，如天南星、生半夏、生川乌、生草乌等；选择适当的溶剂调和，如醋调、酒调、油调、水调等。

2. 贴敷后水疱如何处理？

答　对于贴敷部位起水疱者，水疱较小不需处理，可使其自然吸收；如果水疱较大，需要用一次性针灸针或注射针头，刺破后放出水液，并用碘伏消毒，防止感染。

3. 穴位敷贴出现过敏现象如何处理？

答　贴敷后若出现范围较大、程度较重的皮肤红斑、水疱、瘙痒现象，应立即停药，进行对症处理。出现全身性皮肤过敏症状者，应及时到医院就诊。

二十、穴位埋线疗法

【准备工作】

1. 患者的准备

（1）避免精神紧张、疲劳、饥饿、大汗、大泻、大出血之后进行埋线治疗。5岁以下的儿童、孕妇、有出血倾向者及蛋白过敏者不宜埋线。

（2）患者注意个人清洁卫生，建议其治疗前沐浴。衣物着装宽松，易于暴露施术部位。

（3）充分了解操作情况及注意事项。

2. 医生的准备

（1）熟悉并掌握适应证、禁忌证及操作规程。

（2）着装规范整洁，戴医用帽子、外科口罩，态度和蔼。

（3）核对患者信息，了解病史、心理、认知、合作程度等，排除禁忌证。

（4）充分告知患者或家属操作注意事项，患者或家属知情同意，解释以消除患者紧张感。

3. 物品的准备　埋线器具、线材、75%乙醇（或医用碘伏）棉球、无菌干棉球（或消毒棉签）、无菌手术包（包括弯盘、止血钳、敷料）、无菌手套、无菌手术衣等，根据患者体质、胖瘦及腧穴选择针具、线材规格。

4. 环境的准备　治疗室应具备良好的通风、采光条件。采用自然通风和（或）机械通风保证诊疗场所的空气流通和换气次数。每日诊疗活动前后或接诊呼吸道传染病患者后应进行环境消毒。有帘子、屏风等遮挡物，能够保护患者隐私，注意保暖。

【操作流程】

1. 评估及告知　患者是否适合接受此次治疗，告知注意事项，解释以消除患者紧张感；告知患者在治疗过程中有任何不适，如心慌、头晕、恶心、大汗、疼痛、麻木等情况，需及时告知医生。环境是否合适，物品是否准备齐全。

2. 体位　根据患者病情选取相应体位，如坐位、仰卧位、俯卧位等，松解衣物，暴露治疗部位，注意保护患者隐私，注意保暖。

3. 取穴　根据疾病确定治疗腧穴。

4. 消毒　腧穴定位后，选用75%乙醇棉球或者浸有碘伏消毒液原液的无菌棉球在腧穴部位消毒2次。以腧穴部位为中心，由内向外缓慢旋转，逐步涂擦，共2次。腧穴消毒后，切忌接触污物，以免重新污染。医生戴无菌手套（建议穿无菌手术衣，戴无菌手套）。

5. 穴位埋线操作

（1）进针　左手示指和拇指绷紧已消毒的穴位两侧皮肤，右手拇指、示指和中指持针，快速进入皮肤，然后缓慢推针到治疗所需的深度。

（2）放线　用右手示指边推针芯放线边退针，将羊肠线埋植在肌层，或肌层与皮下组织之间。

（3）出针　针尖至皮下时快速出针，同时用棉球按压数分钟，用创口贴敷贴于进针点。

操作要领："两快一慢"操作方法。"两快"为进针时手腕用力，针尖快速刺至皮下；出针时边退针边放线，退至皮下时，快速出针。"一慢"为破皮后缓慢推针至治疗所需的深度。

【操作后处理】

1. 询问患者针刺部位有无不适感,注意有无晕针延迟反应现象,观察针刺点有无出血、血肿。

2. 医嘱告知治疗后注意事项。

3. 记录操作情况,处理医疗废物及整理衣被,保持环境整洁。

【问答】

1. 穴位埋线的操作要领有哪些?

答 "两快一慢"操作方法。"两快"为进针时手腕用力,针尖快速刺至皮下;出针时边退针边放线,退至皮下时,快速出针。"一慢"为破皮后缓慢推针至治疗所需的深度。

2. 穴位埋线后出现感染如何处理?

答 埋线后1周内如局部出现红、肿、热、痛,说明有感染,轻者热敷即可,重者应抗感染处理。如已化脓,应放出脓液,再进行抗感染处理。

3. 穴位埋线后出现过敏如何处理?

答 埋入线体后如果2周内出现局部红、肿、痒等症状,属羊肠线过敏现象,则停止再次埋线,同时进行抗过敏处理,口服抗过敏药物治疗,病情严重者到皮肤科会诊治疗。

二十一、针灸异常情况(晕针)处理

【准备工作】

1. 患者的表现 在针刺、留针或出针过程中,患者出现以下症状之一:神情异常、头晕目眩、恶心欲吐、心慌气短、面色苍白、出冷汗、四肢厥冷、脉沉细等;重者出现神志昏迷、唇甲青紫、大汗淋漓、大小便失禁、脉微欲绝等。

2. 医生的准备 仔细观察患者反应;解释以消除患者紧张感;做好出针准备。

3. 物品的准备 空床位、无菌干棉球、温水、糖、血压计、听诊器、急救药物等。

4. 环境的准备 治疗环境安静,温度适宜,有帘子、屏风等遮挡物,能够保护患者隐私。

【处理流程】

1. 出针 立即停止针刺,迅速全部出针。

2. 平卧 患者平卧,去枕,松解衣带,通畅空气,保暖。

3. 饮水 服用糖类饮料或制品(可能影响患者自身原有疾病者慎用)或温开水。

4. 针灸 重者在行上述处理后,可选水沟、素髎、内关、合谷、太冲、涌泉、足三里等穴指压或针刺,亦可灸百会、气海、关元等穴。

5. 评估　监测生命体征,如血压、心率等。

6. 急救　若见不省人事、呼吸微弱、脉微欲绝者,立即请急诊科会诊,给予紧急抢救。

【操作后处理】

1. 询问患者有无不适感,检查针具是否完整,核对针数是否遗漏。

2. 医嘱告知操作后注意事项。

3. 记录操作情况,处理医疗废物及整理物品,保持环境整洁。

【问答】

1. 晕针的原因有哪些?

答　(1) 体质原因　体虚、饥饿、醉酒、过敏体质、疲劳者易发生晕针。

(2) 心理原因　因为害怕、紧张心理因素产生的晕针。

(3) 病理原因　有自主神经功能紊乱者,特别是有直立性低血压史或神经症史者多易发生晕针。

(4) 穴位刺激过强　所谓过强,因各人情况不一,很难度量比较。一般在敏感点施针,或采用特殊手法,如气至病所手法等都能诱发。在刺激的种类上,除毫针、拔罐、艾灸外,穴位注射和耳针亦可引起晕针。

(5) 体位原因　以立位及坐位发生晕针者多见,但卧位晕针也时有发生。

(6) 环境原因　气压低的闷热季节,屋子里空气混浊,声浪喧杂等。

2. 针刺还有哪些其他异常情况?

答　滞针、弯针、断针、血肿、针后异常感、气胸、刺伤神经系统、刺伤内脏。

3. 晕针后是否需要对生命体征进行评估?

答　晕针后必须要对生命体征进行评估,如血压、心率等,以便采取积极有效救治。

二十二、针灸异常情况(滞针)处理

【准备工作】

1. 患者的表现　针在体内难以捻转,提插、出针均感困难,若勉强捻转、提插时,则患者感到疼痛不可忍。

2. 医生的准备　仔细观察患者反应;解释以消除患者紧张感;在行针时或留针后医生感觉针下涩滞,捻转、提插、出针均感困难,判断此时可能出现滞针或弯针。

3. 物品的准备　无菌干棉球、止血钳等。

4. 环境的准备　治疗环境安静,温度适宜,有帘子、屏风等遮挡物,能保护患者隐私。

【处理流程】

1. 嘱患者消除紧张,恢复原先体位,使局部肌肉放松。

2. 可适当延长留针时间,以缓解肌肉紧张。

3. 可于滞针穴位附近行循、摄、按、弹等手法,以缓解肌肉紧张。

4. 可在附近再刺一针,以缓解肌肉紧张。

5. 若因单向捻针致滞针者,可以反向将针捻回,然后左右捻转使之松懈。

6. 评估,再次小幅度捻转、提插、出针,体会针下紧滞感,如已无紧滞感,可以出针。

【操作后处理】

1. 询问患者有无不适感,观察针刺点有无出血、血肿,检查针体,有无断针。

2. 医嘱告知操作后注意事项。

3. 记录操作及意外情况,处理医疗废物及整理物品,保持环境整洁。

【问答】

1. 滞针的原因有哪些?

答　患者精神紧张,当针刺入腧穴后,患者局部肌肉强烈收缩;或行针时单向捻转太过,以致肌纤维缠绕针身而成滞针;有时留针时间过长,也可出现滞针。针后患者移动体位也可出现滞针。

2. 发生滞针后,毫针可能会出现什么情况?

答　弯针、断针。

3. 如何判断是否出现滞针?

答　医者在行针时或留针后感觉针下涩滞,捻转、提插、出针均感困难,判断此时可能出现滞针或弯针。

二十三、针灸异常情况(弯针)处理

【准备工作】

1. 患者的表现　针柄改变了进针或留针时的方向和角度,提插、捻转及出针均感困难,甚至无法出针,而患者感到疼痛。

2. 医生的准备　仔细观察患者反应;解释以消除患者紧张感;在行针时或留针后医生

感觉针下涩滞,捻转、提插、出针均感困难,判断此时可能出现滞针或弯针。

3. 物品的准备　无菌干棉球、止血钳等。

4. 环境的准备　治疗环境安静,温度适宜,有帘子、屏风等遮挡物,能保护患者隐私。

【处理流程】

1. 判断可能出现弯针后,不可再行提插、捻转等手法。

2. 若由患者移动体位所致,则应使患者慢慢恢复原来体位,使局部肌肉放松,将针缓缓起出。

3. 如轻度弯曲,可按一般拔针法,将针慢慢地退出;若针身弯曲较大,应注意弯曲的方向,顺着弯曲方向将针退出;若弯曲不止一处,须视针柄扭转倾斜的方向,逐渐分段退出。

4. 切忌强行拔针,以免断针、出血。

【操作后处理】

1. 询问患者有无不适感,观察针刺点有无出血、血肿,检测针体,有无断针现象。

2. 医嘱告知操作后注意事项。

3. 记录操作及意外情况,处理医疗废物及整理物品,保持环境整洁。

【问答】

1. 弯针的原因有哪些?

答　术者进针手法不熟练,用力过猛、过速,以致针尖碰到坚硬组织器官;或患者在针刺或留针时移动体位;或因针柄受到某种外力压迫、碰击等。

2. 发生弯针后,如果处理不当,可能会出现什么情况?

答　断针、血肿。

3. 如针身弯曲较大时,应该如何出针?

答　应注意弯曲的方向,顺着弯曲方向将针退出。

二十四、针灸异常情况(断针)处理

【准备工作】

1. 患者的表现　行针时或出针后发现针身折断,其断端部分针身浮露于皮外,或断端全部没于皮下。

2. 医生的准备　判断断针部位;观察断针针身露于皮肤外,或是断端全部没入皮肤之下;解释以消除患者紧张感,叮嘱不要改变体位。

3. 物品的准备　无菌干棉球、镊子等。

4. 环境的准备　治疗环境安静,温度适宜,有帘子、屏风等遮挡物,能保护患者隐私。

【处理流程】

1. 嘱患者不要紧张,切勿移动原有体位,以防断针陷入深层肌肉。

2. 如残端显露,可用手指或镊子将针取出;若残端与皮肤相平或稍低,但尚可见到残端者,可用左手拇、示两指在针旁按压皮肤,使残端露出皮肤之外,右手持镊子将针拔出;若折断部分全部没入皮下,应采用X线定位,施行外科手术取出。

3. 检测取出针体,是否完整,有无断针留置于体内现象。

【操作后处理】

1. 询问患者有无不适感,观察针刺点有无出血、血肿,局部消毒。

2. 医嘱告知操作后注意事项。

3. 记录操作及意外情况,处理医疗废物及整理物品,保持环境整洁。

【问答】

1. 取出断针后,需要注意什么?

答　检测取出针体,检查针具是否完整,有无断针留置于体内现象。

2. 如何避免断针事件发生?

答　(1)应仔细检查针具质量,不合要求应剔除不用。

(2)进针、行针时要轻巧,不可强力猛刺。

(3)针刺入穴位后,嘱患者不要随意移动体位。

(4)针刺时不宜将针身全部刺入腧穴。

(5)若遇滞针、弯针时应及时正确处理,不可强行硬拔。

3. 如果折断针体部分全部没入皮下,应该如何正确操作?

答　应该采用X线定位,施行外科手术取出。

二十五、针灸异常情况(气胸)处理

【准备工作】

1. 患者的表现　轻者出现胸闷、心慌、呼吸不畅,严重者可见呼吸困难、唇甲发绀、出汗、血压下降等症状。

2. 医生的准备　仔细观察患者反应;使患者半卧位休息,嘱其切勿恐惧或翻转体位;

解释以消除患者紧张感。

3. 物品的准备　无菌干棉球、听诊器等。

4. 环境的准备　治疗环境安静,温度适宜,有帘子、屏风等遮挡物,能保护患者隐私。

【处理流程】

1. 判断可能发生气胸后,应立即出针。

2. 使患者半卧位休息,嘱其切勿恐惧或翻转体位,一般少量气体能自行吸收。

3. 体格检查:肋间隙变宽、外胀,叩诊呈鼓音,听诊肺呼吸音减弱或消失,气管可向健侧移位。X线胸透可见肺组织被压缩现象。

4. 密切观察,随时对症处理,如给予镇咳、消炎类药物,以防止肺组织因咳嗽扩大创口,加重漏气和感染。

5. 对严重者,须及时组织抢救,如胸腔穿刺抽气减压、吸氧、抗休克治疗等。

【操作后处理】

1. 询问患者有无不适感,密切观察病情变化。

2. 医嘱告知操作后注意事项。

3. 记录操作及意外情况,处理医疗废物及整理物品,保持环境整洁。

【问答】

1. 针刺时,出现气胸的原因是什么?

答　胸背部及锁骨附近针刺过深,会刺伤肺脏,使空气进入胸膜腔,发生创伤性气胸。

2. 如何避免创伤性气胸事件发生?

答　针刺时应根据患者体形胖瘦,选择适当体位,掌握进针深度,施行提插手法的幅度不宜过大。胸背部腧穴应斜刺、横刺,不宜长时间留针。

3. 患者出现哪些症状及体征,需要考虑发生气胸?

答　患者在留针时或针刺后几小时,渐渐出现胸痛、呼吸困难等症状。体格检查:肋间隙变宽、外胀,叩诊呈鼓音,听诊肺呼吸音减弱或消失,气管可向健侧移位。X线胸透可见肺组织被压缩现象。

二十六、针灸异常情况(皮肤灼伤)处理

【准备工作】

1. 患者的表现　在艾灸、拔罐或红外线灯使用过程中,患者出现以下症状:治疗部位

皮肤红肿、疼痛,或出现大小不等的水疱,甚至皮下、肌肉、骨骼都有损伤,呈灰色或红褐色。

2. 医生的准备　仔细观察患者反应,评估皮肤灼伤程度;解释以消除患者紧张感。

3. 物品的准备　无菌纱布、消毒棉签、消毒针、一次性弯盘、镊子、胶带、烫伤膏等。

4. 环境的准备　治疗环境安静,温度适宜,有帘子、屏风等遮挡物,能保护患者隐私。

【处理流程】

1. 立即停止操作,移除热源。

2. 充分暴露创面,冷水下冲洗半小时,或清洁冷毛巾敷盖局部,直至皮肤灼热感消失。

3. 皮肤轻度红肿　烫伤膏涂擦创面。

4. 局部小水疱　烫伤膏涂擦创面,嘱患者不要擦破水疱,待其自行吸收。

5. 局部大水疱　用消毒针刺破水疱边缘,放出水疱内液体,消毒后涂擦烫伤膏,用无菌纱布外敷包扎,松紧适度。

6. 灼伤严重或创面较大、感染　局部表面用碘伏棉球覆盖,及时请烧伤科会诊。

【操作后处理】

1. 询问患者操作部位有无其他不适感。

2. 医嘱告知操作后注意事项。

3. 记录操作情况,处理医疗废物及整理衣被,保持环境整洁。

【问答】

1. 皮肤灼伤的原因有哪些?

答　①部分患者依从性差、配合度低,治疗过程中自行变动体位,致灸盒倾倒,灼伤皮肤。②老年患者对热度忍耐力强,感知觉下降。③医护人员操作不当,灸条距离皮肤过近,或灸灰掉落,灼伤皮肤。

2. 如何处理化脓灸引起的皮肤灼伤?

答　①保持局部清洁,无菌油膏纱布保护灸疮。②若灸疮脓液呈黄绿色或有渗血,局部脓液送检化验,如无细菌生长,可碘伏棉球护理疮面,如有细菌生长,请烧伤科会诊。

3. 如何预防皮肤灼伤?

答　①医生临床操作应细心,注重人文关怀。②嘱患者积极配合医生,有过热等异常情况及时汇报医生。

第七章
推拿科临床常用操作技术

编写者名单

主　编　孙武权

编　委　龚　利　吕　强　盛　锋

秘　书　严　振

一、颈腰椎机械牵引技术

【准备工作】

1. 患者的准备

（1）遵从医嘱，积极配合医生做好治疗前的评估，充分了解操作要求及注意事项，必要时签署相关文件。

（2）保持心情放松，避免在精神紧张、疲劳困乏、过饥过饱、酗酒动怒、大汗淋漓等情况下进行治疗。

（3）遵循医嘱保持合适的体位；着装宽松，以易于暴露施术部位，做腰椎牵引的患者避免穿连衣裙、背带裤等上下一体的衣服。衣物质地以棉质为宜，颈腰部操作区域无多余的配饰。

（4）及时告知治疗过程的不适反应。

（5）如果在语言或者行动上无法自理，应安排专人陪护。

2. 医生的准备

（1）着装规范整洁，戴医用口罩、帽子。

（2）手部清洁消毒；必要时戴外科消毒手套。指甲修剪整齐，不佩戴戒指等饰物以免损伤患者皮肤。手部宜温暖干燥，天气寒冷时，要注意温暖双手。

（3）调整管理自己的表情、声音、气息，呼吸平稳，语音清晰，态度和蔼。

（4）核对患者信息。了解病情，明确诊断；熟悉并掌握适应证，排除禁忌证。

（5）熟悉操作规程。向患者或者家属解释操作的目的，充分告知患者或家属操作注意事项，评估患者合作程度，取得知情同意权。必要时签署书面文件。

（6）对复诊患者要在治疗前详细了解前次牵引治疗后的感觉与反应，以便调整治疗方案。提醒患者如果在治疗过程中有不适，应及时反馈。

（7）确认准备流程没有遗漏。

3. 物品的准备　颈椎牵引床或者腰椎牵引床及配套用品。

4. 环境的准备

（1）诊室整洁、安静，牵引设备周围预留操作空间，有隔帘或屏风以保证患者对隐私的需求；配置挂衣架（钩）、洗手消毒台。

（2）有空调设备，满足对温度、湿度和通风的要求，要求温度适宜，患者腹部、面部不宜直接吹到风。

（3）光线柔和，避免直射患者眼睛的光源。

【操作流程】

1. 颈椎机械牵引

（1）患者坐位或者仰卧位，暴露颈部。

（2）颌枕带两端以金属横梁撑开提起，通过牵引绳连接到牵引的动力装置。

（3）用颌枕带固定患者头部，长端托住下颌，短端牵引枕后，调整两带之间横带的松紧，以防牵引带滑脱，也不宜压迫患者颈部血管及气管。

（4）通过机械或者计算机设置牵引模式，包括重量、时间、角度等。牵引模式一般采用间歇牵引，牵引角度一般采用前屈15°~25°的角度，牵引重量一般为3~5kg（或者是体重的10%~20%），时间一般为15~30min。

（5）启动牵引装置，询问患者反应，如果有不适，及时调整。

（6）牵引持续期间告知患者及时报告不适反应，告知患者紧急制动装置的使用方法。

（7）牵引完毕后，及时除去颌枕带。

2. 腰椎机械牵引

（1）患者仰卧位，整理腰部衣物，使得上下半身衣物分开。

（2）用骨盆带固定骨盆，再用胸部固定带固定胸部。调整固定带的松紧位置，以防固定带滑脱，也不宜太紧，以免造成呼吸困难或者其他不适。

（3）用两根牵引绳分别系于骨盆带两侧，连接到床尾的牵引动力装置上。

（4）通过机械或者计算机设置牵引模式，包括重量、时间、角度等。牵引模式一般采用间歇牵引，牵引角度一般采用仰卧位平牵，牵引重量一般为体重的30%~50%，时间一般为15~30min。

（5）启动牵引装置，询问患者反应，如果有不适，及时调整。

（6）牵引持续期间，告知患者及时报告不适反应，告知患者紧急制动装置的使用方法。

（7）牵引完毕后，及时除去骨盆和胸部固定带。

【操作后处理】

1. 观察患者全身反应，观察局部皮肤有无红肿、皮下出血、瘀斑等情况，观察症状改善情况。

2. 协助整理患者衣物，协助患者起立或者起床。腰椎牵引患者，如果有条件，可以平卧休息1~2min，再起床。

3. 整理牵引设备,部分设置归位。

4. 洗手或者手消毒。

5. 记录操作经过及异常情况处理经过与结果,完成病史记录。

6. 对患者进行必要的告知与健康宣教。

【问答】

1. 颈椎牵引的禁忌证有哪些?

答 ①脊髓严重受压、脊髓明显水肿及变性;②严重感染;③ 严重心脑血管疾病;④严重呼吸系统疾病;⑤生活不能自理;⑥严重骨质疏松症及肿瘤、结核等其他骨质破坏性疾病;⑦颈椎失稳或者滑脱;⑧有口腔疾病或者颞下颌关节疾病,无法配合牵引者;⑨颈部急性外伤,颈部骨折;⑩牵引后有可能症状加重者。

2. 腰椎牵引的禁忌证有哪些?

答 ①脊髓严重受压、脊髓明显水肿及变性;②严重感染;③严重心脑血管疾病或者呼吸系统疾病;④孕妇;⑤生活不能自理;⑥严重骨质疏松症及肿瘤、结核等其他骨质破坏性疾病;⑦腰椎失稳或者滑脱;⑧皮肤有损伤;⑨腰部急性外伤,腰部骨折;⑩牵引后有可能症状加重者。

3. 颈椎和腰椎常用牵引重量分别是多少?

答 颈椎牵引重量一般为 3~5kg(或者是体重的 10%~20%)。腰椎牵引重量通常为体重的 30%~50%。

二、经络推拿技术

【准备工作】

1. 患者的准备

(1) 遵从医嘱,积极配合医生做好治疗前的评估,充分了解操作要求及注意事项,必要时签署相关文件。

(2) 保持心情放松,避免在精神紧张、疲劳困乏、过饥过饱、酗酒动怒、大汗淋漓等情况下进行治疗。

(3) 遵循医嘱保持合适的体位;衣物着装宽松,以易于暴露施术部位,衣物质地以棉质为宜,操作区域无多余的配饰。

(4) 及时告知治疗过程的不适反应。

（5）如果在语言或者行动上无法自理，应安排专人陪护。

2. 医生的准备

（1）着装规范整洁，戴医用口罩、帽子。

（2）手部清洁消毒。指甲修剪整齐，不佩戴戒指等饰物以免损伤患者皮肤。手部宜温暖干燥，天气寒冷时，要注意温暖双手。

（3）调整管理自己的表情、声音、气息，呼吸平稳，语言清晰，态度和蔼。

（4）核对患者信息。了解病情，明确诊断；熟悉并掌握适应证，排除禁忌证。

（5）熟悉操作规程。向患者或者家属解释操作的目的，充分告知患者或家属操作注意事项，评估患者合作程度，取得知情同意权。必要时签署书面文件。

（6）提醒患者如果在治疗过程中有不适，及时反馈。对复诊患者要在治疗前详细了解前次治疗后的感觉与反应，以便调整治疗方案。

（7）确认准备流程没有遗漏。

3. 物品的准备

（1）治疗床，如果可能，配置可升降的治疗床；高、低凳子各1个。

（2）枕头2个，床单（或者一次性床单），一次性枕巾，必要时准备60cm×60cm大小的治疗巾。

4. 环境的准备

（1）诊室整洁、安静，治疗床两侧需要有80~100cm的操作空间，有隔帘或者屏风以保证患者对隐私的需求；配置挂衣架（钩）、洗手消毒台。

（2）有空调设备，满足对温度、湿度和通风的要求，要求温度适宜，患者身体不宜直接吹到风。

（3）光线柔和，避免直射患者眼睛的光源。

【操作流程】

经络推拿技术是以推法、拿法、滚法、按法、点法等手法作用于皮部、腧穴、经脉或者经筋，起到刺激皮部、推动经气、改善肢体功能、调节脏腑功能作用的推拿技术。适应的病证包括推拿科各种适应证，也用于保健按摩。基本操作方法如下。

1. 一指禅推法　以拇指端或螺纹面着力，通过前臂的往返摆动带动拇指做屈伸运动，使产生的压力持续不断地作用于施术部位的手法。肩、肘关节放松，拇指伸直，余指的掌指关节和指间关节自然屈曲，以拇指端或螺纹面着力于体表施术部位上，前臂做主动的横向摆动运动，带动拇指掌指关节或拇指指间关节做有节律的屈伸运动。每分钟操作120~160次。动作要求"沉肩、垂肘、悬腕、掌虚、指实"。一指禅推法操作时，往往边推边根据临床需要沿一定的方向移动,要求摆动的频率较快而移动的速度较慢,称为"紧推慢移"。如以指端操作,其接触面最小,易于施力,刺激相对较强;而如以螺纹面操作,则接触面相对较大,刺激亦相对较平和,两者多用于躯干部及四肢部的经络腧穴。一指禅偏锋推法接触面小而窄、轻快柔和,多用于颜面部。

2. 按法 以指、掌等部位按压施术部位的手法。指按法接触面积小,刺激较强,一般多用于面部,亦可用于肢体穴位;掌按法面积较大,沉实有力,舒缓自然,多用于腰背部、下肢后侧、胸部及上肢部;肘按法力大而刺激量大,可用于腰、臀、下肢肌肉丰厚处。

(1)指按法 以拇指端或螺纹面置于施术部位上,余四指张开,置于相应位置以支撑助力,腕关节悬屈,拇指掌指关节屈曲施力,做与施术部位相垂直的按压。当按压力达到所需的力量后,要稍停片刻,即所谓的"按而留之",然后松劲撤力,再做重复按压,使按压动作既平稳又有节奏性。必要时,也可双手拇指重叠进行按压,也可用手掌按于指上助力按压。

(2)掌按法 以单手或双手掌面置于施术部位,利用身体上半部的重量,通过上臂、前臂及腕关节传至手掌部,垂直向下按压,施力原则同指按法。操作时,也可双手掌重叠按压。

(3)肘按法 屈肘,以尺骨上端及鹰嘴部为着力点并可借用身体上半部的重量进行节律性的按压。

3. 点法 以指端或指间关节背侧垂直按压或冲击施术部位的手法。以拇指指端、中指指端、拇指指间关节背侧或示指指间关节背侧等部位着力于施术部位,垂直用力按压,使力向深部传导;或者以拇指指端、中指指端等部位自施术部位上部,快速冲击施术部位。点法还可借用器具来操作,如点穴棒等。点法接触面小,刺激强,易于取穴,故适用于全身各部的穴位。

在临床治疗的实际运用中,上述这些基本操作方法可以单独或复合运用,也可以选用属于经络推拿技术的其他手法,比如弹拨法、叩击法、拿法、掐法等,视具体情况而定。

【操作后处理】

1. 观察患者全身反应,观察局部皮肤有无红肿、皮下出血、瘀斑等情况,症状改善情况。

2. 协助患者起床,安置为坐位或者站立位。

3. 整理治疗床上用品,按规定处理使用过的用品。

4. 洗手或者手消毒。记录操作经过及异常情况处理经过与结果,完成病史记录。

5. 对患者进行必要的告知与健康宣教。

【问答】

1. 经络推拿技术的要点是什么?

答 循经推穴。

2. 经络推拿技术最常用的手法包括哪些?

答 推法、拿法、㨰法、按法、点法。

3. 一指禅推法的动作要领是什么?

答 沉肩、垂肘、悬腕、掌虚、指实。

三、脏腑推拿技术

【准备工作】

1. 患者的准备

(1) 遵从医嘱,积极配合医生做好治疗前的评估,充分了解操作要求及注意事项,必要时签署相关文件。

(2) 保持心情放松,避免在精神紧张、疲劳困乏、过饥过饱、酗酒动怒、大汗淋漓等情况下进行治疗。

(3) 遵循医嘱保持合适的体位;衣物着装宽松,以易于暴露施术部位,衣物质地以棉质为宜,操作区域无多余的配饰。

(4) 及时告知治疗过程的不适反应。

(5) 如果在语言或者行动上无法自理,应安排专人陪护。

2. 医生的准备

(1) 着装规范整洁,戴医用口罩、帽子。

(2) 手部清洁消毒。指甲修剪整齐,不佩戴戒指等饰物以免损伤患者皮肤。手部宜温暖干燥,天气寒冷时,要注意温暖双手。

(3) 调整管理自己的表情、声音、气息,呼吸平稳,语言清晰,态度和蔼。

(4) 核对患者信息。了解病情,明确诊断;熟悉并掌握适应证,排除禁忌证。

(5) 熟悉操作规程。向患者或者家属解释操作的目的,充分告知患者或家属操作注意事项,评估患者合作程度,取得知情同意权。必要时签署书面文件。

(6) 提醒患者如果在治疗过程中有不适,及时反馈。对复诊患者要在治疗前详细了解前次治疗后的感觉与反应,以便调整治疗方案。

（7）确认准备流程没有遗漏。

3. 物品的准备

（1）治疗床,如果可能,配置可升降的治疗床;高、低凳子各1个。

（2）枕头2个,床单(或者一次性床单),一次性枕巾,必要时准备60cm×60cm大小的治疗巾。

4. 环境的准备

（1）诊室整洁、安静,治疗床两侧需要有80~100cm的操作空间,有隔帘或者屏风以保证患者对隐私的需求;配置挂衣架(钩)、洗手消毒台。

（2）有空调设备,满足对温度、湿度和通风的要求,要求温度适宜,患者身体不宜直接吹到风。

（3）光线柔和,避免直射患者眼睛的光源。

【操作流程】

脏腑推拿技术是以按法、点法、揉法、摩法、振法等手法作用于胸腹部、头面部等脏腑对应的体表部位,使脏腑受到手法直接刺激的推拿技术。具有和中理气、通腑散结、行气活血等功效。适应证主要包括内科、妇科、男科等病证,如胃脘痛、腹泻、痛经、消渴、头痛、眩晕等。基本操作方法如下。

1. 揉法　以拇指、中指、鱼际或者掌根等着力,用一定力按压在操作部位做环形运动,带动皮肤和皮下组织,每分钟操作120~160次。

2. 摩法　用手指掌面或手掌在体表着力做环形运动,不带动皮下组织。顺时针和逆时针方向均可,每分钟操作100~120次。

3. 振法　将手掌面自然轻放于受术部位,意念集中于掌心,前臂和手部的肌肉强力地静止性用力,使手臂发出快速而强烈的震颤,使振动波通过掌心传递到施术部位。频率要求每分钟250~300次。

在临床治疗的实际运用中,上述这些基本操作方法可以单独或复合运用,也可以选用属于脏腑推拿技术的其他手法,比如扣法、拿法、插法、搓法、抹法等,视具体情况而定。

【操作后处理】

1. 观察患者全身反应,观察局部皮肤有无红肿、皮下出血、瘀斑等情况,症状改善情况。

2. 协助患者起床,安置为坐位或者站立位。

3. 整理治疗床上用品,按规定处理使用过的用品。

4. 洗手或者手消毒。记录操作经过及异常情况处理经过与结果,完成病史记录。

5. 对患者进行必要的告知与健康宣教。

【问答】

1. 腹部按法要如何配合呼吸？

答　腹部操作时注意配合患者的呼吸，一般在呼气时下按，吸气时上抬。

2. 顺时针摩腹一般用于什么情况？

答　顺时针摩腹有促进肠道蠕动的作用，一般用于便秘、肠胀气、内热等病证。

3. 如何避免操作部位皮下出血？

答　治疗前仔细询问病史，排除凝血相关的疾病；治疗时注意手法的轻重，注意观察病情变化；治疗后观察病情再让患者离开诊室。

四、关节运动推拿技术

【准备工作】

1. 患者的准备

（1）遵从医嘱，积极配合医生做好治疗前的评估，充分了解操作要求及注意事项，必要时签署相关文件。

（2）保持心情放松，避免在精神紧张、疲劳困乏、过饥过饱、酗酒动怒、大汗淋漓等情况下进行治疗。

（3）遵循医嘱保持合适的体位；衣物着装宽松，以易于暴露施术部位，衣物质地以棉质为宜，操作区域无多余的配饰。

（4）及时告知治疗过程的不适反应。

（5）如果在语言或者行动上无法自理，应安排专人陪护。

2. 医生的准备

（1）着装规范整洁，戴医用口罩、帽子。

（2）手部清洁消毒。指甲修剪整齐，不佩戴戒指等饰物以免损伤患者皮肤。手部宜温暖干燥，天气寒冷时，要注意温暖双手。

（3）调整管理自己的表情、声音、气息，呼吸平稳，语言清晰，态度和蔼。

（4）核对患者信息。了解病情，明确诊断；熟悉并掌握适应证，排除禁忌证。

（5）熟悉操作规程。向患者或者家属解释操作的目的，充分告知患者或家属操作注意事项，评估患者合作程度，取得知情同意权。必要时签署书面文件。

（6）提醒患者如果在治疗过程中有不适，及时反馈。对复诊患者要在治疗前详细了解前次治疗后的感觉与反应,以便调整治疗方案。

（7）确认准备流程没有遗漏。

3. 物品的准备

（1）治疗床,如果可能,配置可升降的治疗床;高、低凳子各1个。

（2）枕头2个,床单（或者一次性床单）,一次性枕巾,必要时准备60cm×60cm大小的治疗巾。

4. 环境的准备

（1）诊室整洁、安静,治疗床两侧需要有80~100cm的操作空间,有隔帘或者屏风以保证患者对隐私的需求;配置挂衣架（钩）、洗手消毒台。

（2）有空调设备,满足对温度、湿度和通风的要求,要求温度适宜,患者身体不宜直接吹到风。

（3）光线柔和,避免直射患者眼睛的光源。

【操作流程】

关节运动推拿技术是以屈伸法、摇法、拔伸法等手法作用于关节,使关节在生理运动极限范围内做屈伸、旋转等运动的推拿医疗技术。具有舒筋通络、滑利关节的功效,适用于全身各关节,适应的病证包括常见的骨伤科病证,如关节粘连、骨错缝,肌肉痉挛等。基本操作方法如下。

1. 摇法

（1）托肘摇肩法　患者坐位。医者立于其侧方,一手托握肘部,使其前臂搭放于医者前臂上,另一手按压于其肩关节上方以固定,两手协调施力,使肩关节做中等幅度的环形运动。

（2）握腕摇肩法　患者坐位。医者立于其侧方,以一手扶按肩部以固定,另一手握腕部,使上肢外展。两手协调施力,做肩关节中等幅度的环形运动。

（3）大幅度摇肩法　患者坐位。医者于其前外方,两足前后开立呈前弓步,外侧腿在前,令其一侧上肢向前外上方抬起,以手背托于其腕部,另一手扶压其上呈夹持状。将其上肢慢慢向前外上方托起,托腕之手应逐渐翻掌,当上举至160°左右时,即可虎口向下握住其腕部。另一手随上举之势由腕部沿前臂、上臂外侧滑移至肩关节上方。略停之后,两手协调用力,使按于肩部的一手将肩关节略向下方按压并予以固定,握腕一手则略上提,使肩关节伸展。随即握腕一手握腕摇向后下方,经下方至其前外方45°稍停,此时扶按肩部一手已随势沿其上臂、前臂滑落于腕部,呈两手夹持其腕部状。然后将其手臂上抬经医者胸前运转至初始位,此过程中握腕一手应逐渐变成手掌托腕,另一手则经其腕部的下方交叉滑移回返至其腕关节的上方。此为肩关节大幅度的摇转一周,可反复摇转数次。在大幅度摇转肩关节时,医者要配合脚步的移动,以调节身体重心。即当肩关节向上、向后外方摇转时,身体重心前移;当向下、向前外下方摇转时,身体重心后移。

在临床治疗的实际运用中,上述这些基本操作方法常常在经络推拿技术施用后使用,可以单独或联合运用,视具体情况而定。

【操作后处理】

1. 观察患者全身反应,观察局部皮肤有无红肿、皮下出血、瘀斑等情况,症状改善情况。

2. 整理治疗床上用品,按规定处理使用过的用品。

3. 洗手或者手消毒。记录操作经过及异常情况处理经过与结果,完成病史记录。

4. 对患者进行必要的告知与健康宣教。

【问答】

1. 关节运动推拿技术的作用是什么?

答 舒筋通络、滑利关节。

2. 关节运动推拿技术幅度有何要求?

答 幅度要求由小到大,但不超过其生理运动极限范围。

3. 关节运动推拿技术的禁忌证包括哪些?

答 关节脱位或骨折,关节感染性炎症、肿瘤、结核,软组织撕裂或断裂。

五、关节调整推拿技术

【准备工作】

1. 患者的准备

(1)遵从医嘱,积极配合医生做好治疗前的评估,充分了解操作要求及注意事项,必要时签署相关文件。

(2)保持心情放松,避免在精神紧张、疲劳困乏、过饥过饱、酗酒动怒、大汗淋漓等情况下进行治疗。

(3)遵循医嘱保持合适的体位;衣物着装宽松,以易于暴露施术部位,衣物质地以棉质为宜,操作区域无多余的配饰。

(4)及时告知治疗过程的不适反应。

(5)如果在语言或者行动上无法自理,应安排专人陪护。

2. 医生的准备

（1）着装规范整洁，戴医用口罩、帽子。

（2）手部清洁消毒。指甲修剪整齐，不佩戴戒指等饰物以免损伤患者皮肤。手部宜温暖干燥，天气寒冷时，要注意温暖双手。

（3）调整管理自己的表情、声音、气息，呼吸平稳，语言清晰，态度和蔼。

（4）核对患者信息。了解病情，明确诊断；熟悉并掌握适应证，排除禁忌证。

（5）熟悉操作规程。向患者或者家属解释操作的目的，充分告知患者或家属操作注意事项，评估患者合作程度，取得知情同意权。必要时签署书面文件。

（6）提醒患者如果在治疗过程中有不适，及时反馈。对复诊患者要在治疗前详细了解前次治疗后的感觉与反应，以便调整治疗方案。

（7）确认准备流程没有遗漏。

3. 物品的准备

（1）治疗床，如果可能，配置可升降的治疗床；高、低凳子各1个。

（2）枕头2个，床单（或者一次性床单），一次性枕巾，必要时准备60cm×60cm大小的治疗巾。

4. 环境的准备

（1）诊室整洁、安静，治疗床两侧需要有80~100cm的操作空间，有隔帘或者屏风以保证患者对隐私的需求；配置挂衣架（钩）、洗手消毒台。

（2）有空调设备，满足对温度、湿度和通风的要求，要求温度适宜，患者身体不宜直接吹到风。

（3）光线柔和，避免直射患者眼睛的光源。

【操作流程】

关节调整推拿技术是以按压法、拔伸法、扳法等手法作用于关节，调整关节周围组织张力、关节位置、肢体力线，改善或恢复关节功能状态，或使关节位置恢复正常的推拿医疗技术。具有舒筋通络、滑利关节、整复错位、松解粘连的功效。适用于全身各部关节，适应的病证包括常见的骨伤科病证和脊柱相关疾病等。基本操作方法如下。

1. 拔伸法

（1）颈椎掌托拔伸法　患者坐位。医者立于其后方，以双手拇指指面分别抵住其两侧风池穴上方的枕骨，两掌分别置于两侧下颌部，两前臂置于其两侧肩上部。两手臂部协调用力，即拇指上顶，双掌上托，同时前臂下压，持续或间歇性地缓慢向上拔伸1~2min。

（2）颈椎肘托拔伸法　患者坐位。医者立于其侧方，以一手扶于其枕后部以固定助力,另一侧上肢的肘弯部托住其下颏部,手掌搭在肩部助力或者扶住对侧头顶以加强固定。两手协同用力,持续或间歇性地向上缓慢拔伸1~2min。

颈椎拔伸亦可在患者仰卧位时操作。医者坐患者头端,一手扶托其枕后部,另一手托于其下颏部,两手协调施力,水平方向向其头端拔伸。

2. 扳法

(1)颈椎斜扳法 患者坐位,颈项部放松,头部微屈。医者站立于患者侧后方,一手掌托患者下颏,另一手掌面置于患者枕部,两手协同,先使患者头向一侧旋转至有阻力感时,然后做一突发有控制的扳动,常可听到"喀"的声音,但不可强求此声响。

(2)胸椎对抗复位法 患者坐位,两手抱于枕后部并交叉扣住。医者立其后方,一侧膝部抵顶病变胸椎棘突处,两手臂自其腋下伸入并握住其两前臂下段。然后握住前臂的两手用力下压,两前臂则用力上抬,使颈椎前屈并将其脊柱向上向后牵引,而抵顶病变胸椎的膝部也同时向前向下用力,与前臂的上抬形成对抗牵引。持续牵引片刻后,两手、两臂与膝部协同用力,做一短促的有控制的扳动,常可闻及"喀"的弹响声。

(3)腰椎斜扳法 患者侧卧位,在上侧的下肢屈髋屈膝,在下侧的下肢自然伸直。医者站在其面向侧的床边,以位于患者头向侧的肘或手抵住其肩前部,另一肘部或手抵于其臀部,两肘或两手做相反方向协调施力。施术时,应先做数次腰部小幅度的扭转活动,即按于肩部的肘或手同按于臀部的肘或手,同时施用较小的力使其肩部向后方、臀部向前方按压,一压一松,使腰部形成连续的小幅度扭转而放松。待腰部放松后,再使腰部扭转至有明显阻力位时,略停片刻,然后做一短促的有控制的扳动,常可闻及"喀"的弹响声。

(4)坐位腰椎旋转定位扳法 患者两腿跨坐于推拿床上(如坐在方凳上,应由助手按住其一侧大腿以固定骨盆)。医者在患者后方,一手拇指抵住偏凸之棘突,另一手从患侧腋下穿过,按住对侧肩部,使患者腰椎前屈至需调整椎体的上位椎间隙张开。然后向棘突偏凸侧旋转至弹性限制位,双手协调用力,做一短促的有控制的扳动,扩大扭转幅度3°~5°,同时拇指向偏凸对侧推顶棘突。

关节调整推拿技术种类繁多,在临床治疗的实际运用中,上述这些基本操作方法常常在经络推拿技术施用后使用,可以单独或组合运用,也可以选用属于关节调整推拿技术的其他手法,比如按压法(含交叉按压、冲击按压等)、脊柱微调手法、端提法、旋提法、背法、牵扳法等,视具体情况而定。

【操作后处理】

1. 观察患者全身反应,观察局部皮肤有无红肿、皮下出血、瘀斑等情况,症状改善情况。

2. 整理治疗床上用品,按规定处理使用过的用品。

3. 洗手或者手消毒。记录操作经过及异常情况处理经过与结果,完成病史记录。

4. 对患者进行必要的告知与健康宣教。

【问答】

1. 颈椎拔伸法分哪两种?

答 掌托拔伸法和肘托拔伸法。

2. 调整类手法的注意事项有哪些?

答 ①关节调整推拿技术有一定的难度,在临床应用时应优先考虑手法的安全性。手法操作前的诊断应以影像学资料作为参考。②关节调整一定顺势而为,不要暴力拉伸及推扳。③患者同时应该配合功能锻炼,以保持关节稳定。④经络推拿技术常常与关节调整推拿技术配合使用。

3. 扳法过程中按照规范操作,未闻及"喀"的弹响声后需要再加大力量反复调整吗?

答 无需强求弹响声。

六、导 引 技 术

【准备工作】

1. 患者的准备

(1)遵循医嘱,积极配合医生做好导引前的评估,充分了解注意事项,必要时签署相关文件。

(2)保持心情放松,避免在精神紧张、疲劳困乏、过饥过饱、酗酒动怒、大汗淋漓等情况下进行导引。

(3)遵循医嘱保持合适的体位;衣物着装宽松,以易于运动。

(4)及时告知导引过程的不适反应。

2. 医生的准备

(1)着装规范整洁,戴医用口罩、帽子。

(2)手部清洁消毒。

(3)调整管理自己的表情、声音、气息,呼吸平稳,语言清晰,态度和蔼。

(4)核对患者信息。了解病情,明确诊断;熟悉并掌握适应证,排除禁忌证。

(5)熟悉导引的规程。向患者或者家属解释本次操作的目的,充分告知患者或家属导引注意事项,评估患者合作程度,获得知情同意权。必要时签署书面文件。

（6）提醒患者如果在导引过程中有不适，及时反馈。对复诊患者要在治疗前详细了解前次导引后的感觉与反应，以便调整治疗方案。

（7）确认准备流程没有遗漏。

3. 环境的准备

（1）诊室整洁、安静，有至少2m²无任何障碍的场地；有隔帘或者屏风以保证患者对隐私的需求；配置挂衣架（钩）、洗手消毒台。

（2）有空调设备，满足对温度、湿度和通风的要求，要求温度适宜，患者身体不宜直接吹到风。

（3）光线柔和，避免直射患者眼睛的光源。

（4）如果有可能，在一侧墙面安装至少2m×2m面积的镜子。

【操作流程】

导引技术是以少林内功、易筋经、五禽戏、八段锦、太极拳、六字诀等传统功法为主要手段指导患者进行主动训练的推拿技术，以指导患者进行功法训练为主，也可以在功法训练的同时进行手法治疗。导引技术具有扶助正气、强身健体的作用，可以与其他推拿技术配合使用，适应的病证包括推拿科各种病证，也是自我保健的重要组成部分。基本操作方法如下。

1. 韦驮献杵势　韦驮献杵势属于易筋经，长久锻炼可增强上肢的力量。

（1）预备势：两脚并拢站立，身体正直，虚领顶劲，下颌微收，含胸拔背，收腹敛臀，两臂自然下垂，目视前方，口微张开，舌抵上腭，呼吸自然，心平气和。

（2）起势：重心移到右脚，抬起左脚，向左侧平开一步，双足平行，与肩同宽。

（3）动作：两臂内旋，从身体两侧缓缓向前抬起，到与肩等高时，屈肘伸腕，手臂外旋，掌心相对，在胸前呈抱球状势，距15~20cm距离，保持姿势不动，持续3次呼吸。上肢伸肘、外旋，双手掌心相对合掌，四指并拢，拇指分开；松肩屈肘，合掌内旋，中指指尖对于喉部中央，肩、肘、腕在一个平面，保持姿势不动，持续3次呼吸。

（4）收势：两臂外旋，伸肘，内旋，分掌，至上肢伸直后，松肩松肘，两掌慢慢落到身体两侧。重心移到右脚，左脚抬起，收回。恢复到预备势。

2. 三盘落地势　三盘落地势属于易筋经，主要是在马步裆势下进行锻炼，对腿部的力量要求比较高。初学者，马步不要太低，锻炼一段时间之后，再逐渐降低高度。

（1）预备势：两脚并拢站立，身体正直，虚领顶劲，下颌微收，含胸拔背，收腹敛臀，两臂自然下垂，目视前方，口微张开，舌抵上腭，呼吸自然，心平气和。

（2）起势：重心移到右脚，抬起左脚，向左侧平开一大步，双足平行，距离约为本人的3

倍脚长,两手叉腰,腰背挺直,目视前方,屈膝呈马步裆势。

（3）动作:两臂由后向前环抱,十指交叉,掌心向内,虎口朝上,松肩屈肘。旋腕转掌,两臂打开,经身体两侧呈弧线而下,至下腹部成翻转手掌,掌心向上,前臂经身前徐徐上托,高与肩平,持续3次呼吸。屈膝下蹲,翻掌下按,掌心向下,四指并拢,指尖相对,拇指分开,虎口向内,下按悬于两膝之上,上身正直,两肩放松,肘部微屈,目视前方,持续3次呼吸。吸气时,身体重心上移,掌心向下,四指并拢,指尖向外,拇指分开,虎口向外,悬于两膝之旁;呼气时,身体重心下移,两掌下按,悬于两膝之旁。

（4）收势:两臂徐徐落到身体两侧,两膝缓缓伸直,身体直立。重心移到右脚,左脚抬起,收回,恢复到预备势。

3. 前推八匹马势　前推八匹马势属于少林内功,是锻炼臂力、指力的姿势之一。

（1）预备势:两脚并拢站立,身体正直,虚领顶劲,下颌微收,含胸拔背,收腹敛臀,两臂自然下垂,目视前方,口微张开,舌抵上腭,呼吸自然,心平气和。

（2）起势:重心移到右脚,抬起左脚,向左侧平开一步,双足内扣,呈内八字,五趾抓地,下肢绷紧,两手叉腰,双肩后夹,持续3次呼吸。双手后撑,尽力后伸,肘部伸直,拇指挺直,虎口分开,其余四指并拢,腕关节背伸,持续3次呼吸。两臂屈肘,直掌于两胁,待势。

（3）动作:两掌心相对,拇指伸直,指端朝上;余四指并拢,指端朝前,蓄劲于肩臂指端,两臂徐徐运力前推,与肩等宽,并以肩与掌成直线为度。手臂运劲,拇指上翘,慢慢屈肘,收回于两胁。反复3次。

（4）收势:由直掌化俯掌,两臂后伸,持续3次呼吸,回到双手叉腰姿势,再根据后续需要继续锻炼,或者回到预备势。

导引技术的规范操作还有很多种,以上仅仅是举例说明。在临床上指导患者锻炼时,可以根据要求选择上述这些导引技术,也可以选用属于导引技术其他操作或者配合其他推拿技术,视具体情况而定。

【操作后处理】

1. 观察患者锻炼后反应,症状改善情况。

2. 洗手或者手消毒。记录功法指导过程及异常情况处理经过与结果,完成病史记录。

3. 对患者进行必要的告知与健康宣教。

【问答】

1. 说出三个易筋经招式名称。

答 韦驮献杵势、青龙探爪势、工尾势、摘星换斗势、打躬势、三盘落地势、卧虎扑食势、九鬼拔马刀势、出爪亮翅势、倒拽九牛尾势。

2. 功法导引不适用于哪些人群?

答 体质过度虚弱者及心身疾病患者。

3. 患者行功法锻炼的注意事项有哪些?

答 ①导引技术应该在医生指导下进行,尤其是早期动作尚未熟练阶段。②应根据患者身体状况调整运动量,循序渐进。③呼吸自然。调息、调身为主,不宜强求调心。

七、小儿推拿技术

【准备工作】

1. 患者的准备

(1) 遵循医嘱,积极配合医生做好治疗前的评估,充分了解操作要求及注意事项,必要时请患者家长或者监护人签署相关文件。

(2) 保持心情放松,避免在紧张吵闹、疲劳困乏、过饥过饱、大汗淋漓等情况下做治疗。

(3) 遵循医嘱保持合适的体位;衣物着装宽松,以易于暴露施术部位,衣物质地以棉质为宜,操作区域无多余的配饰。

(4) 及时告知治疗过程的不适反应。

(5) 如果在语言或者行动上无法自理,应安排专人陪护。

2. 医生的准备

(1) 着装规范整洁,戴医用口罩、帽子。

(2) 手部清洁消毒。指甲修剪整齐,不佩戴戒指等饰物以免损伤患者皮肤。手部宜温暖干燥,天气寒冷时,要注意温暖双手。

(3) 调整管理自己的表情、声音、气息,呼吸平稳,语言清晰,态度和蔼。

(4) 核对患者信息。了解病情,明确诊断;熟悉并掌握适应证,排除禁忌证。

(5) 熟悉操作规程。向患者或者家属解释本次操作的目的,充分告知患者或家属操作注意事项,评估患者合作程度,取得知情同意权。必要时签署书面文件。

(6) 提醒患者如果在治疗过程中有不适,及时反馈。对复诊患者要在治疗前详细了解前次治疗后的感觉与反应,以便调整治疗方案。

(7) 选择合适体位,一般站在或者坐在患儿右侧,面对患儿。

(8) 确认准备流程没有遗漏。

3. 物品的准备

（1）治疗床,如果可能,配置可升降的治疗床;高、低凳子各1个。

（2）枕头2个,床单(或者一次性床单),一次性枕巾,必要时准备60cm×60cm大小的治疗巾。

（3）准备一些便于消毒的玩具。

4. 环境的准备

（1）诊室整洁、安静,治疗床两侧需要有80~100cm的操作空间,有隔帘或者屏风以保证患者对隐私的需求;配置挂衣架(钩)、洗手消毒台。

（2）有空调设备,满足对温度、湿度和通风的要求,要求温度适宜,患者身体不宜直接吹到风。

（3）光线柔和,避免直射患者眼睛的光源。

【操作流程】

小儿推拿技术是以揉法、推法、捏法等手法作用于小儿特有的腧穴与部位,治疗儿科疾病的推拿技术。以其腧穴的操作手法不同,功效各异。因操作手法方向、轻重变化而有补泻之分。适应的病证包括腹泻、便秘、疳积、遗尿、发热、咳嗽、夜啼、惊风、麻疹等,也用于小儿保健。基本操作方法如下。

1. 推三关

（1）定位　前臂桡侧,阳池至曲池成一直线。

（2）操作　用拇指桡侧面,或示、中指面自腕推向肘,称推三关(推上三关);屈小儿拇指,自拇指外侧端推向肘,称为大推三关。每次操作100~300下。

2. 退六腑

（1）定位　前臂尺侧,阴池至肘(内侧缘)成一直线。

（2）操作　用拇指桡侧面,或示、中指面自肘推向腕,称推六腑(推下六腑)或退六腑。每次操作100~300下。

3. 清天河水

（1）定位　前臂正中,总筋至洪池(曲泽)成一直线。

（2）操作　用示、中指面自腕推向肘,称推天河水(清天河水)。每次操作100~300下。

在临床治疗的实际运用中,上述这些基本操作方法可以单独或组合运用,也可以选用属于小儿推拿技术的其他手法或复式操作,比如黄蜂入洞、开璇玑、运土入水、运水入土等,视具体情况而定。

【操作后处理】

1. 观察患儿全身反应,观察局部皮肤有无红肿、皮下出血、瘀斑等情况,症状改善情况。

2. 整理治疗床上用品,按规定处理使用过的用品。

3. 洗手或者手消毒。记录操作经过及异常情况处理经过与结果,完成病史记录。

4. 对患儿家属进行必要的告知与健康宣教。

【问答】

1. 小儿推拿的操作顺序是什么?

答 一般先上肢,次头面、胸腹、腰背、下肢;或者先推主穴,后推配穴;也可先推配穴,后推主穴(如捏脊等)。除急救外,不管采用哪种操作顺序,无论主穴、配穴,应用掐、拿、捏等强刺激手法,均应最后操作,以免刺激患儿哭闹不休,影响后面的操作和治疗效果。

2. 通常小儿推拿的时间如何安排?

答:应根据患儿年龄大小、病情轻重、体质强弱及手法和流派的特性而定,如年龄越大,时间越长;推法、揉法次数较多,时间较短;摩法频率稍慢,时间较长等。一般治疗1次10min左右,不超过20min,亦可根据病情灵活掌握。通常每日推拿1次,高热等急性病可每日治疗2次,慢性病可隔日治疗1次。

3. 小儿推拿的介质怎样选择及有何目的?

答 冬春或感风寒时用姜汁、葱白水等温热性介质,夏季或热病时用乙醇溶液、滑石粉等凉性介质,其目的一是润滑皮肤,防止擦破;二是提高治疗效果。

八、膏 摩 技 术

【准备工作】

1. 患者的准备

(1) 遵循医嘱,积极配合医生做好治疗前的评估,充分了解操作要求及注意事项,必要时签署相关文件。

(2) 保持心情放松,避免在精神紧张、疲劳困乏、过饥过饱、酗酒动怒、大汗淋漓等情况下进行治疗。

(3) 遵循医嘱保持合适的体位;衣物着装宽松,以易于暴露操作部位,衣物质地以棉质为宜,操作区域无多余的配饰。

(4) 及时告知治疗过程的不适反应。

（5）如果在语言或者行动上无法自理,应安排专人陪护。

2. 医生的准备

（1）着装规范整洁,戴医用口罩、帽子。

（2）手部清洁消毒。指甲修剪整齐,不佩戴戒指等饰物以免损伤患者皮肤。手部宜温暖干燥,天气寒冷时,要注意温暖双手。

（3）调整管理自己的表情、声音、气息,呼吸平稳,语言清晰,态度和蔼。

（4）核对患者信息。了解病情,明确诊断;熟悉并掌握适应证,排除禁忌证。

（5）熟悉操作规程。向患者或者家属解释本次治疗操作的目的,充分告知患者或家属操作注意事项,评估患者合作程度,取得知情同意权。必要时签署书面文件。

（6）提醒患者如果在治疗过程中有不适,及时反馈。对复诊患者要在治疗前详细了解前次治疗后的感觉与反应,以便调整治疗方案。

（7）确认准备流程没有遗漏。

3. 物品的准备

（1）治疗床,如果可能,配置可升降的治疗床;高、低凳子各1个。

（2）枕头2个,床单（或者一次性床单）,一次性枕巾,必要时准备60cm×60cm大小的治疗巾。

（3）常用的膏摩介质,如葱姜水、冬青膏等。

4. 环境的准备

（1）诊室整洁、安静,治疗床两侧需要有80~100cm的操作空间,有隔帘或者屏风以保证患者对隐私的需求;配置挂衣架（钩）、洗手消毒台。

（2）有空调设备,满足对温度、湿度和通风的要求,要求温度适宜,患者身体不宜直接吹到风。

（3）光线柔和,避免直射患者眼睛的光源。

【操作流程】

膏摩技术是将制备好的药物涂擦在体表后,再在其上施以推拿手法的推拿技术。膏摩技术中常用油剂、膏剂、散剂、水剂、酒剂等剂型的中西药物制剂,涂擦、喷洒在体表,再在其上施以摩法、推法、擦法、揉法等手法。有增强手法效力、保护皮肤及促进药物效用以提高疗效的作用。常与其他推拿技术结合使用,适应的病证包括推拿科多种病证。基本操作方法如下。

擦法是指在体表涂药物后做直线往返摩擦的手法。

（1）掌擦法 用手掌面着力于施术部位,稍用力下压,腕关节保持伸直,以肩关节和肘关节屈伸带动手掌做直线往返运动。

（2）侧擦法　用手掌小鱼际着力于施术部位,稍用力下压,腕关节保持伸直,以肩关节和肘关节屈伸带动手掌做直线往返运动。

（3）鱼际擦法　用手掌鱼际着力于施术部位,稍用力下压,以肩关节和肘关节屈伸带动手掌做直线往返运动。

上述操作,每分钟100次左右。操作时,往返路线、速度与压力保持不变,压力不可过大过轻,速度不可过快过慢,操作时间以透热为度,又不可使表皮过烫。

此外,摩法、推法、揉法皆可配合介质操作。在临床治疗的实际运用中,上述这些基本操作方法可以单独或复合运用。膏摩技术所用的药物也称为介质,其制备有一定要求。膏摩技术治疗的功效不仅与手法技术有关,也与膏摩所用药物的功效有关。膏摩技术还常常与其他推拿技术配合使用,视具体情况而定。

【操作后处理】

1. 观察患者全身反应,观察局部皮肤有无红肿、皮下出血、瘀斑等情况,症状改善情况。
2. 协助患者起床,安置为坐位或者站立位。
3. 整理治疗床上用品,按规定处理使用过的用品。
4. 洗手或者手消毒。记录操作经过及异常情况处理经过与结果,完成病史记录。
5. 对患者进行必要的告知与健康宣教。

【问答】

1. 擦法完成的标准是什么?

答　以透热为度,又不可使表皮过烫。

2. 膏摩技术禁忌证是什么?

答　局部皮肤破损者、皮肤病患者以及对介质过敏者。

3. 膏摩技术的作用是什么?

答　增强手法效力、保护皮肤及促进药物效用以提高疗效。

第八章
眼科临床常用操作技术

编写者名单

主　编　张殷建

编　委　金茹娜　阮雯洁　宋　毅

秘　书　俞　莹

一、视 力 检 查

【准备工作】

1. 患者的准备　患者取坐位或站位。查远视力距离视力表5m。查近视力距离视力表30cm。

2. 医生的准备

（1）着装规范整洁,戴医用口罩、帽子,态度和蔼。

（2）核对患者信息,了解病史、心理、认知、合作程度,告知注意事项。

（3）解释以消除紧张感,嘱患者说出或用手势表示出视标的缺口方向,不要眯眼。

3. 物品的准备　视力表(国际标准视力表,包括远视力表、近视力表)、挡眼板、指示棒。

4. 环境的准备　光源充足,环境安静。

【操作流程】

1. 查远视力

（1）两眼分别进行,先右眼后左眼。

（2）戴镜者,先检查裸眼视力,再检查戴镜视力。

（3）检查时用挡眼板遮盖非受检眼。

（4）视力≥0.1　嘱受检者辨别视标缺口方向,自视标0.1顺序而下,至受检者不能辨别为止,受检者应在3s内说出字符的缺口方向,记录能看清的最后一行作为测量结果。

（5）0.01≤视力<0.1　嘱受检者向视力表移近,直至看清0.1视标,记录的视力为:0.1×受检者与视力表的距离(米)/5。

（6）视力<0.01　嘱受检者背光而坐,检查者伸手指让受检者辨认手指数目,记录能辨认指数的最远距离,如指数/30cm;视力不及指数时,检查者在受检者眼前摆手,记录能辨认手动的最远距离,如手动/30cm。

（7）对不能辨认指数或手动的受检者,在暗室中以手电筒或检眼镜照射受检眼,测试受检者能否正确判断有无光亮,如能记录为"光感",否则记录为"无光感"。有光感者还需记录其能辨认的最大光感距离,至1m为止。

2. 查近视力

（1）两眼分别进行,先右眼后左眼。

（2）检查时用挡眼板遮盖非受检眼。

（3）由上而下，以能看清的最小一行字母作为测量结果。若不能辨认者，可调整其距离，至看清为止，然后将视力与距离分别记录，如1.0/20cm,0.5/40cm等。

【操作后处理】

整理、记录视力，用物处理。

【问答】

1. 对数视力表与国际标准视力表的区别是什么？

答 对数视力表是由我国缪天荣教授所设计，系用5分记录法表示视力增减的幅度，其检查方法与国际视力表相同。5.0及以上为正常视力，最佳视力可测至5.3。4.0以下的视力也按向视力表走近的方法进行检查，据表可查出视力并记录。3.0为指数，2.0为手动，1.0为光感，0为无光感。

2. 如何对视力仅有光感者进行初步的视网膜功能判断？

答 采用光定位检查可对视力仅有光感者进行初步的视网膜功能判断。仅有光感者需要作光定位检查，可在暗室内用蜡烛光在离眼1m处自正中、上、下、左、右、颞上、颞下、鼻上、鼻下9个方向进行检查，让患者辨认光源的方位。凡能辨认的方位以"＋"表示，不能辨认的以"－"表示。

3. 一行视标不能全部辨认者如何记录？正常视力为多少？

答 若此行有几个视标辨认不清，或再下一行能辨清几个，则用加减法表示，如 1.0^{-2}（表示1.0视标还有2个辨认不清）, 1.0^{+2}（表示1.0视标能全部看清外，1.2视标还可看清2个）。正常视力为1.0及以上。

二、裂隙灯显微镜检查

【准备工作】

1. 患者的准备　患者坐在裂隙灯前，摘下眼镜及有碍检查的帽子等物品。

2. 医生的准备

（1）着装规范整洁，戴医用口罩、帽子，态度和蔼。

（2）核对患者信息，了解病史、心理、认知、合作程度。

（3）解释以消除紧张感，告知注意事项。

3. 物品的准备　裂隙灯显微镜。

4. 环境的准备　在诊室或眼科检查室进行，检查环境一般为暗室或半暗室。

【操作流程】

1. 确定体位　调整座椅、检查台、颌架及裂隙灯显微镜的高度,使患者下颌舒适地置于下颌托上,前额紧贴头架的额带横档上。检查者根据自己的屈光度调节目镜,并调节目镜间距。

2. 调节光源

(1) 前后、左右及上下调节操纵杆,使裂隙灯光线聚焦于检查部位。

(2) 一般先用低倍镜进行检查,若需要观察某一部位的细微改变时,可换用高倍镜。

(3) 根据需要,调节裂隙灯与显微镜之间的夹角、光线强弱和裂隙光的宽窄。

(4) 光源投射方向从颞侧到鼻侧,检查顺序从前向后。

3. 弥散光照射法

(1) 以裂隙灯弥散宽光为光源。

(2) 通常在低倍镜下将光源以较大角度斜向投向眼前部组织,进行直接观察。

4. 直接焦点照射法

(1) 操作时应使裂隙灯光线的焦点与显微镜的焦点两者合一。

(2) 宽光照射法　用较宽的光带,形成较宽的光学切面。

(3) 窄光照射法　将裂隙灯光带尽量调窄,照入的光线较弱。

(4) 圆点光照射法　将入射光调节为圆点状,观察房水。

5. 角膜缘分光照射法

(1) 将光线照射在一侧的角膜缘。

(2) 除在角膜缘上形成一个光环和因巩膜突所致的环形暗影外,角膜应呈黑色。

6. 后部反光照射法

(1) 将灯光照射到所要观察组织后方。

(2) 把显微镜聚焦到检查部位,借助后方组织反射回来的光线检查。

7. 间接照射法　将裂隙灯光线聚焦到所观察部位旁边的组织上。

8. 镜面反光照射法

(1) 将光线自颞侧透照。

(2) 嘱受检眼稍向颞侧注视,再将裂隙灯向颞侧偏移。

(3) 当光学切面与反光区重合时,检查者就会感到有光线刺目,此时将显微镜焦点对好,即可进行观察。

【操作后处理】

洗手,整理、记录裂隙灯显微镜所见,用物处理。

【问答】

1. 裂隙灯显微镜检查在眼科的运用范围有哪些?

答 裂隙灯显微镜简称"裂隙灯",它以强而可调节的集中光源和双目显微镜的放大作用相配合,不仅能准确观察眼前部各组织的细微病变,而且可以调节焦点和光源宽窄,形成光学切面,观察到角膜、晶状体及玻璃体前1/3的情况。附加前置镜、接触镜、三面镜、前房角镜等,可进行玻璃体后部、眼底及前房角的检查。如配备前房深度计、压平眼压计、照相机、激光机等,其用途更为广泛。

2. 裂隙灯显微镜常用检查方法及注意事项是什么?

答 裂隙灯检查在暗室或半暗环境中进行。检查时,一般使光线自颞侧射入,与显微镜成45°左右;在检查深部组织如晶状体或玻璃体前部时角度要小,可在30°或30°以下;检查玻璃体后部和眼底时,角度以5°~10°为宜。常用检查方法有弥散光线照射法、角膜缘分光照射法、直接焦点照射法、后部反光照射法及间接照射法等5种,应根据检查目的及部位不同而选择不同的检查法。

3. 观察房水闪辉时应采用哪种方法?

答 可采用直接焦点照射法。如在虹膜睫状体炎时,有蛋白质和炎性细胞渗入前房,房水混浊,将裂隙灯入射光调节为圆点状,用直接焦点照射,可见前房出现一条灰白色光带,即丁道尔(Tyndall)现象。

三、直接检眼镜检查

【准备工作】

1. 患者的准备　采取坐位,平视前方;避免情绪紧张;充分了解注意事项。

2. 医生的准备

(1) 熟悉并掌握检查操作规程、禁忌证。

(2) 着装规范整洁,戴医用口罩、帽子,做好手卫生,态度和蔼。

(3) 核对患者信息,了解病史、心理、认知、合作程度等。

(4) 充分告知患者或家属检查注意事项,患者或家属知情同意。

(5) 如果被检查眼瞳孔过小或欲详查眼底各部,可在排除青光眼的情况下散大瞳孔后检查。

3. 物品的准备　直接检眼镜1台。

4. 环境的准备　检查在暗室中进行,环境安静,温度适宜。

【操作流程】

1. 安置体位　患者取坐位,平视前方;检查右眼时,检查者站在受检者右侧,右手持检眼镜,用右眼检查,检查左眼时则相反。

2. 检查流程

(1) 检查眼屈光间质　先右眼后左眼。开始检查时转动检眼镜转盘,用+8~+10D的镜片,检眼镜距离受检眼10~20cm,以透照法检查眼屈光间质。由前逐次向后,分别检查角膜、晶状体、玻璃体。正常情况下,瞳孔区呈现橘红色反光。如有屈光间质混浊,红色反光中出现黑影,此时嘱患者转动眼球,根据黑影移动方向与眼球转动方向的关系,判断混浊的屈光间质部位。

(2) 检查眼底　将检眼镜置于受检眼前约2cm处;根据检查者和受检眼的屈光状态,旋转检眼镜转盘,直至看清眼底。检查时嘱受检者现注视正前方,检眼镜光源经瞳孔偏鼻侧约15°可检查视盘;再沿血管走行观察视网膜后极部;最后嘱患者注视检眼镜的灯光,检查黄斑部。若要观察周边视网膜,嘱患者转动眼球以扩大观察范围。若要观察视网膜神经纤维层改变,应在无赤光下观察。

【操作后处理】

1. 嘱患者闭眼休息。询问其有无不适感,协助其恢复舒适体位。

2. 记录检查结果　记录内容包括以眼底解剖结构为基础,对视盘、视网膜血管、黄斑等部位进行描述。可以视盘直径来描述病变大小,以屈光度描述病变隆起高度。

3. 用物处理　检查结束时,应将检眼镜的转盘拨到"0"处,以免转盘上的镜片受到污染。

【问答】

1. 双目间接检眼镜与直接检眼镜有何不同?

答　检眼镜有直接检眼镜和双目间接检眼镜两种。直接检眼镜所看到的眼底像是放大16倍的正像。而双目间接检眼镜所看到的眼底像为放大3~4倍的倒像,常用于检查视网膜脱离,查找裂孔(术前、术后)、眼底隆起物等,一般被检眼充分散大瞳孔,采用坐位或卧位。

2. 用直接检眼镜检查屈光间质,发现混浊时,如何判断混浊的屈光间质部位?

答　(1) 正常情况下,瞳孔区呈均匀橘红色反光,如果屈光间质有混浊,则在红色的背景下可见点状、丝状或片状黑影。嘱患者转动眼球,根据黑影移动方向与眼球转动方向的关系,判断混浊的屈光间质部位。

（2）如黑影移动方向与眼球转动方向一致,则混浊在角膜上。

（3）如转动眼球时,黑影的位置不变,则混浊在晶状体上。

（4）如黑影移动的方向与眼球转动方向相反,且在眼球突然停止转动后,黑影仍有飘动,则混浊位于玻璃体内。

3. 眼底检查主要观察哪些内容? 如何记录?

答（1）视盘　检查时应注意视盘的大小、形状、颜色,边界是否清楚,盘面有无新生血管,生理凹陷有无加深、扩大,以及杯盘比值的改变,有无出血、水肿、渗出、充血,视盘上动脉有无搏动及血管是否呈屈膝状等。

（2）视网膜血管　应注意血管的粗细、比例、行径、弯曲度、管壁反光、分支角度及动静脉有无压迫或拱桥现象,血管有无阻塞,血管壁有无白鞘及有无新生血管形成等。

（3）黄斑部　检查时应注意中心凹反光是否存在,视网膜有无水肿、出血、渗出、色素紊乱及黄斑变性或裂孔等。

（4）视网膜　检查时应注意有无水肿、出血、渗出及色素沉着,有无机化物、新生血管及肿瘤,有无裂孔及脱离等。

眼底检查结果可以用示意图记录。应记录病变的部位、范围,以及病变的形态、颜色、边界等,在示意图上用文字或有色铅笔予以标记。

四、眼压检查(非接触性眼压计测量法)

【准备工作】

1. 患者的准备　避免精神紧张;充分了解操作情况及注意事项。

2. 医生的准备

（1）熟悉并掌握操作规程、禁忌证(角膜异常者应慎用)。

（2）着装规范整洁,戴医用口罩、帽子,做好手卫生,态度和蔼。

（3）核对患者信息,了解病史、心理、认知、合作程度等。

（4）告知注意事项,解释、消除患者紧张感。

3. 物品的准备　非接触性眼压计、75%乙醇棉球。

4. 环境的准备　检查环境安静,温度适宜。

【操作流程】

1. 安置体位　患者坐于非接触性眼压计之前。

2. 操作流程

（1）打开非接触性眼压计开关,消毒非接触性眼压计的额托和下巴托。将患者头部固定于眼压计头架上,调节头架高度。嘱患者向前注视,尽量张开睑裂。

（2）调节调焦手柄,将眼压计测压头对准待测眼角膜,此时眼压计监测视屏上自动显示待测眼眼别。

（3）在眼压计控制板上选择"auto"系统进行自动测压。嘱受检眼注视测压头内的绿色注视灯,调节焦点至中心方框两侧的实线或虚线消失时,系统自动发出一阵气体压平角膜,监视屏上自动显示出眼压值和几次测量的平均值。用同样方法,测量对侧眼的眼压。如果患者欠合作,或测量方法有误,则显示"ERROR"或不显示数值。

（4）也可在控制板上选择"man",此时对焦后需手按调焦手柄上开关才能测量眼压。

（5）测量完成后在控制板上按"print",可将结果打印出来。

【操作后处理】

1. 询问患者有无不适感。

2. 结果判读　正常眼压为10~21mmHg,病理值≥24mmHg。双眼压差<5mmHg,24h眼压波动范围<8mmHg。

3. 用物处理　检查结束时,关闭非接触性眼压计开关。

【问答】

1. 测量眼压还有哪些方法?

答　除外非接触性眼压计,测量眼压的方法还有指测法、Goldmann压平眼压计测量法、Schiotz眼压计测量法。

（1）指测法　检查时令患者双眼自然向下注视,检查者双手示指尖置于一眼上睑皮肤面,两指尖交替轻压眼球,借指尖的感觉以大致估计眼压的高低。记录时用"Tn"表示眼压正常,"T+1"表示眼压轻度升高,"T+2"表示眼压中度升高,"T+3"表示眼压极高;"T-1"表示眼压稍低,"T-2"表示中等度减低,"T-3"为眼压极低。本法简单易行。

（2）Goldmann压平眼压计测量法　是将嵌有棱镜的测压头和附有杠杆的弹簧测压器装在裂隙灯上进行测量。其基本原理是角膜压平面积恒定不变(直径3.06mm,面积7.354mm^2),根据使用压力的不同测量眼压。由于角膜压平的面积小,引起眼内容积的改变很小,使所测量的眼压几乎不受巩膜硬度与角膜弯曲度的影响,故所测结果更为准确。

（3）Schiotz眼压计测量法　主要结构包括眼压计支架、与砝码连结在一起的压针,以及杠杆和指针。眼压的高低决定于角膜被压陷的深度,并通过杠杆和指针,在刻度盘上指示出一定的读数,再从换算表上查得眼压的实际数值。该方法操作方便,其缺点是易受巩膜硬度的影响。

2. 为什么角膜异常者慎用非接触性眼压计的测量?

答　角膜异常者如使用非接触性眼压计测量眼压,不但测出的眼压值可能不准确,而且还可能引起角膜上皮下气泡。

3. 采用非接触性眼压计测量眼压的优缺点各是什么?

答　（1）优点　避免了眼压计接触眼表所致的交叉感染和可能的损伤;亦可用于对表面麻醉剂过敏的患者。

（2）缺点　眼压的准确性在<8mmHg和>40mmHg时误差较大。

五、滴 眼 药 法

【准备工作】

1. 患者的准备　避免精神紧张;充分了解操作情况及注意事项。

2. 医生的准备

（1）熟悉并掌握适应证、禁忌证及操作规程。

（2）着装规范整洁,戴医用口罩、帽子,洗手,态度和蔼。

（3）核对患者信息,了解病史、心理、认知、合作程度等。

（4）充分告知患者或家属操作目的和注意事项,并获得知情同意。

3. 物品的准备　滴眼所需药物、治疗盘、消毒棉球或棉签等。

4. 环境的准备　治疗环境安静,温度适宜。

【操作流程】

1. 安置体位　患者取坐位,头向后仰,或取仰卧位。

2. 滴眼药法操作

（1）点眼药粉　用左手把上眼睑轻轻揭起,用小玻璃棒将药粉点入上穹窿部,或直接滴入内眦角处;或将药粉掺入眼药水中,制成混悬液,滴时先摇匀,用法如滴眼药水法;如系眼睑病,可直接将药粉撒布或涂抹患处。滴药后,嘱患者闭目约5min后方可睁眼,或患者以手按鱼尾穴数次,以助气血循行。

（2）滴眼药水　用左手轻轻向下拉开下睑,右手持滴管或药瓶,距眼睑约2cm将药水滴入下穹窿部1~2滴,轻提上睑使药液充分弥散;溢出的药液及时用消毒棉球或棉签拭去;滴用多种药物时,前后药物之间应至少间隔10min。滴药后,嘱患者轻轻闭目数分钟;滴特殊药液（如阿托品滴眼液）,则滴后须用手指压迫泪囊部（睛明穴下方）数分钟。其滴管或药瓶开口勿接触患者眼部及睫毛等,以免眼药水污染。

（3）涂眼药膏　拉开患者下眼睑,用消毒的玻璃棒蘸药膏少许,涂于球结膜与下眼睑间的穹窿部,嘱患者闭眼,将玻璃棒横向徐徐自外眦角方向抽出;若用软管药膏,向下牵拉患眼下眼睑,将药膏挤出少许置于下穹窿部,再轻轻向上向外提拉下眼睑。涂药后,嘱患者轻轻闭目数分钟。

【操作后处理】

1. 询问患者滴眼药后眼睛是否有刺痛、异物感。

2. 用消毒棉球或棉签清洁眼部,协助患者恢复舒适体位。

3. 记录操作情况,用物处理。

【问答】

1. 滴眼药包括哪几类剂型?

答　包括眼药粉、眼药水和眼药膏3种剂型。

2. 滴用多种眼药水时应注意什么?

答　滴用多种眼药水时,前后药物之间应至少间隔10min。

3. 滴阿托品滴眼液应注意什么?

答　滴阿托品滴眼液后须用手指压迫泪囊部（睛明穴下方）数分钟,以避免药物经泪道流入泪囊和鼻腔被吸收而引起中毒反应。

六、敷　　法

【准备工作】

1. 患者的准备　患者取坐位或仰卧位;眼周皮肤清洁、无破损。

2. 医生的准备

（1）熟悉并掌握适应证、禁忌证及操作规程。

（2）着装规范整洁,戴医用口罩、帽子,态度和蔼。

（3）核对患者信息，了解病史、心理、认知、合作程度等。

（4）充分告知患者或家属操作注意事项。

3. 物品的准备　药物（中药液体、粉末或新鲜药物）、纱布、毛巾、纯水（热水或冰水）、布包、冰袋等。

4. 环境的准备　治疗环境安静，温度适宜，有帘子、屏风等遮挡物，能保护患者隐私。

【操作流程】

1. 药物敷

（1）药液敷　按病情需要选用中药煎好药液，或用中药颗粒剂、粉剂，热水冲调成药液，以纱布蘸药液敷胞睑。

（2）布包敷　选用新鲜药物如蒲公英、野菊花等洗净后捣烂，或用生大黄粉以布包敷胞睑。

（3）调糊敷　将所需代表方精制成末，用时以水调成糊状，敷于胞睑或太阳穴。

2. 非药物敷

（1）湿热敷　嘱闭眼，用单层纱布盖于胞睑及眼眶周围，把重叠的毛巾或纱布浸于热水中，再用镊子将其夹起拧干，以不烫手背为度（建议温度为40~45℃），摊开置于胞睑及眼眶周围，时时更换以保持湿热。

（2）干热敷　用热水袋或玻璃瓶装上热水，外包毛巾，置于胞睑之上即可。

（3）冷敷　用重叠之毛巾或纱布，浸于冰水中，然后拧干，敷于眼部，或可用冰袋，外包毛巾，置于胞睑之上即可。

【操作后处理】

1. 询问患者有无不适感，注意有无眼周皮肤烫伤或冻伤现象，观察有无药液或药粉进入结膜囊。

2. 清洁患者眼周及面部皮肤，避免药液或药粉残留，安置舒适体位，记录操作情况，用物处理。

【问答】

1. 敷法常用于治疗哪些眼病？

答　敷法适用于外障眼疾及瞳神紧小、外伤眼疾、血灌瞳神等眼病。

2. 热敷的作用是什么？

答　热敷可疏通经络、行气活血，并可促使脓成穿破。

3. 冷敷的作用是什么？

答 冷敷可散热、凉血、止血、缓痛、减轻红肿。

七、泪 道 冲 洗

【准备工作】

1. 患者的准备　避免精神紧张、眼面部放松。

2. 医生的准备

(1) 熟悉并掌握适应证、禁忌证及操作规程。

(2) 着装规范整洁,戴医用口罩、帽子,态度和蔼。

(3) 核对患者信息,了解病史、心理、认知、合作程度等。

(4) 告知注意事项,解释以消除患者紧张感,嘱患者不要咳嗽或改变体位。

3. 物品的准备　0.5%丁卡因麻醉剂、0.9%氯化钠注射液或药液、消毒小棉签、无菌干棉球或消毒纱布、治疗盘、泪小点扩张器、泪道冲洗针具、受水器。

4. 环境的准备　具备治疗床、治疗椅、操作台,环境安静、温度适宜,有局部灯光照明。

【操作流程】

1. 患者取仰卧位或坐位。

2. 冲洗泪道前先挤压泪囊部,观察有无黏液或脓性分泌物排出,并尽量将分泌物排空。

3. 用蘸有 0.5%丁卡因麻醉剂的消毒小棉签夹于上、下泪小点之间,嘱患者闭目2~3min。

4. 以患者取坐位为例,嘱头部微后仰并固定,眼向上注视,将下睑近内眦部轻轻向下牵拉,暴露下泪小点。嘱患者自持受水器紧贴冲洗侧颊部。

5. 如泪小点较小,先用泪小点扩张器垂直插进泪小点1~2mm,再向鼻侧转至水平方向,轻轻捻转,扩张泪小点。

6. 将大小合适的泪道冲洗针头垂直插进泪小点1~2mm后向鼻侧转动,使针头呈水平位,继而顺沿下泪小管走行方向将针头推进4~6mm,注入生理盐水。此时应询问患者有无水液进入咽部,或请患者低头观察有无水液从鼻孔流出,并注意注水时有无阻力及泪小点有无水液反流。

7. 冲洗完毕时,滴抗生素眼药水。

【操作后处理】

1. 询问患者内眦部位有无不适感,注意有无红肿、出血、皮肤黏膜破损。

2. 记录操作情况,用物处理。

【问答】

1. 如何对泪道冲洗进行结果分析?

答 (1) 泪道通畅　注入冲洗液时无阻力,泪道无液体反流,患者述液体流入口咽部,或观察到液体从鼻孔流出。

(2) 泪道狭窄　下冲上反,但加压注入冲洗液后通畅。

(3) 泪小管阻塞　注入冲洗液时有阻力,冲洗液从原路返回,口咽部无液体流入。

(4) 泪总管阻塞　注入冲洗液时有阻力,从下泪小点冲洗时冲洗液自上泪小点反流,口咽部无液体流入。

(5) 鼻泪管阻塞　注入较多冲洗液后从上泪小点反流,并可带有黏脓性分泌物,表明鼻泪管阻塞合并慢性泪囊炎。

2. 如何避免假道形成及如何处理?

答 泪道冲洗时,动作要轻柔,以免造成泪道机械性损伤及假道。泪道冲洗注入液体时,若出现下睑水肿,表明冲洗时形成假道,应即刻拔出冲洗针头,停止冲洗。必要时应用抗菌药物,预防感染发生。

3. 泪道冲洗的临床运用范围是什么?

答 泪道冲洗可用具有治疗或清洗泪道作用的药液或冲洗液冲洗泪道,可达到治疗某些眼病及冲洗泪道的目的。冲洗液可用中药制剂、0.9%氯化钠注射液或抗生素滴眼液等。泪道冲洗不仅用来探测泪道是否通畅,还常用于清除泪囊中积存的分泌物及作为内眼手术前的常规准备。流泪症及漏睛患者多用此法。

八、角膜异物取出术

【准备工作】

1. 患者的准备　避免精神紧张;充分了解操作情况及注意事项。

2. 医生的准备

(1) 熟悉并掌握适应证、禁忌证及操作规程。

(2) 着装规范整洁,戴医用口罩、帽子,态度和蔼。

(3) 核对患者信息,了解病史、心理、认知、合作程度等。

(4) 告知患者操作目的和注意事项,嘱患者术中注视一固定方向不变。获得知情同意。

3. 物品的准备 治疗盘、无菌棉签、无菌纱布、无菌镊、手术刀、表面麻醉药、一次性4号或4.5号针头、生理盐水、消毒异物针、开睑器、消毒眼垫、一次性注射器、抗生素眼药水等。

4. 环境的准备 治疗环境安静,温度适宜;取角膜深层异物时需在手术室进行。

【操作流程】

1. 安置体位 患者取坐位(裂隙灯)或仰卧位(手术室)。

2. 术前准备

(1) 作裂隙灯显微镜检查 查明角膜损伤的大小及深度;查明异物的性质;查明异物进入角膜的深度;角膜后弹力层是否破裂,应注意异物是否已深入前房。

(2) 表面麻醉 滴表面麻醉药2~3次,间隔3min。

(3) 术者洗手,备齐用物。

3. 取出浅表异物 术者用手指或开睑器分开眼睑,用浸有生理盐水的棉签轻轻擦除,如轻擦不掉,用4号或4.5号针头轻挑异物,注意针头"马蹄口"向上,针尖朝角膜缘方向,然后再轻轻擦除异物。

4. 取出深层异物 需在手术室进行。

(1) 取实质深层的磁性异物 术者一手固定眼球,一手持手术刀,循异物入口方向切开其上的角膜组织,分离角膜暴露异物,用手持电磁铁吸出。

(2) 取实质深层的非磁性异物 以异物所在位置为中心,作一尖端向角膜缘的V形切口。以V形尖端为起点,作角膜板层分离,暴露异物后用异物针挑出或用异物镊夹出,随即用生理盐水冲洗。

(3) 取一端进入前房的实质异物 应在手术显微镜下完成。异物若位于角膜中央,需充分缩瞳,在角膜周边作一全层切开的小切口,虹膜恢复器自切口伸入前房,将异物向外顶托,同时用异物镊从角膜表面垂直向外夹出异物。若异物位于房角附近,需充分缩瞳,按白内障囊外摘除手术方式,在角膜缘后界作5~8mm长的切开,也可安置1条或2条角巩膜预置缝线,翻开角膜瓣,暴露异物,用异物镊或无齿晶体镊夹出异物,关闭切口。

【操作后处理】

1. 取异物后滴抗生素眼液、眼膏,单眼包扎,次日复查;金属异物取出后,角膜上如留有锈环,尚不能一次取出时,应待24h后第二次手术取出。进入前房的异物取出后需每天换药,滴抗生素眼液或涂抗生素眼膏及散瞳,有缝线者于10天后拆除缝线;异物取出后,发现房水外漏者,应作加压绷带包扎。

2. 观察患眼有无出血、房水外漏,协助患者恢复舒适体位。

3. 记录操作情况,用物处理。

【问答】

1. 金属异物取出后,角膜锈环不能一次取出时,应如何处理?

答 应待24h后第二次手术取出。

2. 角膜异物取出术前进行裂隙灯显微镜检查的目的是什么?

答 查明角膜损伤的大小及深度;查明异物的性质;查明异物进入角膜的深度,角膜后弹力层是否破裂,应注意异物是否已深入前房。滴用多种眼药水时,前后药物之间应至少间隔10min。

3. 进入前房的异物取出后应注意什么?

答 进入前房的异物取出后需每天换药,滴抗生素眼液或涂抗生素眼膏及散瞳,有缝线者于10天后拆除缝线。

第九章
耳鼻咽喉科临床常用操作技术

编写者名单

主　编　郭　裕

编　委　李　明　张治军　郑荣华

　　　　滕　磊　王丽华

秘　书　王丽华(兼)

一、鼻腔填塞止血（前鼻孔）

【准备工作】

1. 患者的准备　放松情绪,避免紧张;一般取坐位或半坐位;暂时用手指将出血侧鼻翼压向鼻中隔;流入咽部的血液及时吐出,不要咽下。

2. 医生的准备

（1）详细了解患者病史资料,初步确认有无实施鼻腔填塞止血的必要性和患者有无鼻腔填塞止血的禁忌证。

（2）向患者解释此治疗的目的,可能发生的风险和应对措施,消除患者的紧张感,并获得知情同意。

（3）戴医用口罩、帽子(头发、鼻孔不外露),洗手,戴手套。服装、鞋帽整洁。

3. 物品的准备

（1）光源(100W)、额镜、前鼻镜、枪状镊、吸引器、压舌板。

（2）1%麻黄素液(或1%呋麻滴鼻液)、干棉球,预先制成1%麻黄素液棉片。

（3）无菌凡士林纱布,预先制成宽约2cm的凡士林纱条。

4. 环境的准备　门诊或病区治疗室内,环境要求整洁和安静,注意保护患者隐私。

【操作流程】

1. 体格检查,核对患者适应证和鼻出血的侧别。

2. 将患者鼻腔内所有填塞物及凝血块取出。

3. 用1%麻黄素液棉片收缩鼻腔黏膜血管,2~5min后取出。

4. 详查鼻腔及口咽,观察鼻腔是否有狭窄、黏膜状态、鼻中隔是否偏曲、有无新生物、是否有活动性出血及出血部位等。

5. 将无菌凡士林纱条的一端双叠10~12cm,将折叠端放进鼻腔后上方嵌紧,然后将双叠的纱条上下分开,短端平贴鼻腔上部,长端平贴鼻腔底,形成一向外开口的"口袋"。然后将纱条的长端填入"口袋"深处,自上而下,从后向前进行连续填塞,使纱条紧紧填满整个鼻腔。剪去前鼻孔外面多余的纱条,用棉球紧塞前鼻孔。

6. 填塞完毕,须检查是否仍有鲜血经后鼻孔流入咽部。经观察后如仍出血,需取出纱条重新填塞或改用后鼻孔填塞术。

【操作后处理】

1. 整理物品。医疗废弃物丢弃至黄色医疗垃圾袋,盖好垃圾桶盖。

2. 洗手。如实记录检查所见和操作情况,如填塞纱条数量等。

3. 告知患者积极处理原发病,如检查是否存在高血压病、血液病;告知患者取出鼻腔填塞物的时间。

【问答】

1. 在止血前安慰患者的目的是什么?

答 鼻出血属于急症,在出血剧烈的情况下,患者及其陪伴者大多精神紧张,此时应予以安慰,使患者镇静,可以避免患者因精神因素引起血压增高,使出血加剧。必要时使用镇静剂,也可减少出血。

2. 前鼻孔填塞止血法的适应证是什么?

答 鼻出血量多、出血部位不明确且范围较大者。

3. 凡士林纱条进行前鼻孔填塞止血后一般多长时间取出?

答 凡士林纱条宜在填塞后24~48h取出。对出血剧烈者或血液病鼻出血患者,可适当延长填塞时间至72h,但须使用足量抗生素,以预防感染。

二、咽部异物取出术

【准备工作】

1. 患者的准备　禁食;有分泌物及时吐出,漱口,清洁口腔;端坐位;放松情绪。

2. 医生的准备

(1) 详细了解患者病史资料,初步确认有无实施咽部异物取出的必要性和患者有无咽部异物取出的禁忌证。

(2) 向患者解释此操作的目的,可能发生的风险和应对措施,消除患者的紧张感,并获得知情同意。

(3) 戴医用口罩、帽子(头发、鼻孔不外露),洗手,戴手套。服装、鞋帽整洁。

3. 物品的准备　光源(100W)、额镜、压舌板、间接喉镜、枪状镊、异物钳、纱布等。

4. 环境的准备　门诊或病区治疗室内,环境要求整洁和安静,注意保护患者隐私。

【操作流程】

1. 体格检查,核对患者适应证。

2. 患者端坐张口,保持头位固定,儿童应有人固定头部。

3. 面对患者,佩戴额镜,对光,用压舌板轻压舌前2/3,观察口咽,扁桃体周围有否异物。

4. 若发现异物在口咽部者,可用枪状镊子取出异物;若无,以左手中指和拇指持纱布,包裹舌前1/3舌尖拉出口外,示指推开上唇,右手持加热后的间接喉镜或防雾间接喉镜,镜背推悬雍垂根部向后上,镜面朝向前下,观察舌根、会厌、会厌谷、披裂、梨状窝等的黏膜有无异物等。

5. 对于咽反射敏感者可喷1%丁卡因作黏膜麻醉,根据异物位置选用合适的器械,如喉异物钳或喉息肉钳取出。

【操作后处理】

1. 整理物品。医疗废弃物丢弃至黄色医疗垃圾袋,盖好垃圾桶盖。

2. 洗手。如实记录检查所见和操作情况。

3. 嘱患者施治后1h内禁食、禁水。

4. 若有明显炎症者需抗感染处理。

5. 若患者主诉明显,遍查未发现异物,可暂按黏膜擦伤处理,门诊随访。

【问答】

1. 咽喉异物常见部位在哪里?

答 咽侧壁、扁桃体、舌根、会厌、会厌谷、梨状窝等。

2. 异物取出后注意事项有哪些?

答 根据异物所在位置不同、时间长短及异物性质分别处理,容易取出的可不予处理,难以取出的则需要抗感染、禁食、禁水并继续观察等。

3. 若患者主诉明显,遍查未发现异物应如何处理?

答 可暂按黏膜擦伤处理,门诊随访。

三、外耳道冲洗法

【准备工作】

1. 患者的准备 操作前充分暴露外耳(取掉帽子、耳机、助听器等遮盖物品,头发扎起等)。

2. 医生的准备

(1)详细了解患者病史,初步确认有无实施外耳道冲洗的必要性和患者有无外耳道冲洗的禁忌证。

（2）向患者解释此操作的目的,可能发生的风险和应对措施,消除患者的紧张感,并获得知情同意。

（3）戴医用口罩、帽子(头发、鼻孔不外露),洗手,戴手套。服装、鞋帽整洁。

3. 物品的准备　光源(100W)、额镜、生理盐水、温开水、弯盘、20mL注射器冲洗器、治疗方巾、小纱布、消毒棉球等。

4. 环境的准备　门诊或病区治疗室内,环境要求整洁和安静,注意保护患者隐私。

【操作流程】

1. 体格检查,核对操作适应证。

2. 患者侧坐位,患耳面向医生。

3. 颈及肩部围以治疗方巾,手托弯盘紧贴患侧耳垂下方皮肤,以盛装冲洗时流出的水液。

4. 操作者左手将患侧耳郭轻轻向后上方牵引(小儿向后下方),使外耳道成一直线。

5. 右手持吸满生理盐水或温开水的冲洗器或注射器向外耳道后上壁方向冲洗,额镜下视耳道干净后停止冲洗,持膝状镊夹取消毒棉球或干棉球擦拭外耳道,或用卷棉子擦拭外耳道。

6. 检查外耳道及鼓膜是否有病变,若有予以相应处理。

【操作后处理】

1. 整理物品。医疗废弃物丢弃至黄色医疗垃圾袋,盖好垃圾桶盖。

2. 洗手。如实记录检查所见和操作情况。

3. 嘱患者保持外耳道干燥清洁、勿挖。

4. 若冲洗后有炎症予以抗生素滴耳液。

【问答】

1. 什么疾病选择外耳道冲洗法?

答 耵聍很大、继发感染、用器械很难取净。

2. 冲洗外耳应注意哪些事项?

答 水温不可过冷或过热;用力不能过强;患者头位偏向患侧。

3. 哪些患者不宜冲洗?

答 精神疾病患者或不能合作者;伴有严重呼吸系统疾病不能配合者。

四、咽部吹药法

【准备工作】

1. 患者的准备　操作前30min禁食；有分泌物及时吐出，漱口，清洁口腔；取端坐位；放松情绪。

2. 医生的准备

（1）详细了解患者病史，初步确认有无实施咽部吹药的必要性和患者有无咽部吹药的禁忌证。

（2）向患者解释此操作的目的，可能发生的风险和应对措施，消除患者的紧张感，并获得知情同意。

（3）戴医用口罩、帽子(头发、鼻孔不外露)，洗手，戴手套。服装、鞋帽整洁。

3. 物品的准备　光源(100W)、额镜、压舌板、吹管、鼓气球、极细药粉。

4. 环境的准备　门诊或病区治疗室内，环境要求整洁和安静，注意保护患者隐私。

【操作流程】

1. 咽部检查，核对患者适应证。

2. 患者端坐张口，保持头位固定，儿童应有人固定头部。

3. 面对患者，佩戴额镜，对光，左手持压舌板压住舌部，观察患处黏膜或皮肤状态，清理阻碍视线的异物及分泌物。

4. 不需麻醉，一手持吹管，固定于患处近端，一手挤压气球，将药粉吹敷于患处，药粉以覆盖住患处黏膜为宜，不宜过多、过厚。

5. 同法吹敷药粉于其他患处。

【操作后处理】

1. 整理物品。医疗废弃物丢弃至黄色医疗垃圾袋，盖好垃圾桶盖。

2. 洗手。如实记录检查所见和操作情况。

3. 嘱患者施治后1h内禁食、禁水。

4. 嘱患者平时忌食辛辣刺激食物，保持口腔卫生。

5. 告知患者操作疗程，一般每天1次或隔天1次。

【问答】

1. 咽喉部吹药法注意事项有哪些?

答 患者需屏气,以免药粉误吸入气管或呛入鼻咽部。

2. 咽部吹药法的禁忌证有哪些?

答 (1)精神疾病患者或不能合作者。

(2)伴有严重呼吸系统疾病不能配合者。

3. 若以此法进行耳部吹药应注意哪些事项?

答 (1)事先清除耳道脓液。

(2)鼓膜有小穿孔者忌用。

五、鸣 天 鼓

【准备工作】

1. 患者的准备 全身放松,宁心安神。

2. 医生的准备

(1)详细了解患者病史,初步确认有无实施鸣天鼓的必要性和患者有无鸣天鼓的禁忌证。

(2) 向患者解释此操作的目的,可能发生的风险和应对措施,消除患者的紧张感,并获得知情同意。

(3)戴医用口罩、帽子(头发、鼻孔不外露),洗手。服装、鞋帽整洁。

3. 环境的准备 门诊或病区治疗室内,环境要求整洁和安静,注意保护患者隐私。

【操作流程】

1. 体格检查,核对患者适应证。

2. 坐位或站立位,向患者讲解并示范操作内容。

3. 调整好呼吸,两手掌互相摩擦到发热后,用两手掌心紧贴两外耳道口,使外耳道口暂时处于封闭状态,两手示指、中指、环指、小指对称地横按在后枕部;再将两示指翘起放在中指上,然后将示指从中指上用力滑下,重重地叩击脑后枕部,此时可闻洪亮清晰之声,响如击鼓。

4. 先左手24次,再右手24次,最后双手同时叩击48次。

【操作后处理】

洗手。如实记录检查所见和操作情况。

【问答】

1. 鸣天鼓的适应证有哪些？

答 耳鸣、耳聋。

2. 鸣天鼓适宜在什么情况下操作？

答 鸣天鼓适宜每日早晚各做一次,在感到耳鸣比较烦的时候,也可随时做。

3. 鸣天鼓的禁忌证有哪些？

答 耳郭上有湿疹、冻疮、局部皮损者不宜;噪声性耳聋、客观性耳鸣患者不宜。

六、扁桃体啄治术

【准备工作】

1. 患者的准备　操作前2h禁食;漱口,清洁口腔,有分泌物及时吐出;取端坐位;放松情绪。

2. 医生的准备

（1）详细了解患者病史,初步确认有无实施扁桃体啄治的必要性和患者有无扁桃体啄治的禁忌证。

（2）向患者解释此操作的目的,可能发生的风险和应对措施,消除患者的紧张感,并获得知情同意。

（3）戴医用口罩、帽子(头发、鼻孔不外露),洗手,戴手套。服装、鞋帽整洁。

3. 物品的准备　光源(100W)、额镜、压舌板、无菌手术刀柄(7#)、无菌扁桃体镰状刀片(12#)、无菌弯盘。

4. 环境的准备　门诊或病区治疗室内,环境要求整洁和安静,注意保护患者隐私。

【操作流程】

1. 体格检查,核对患者适应证。

2. 患者端坐张口,保持头位固定,儿童应有人固定头部。

3. 面对患者,左手持压舌板压住舌部,充分暴露扁桃体。

4. 一般不需麻醉,若咽反射敏感者可适当进行表面麻醉。右手持扁桃体镰状弯刀,在扁桃体上做雀啄样动作,每刀深度2~5mm,视扁桃体大小确定进刀深度,每侧3~5次,伴少量出血,以吐2~3口血为适度(2~5mL)。

5. 同法做对侧扁桃体。

【操作后处理】

1. 整理物品。一般医疗废弃物丢弃至黄色医疗垃圾袋,盖好垃圾桶盖。刀片丢弃至黄色医疗废弃物专用锐器盒内。

2. 洗手。如实记录检查所见和操作情况。

3. 嘱患者施治后30min内禁食、禁水。

4. 嘱患者平时忌食辛辣刺激食物,保持口腔卫生。

5. 告知患者操作疗程,一般3~4天1次,5次为1个疗程。

【问答】

1. 扁桃体啄治法的适应证有哪些?

答 慢性扁桃体炎、扁桃体肥大、扁桃体角化症。

2. 扁桃体啄治法的禁忌证有哪些?

答 (1)扁桃体急性炎症、扁桃体结核、扁桃体良性或恶性肿瘤、白喉带菌者。

(2)不足3周岁儿童及精神疾病患者或不能合作者。

(3)伴有严重心血管、肝、肾及造血系统疾病者。

3. 扁桃体啄治法操作过程中有哪些注意事项?

答 (1)操作时注意不伤及扁桃体以外组织。

(2)扁桃体组织较大时,需循序渐进,啄治由浅入深,先把部分隐窝打开,再逐渐入里。

(3)女性月经期,啄治动作要轻柔,以防出血过多。

下篇
评估标准

备注: 评分表中标注*的评估要素或评估内容,为核心要素或核心评估内容,为一票否决内容,一旦操作错误,视为考核不合格。

第一章

内科临床常用操作技术

一、胸腔穿刺术

评估要素	评估内容	应得分	实际得分	扣分原因
素质要求	着装规范整洁,清洁双手,戴医用口罩、帽子。态度和蔼	5		
评估	核对患者信息,了解病史,结合胸部X线或CT片,体格检查相关实验室检查,了解患者的认知、合作态度	5		
	患者或家属知情同意,解释,消除紧张感,告知注意事项,环境准备	5		
备齐用品	无菌胸腔穿刺包、灭菌手套、量筒、容器、2%利多卡因注射液、消毒液、消毒液棉球、胶布、无菌试管、听诊器、血压计等	5		
安置体位*	坐位:反向骑跨坐于带靠背的椅子上,上肢屈肘交叉置于椅背,前额伏于前臂上 半卧位:患侧上臂上举 仰卧位:仰卧举起双臂	5		
穿刺	定位:肩胛下角线或腋后线第7~8肋间,或腋中线第6~7肋间;气胸患者取患侧锁骨中线第2肋间隙或腋前线第5肋间隙;包裹性积液或局限性积气须结合X线或彩超定位	5		
	戴无菌手套:由内向外螺旋形消毒皮肤,直径大于10cm	5		
	覆盖并固定消毒洞巾(由助手固定的动作可请考官替代)	5		
	检查器械,检查穿刺针是否通畅,胶管是否漏气及破损	3		
	局部麻醉:核对局部麻醉药物名称,用2%利多卡因注射液局部麻醉。选下一肋骨的上缘为穿刺点,麻醉后先注射皮下,出现皮肤橘皮样皮丘改变,再自皮至胸膜层逐层麻醉	12		

（续表）

评估要素	评估内容	应得分	实际得分	扣分原因
	左手固定穿刺部位皮肤,右手持穿刺针沿麻醉部位经肋骨上缘垂直缓慢进入,有突破感即停止	5		
	接注射器,然后松开止血钳抽吸胸液(气),注射器抽满后用血管钳夹闭胶管,取下注射器	5		
	将抽出液注入送检容器中并记录抽液量,抽液结束拔出穿刺针,消毒后适当按压并覆盖无菌纱布,胶布固定	5		
评价	测量血压、心率,观察穿刺点渗液、渗血情况	2		
	整理衣被,安置舒适体位,嘱患者静卧,有不适及时通知医护人员	3		
	按要求处理穿刺用物	5		
	胸水送检常规、生化、培养、找脱落细胞等	5		
问答	1. 胸腔穿刺过程中出现哪些症状要停止操作? 答:如有胸膜反应(胸闷、胸痛、心悸、咳嗽、呼吸困难等)应立即停止。	5		
	2. 胸腔穿刺过程中,如何避免操作不当引起的气胸? 答:操作过程中,先用血管钳夹闭胶皮管,再连接注射器,然后松开血管钳抽气或抽液,接着再次夹闭胶皮管,拔出注射器。	5		
	3. 大量胸腔积液在第9肋间以下是否可以穿刺? 答:应避免在第9肋间以下穿刺,以免穿透膈肌,损伤腹腔脏器。	5		
总分		100		

二、气囊-面罩简易呼吸器的使用

评估要素	评估内容	应得分	实际得分	扣分原因
素质要求	着装规范整洁,戴医用口罩、帽子。清洁双手并戴手套	5		
评估	核对患者信息,观察患者意识、呼吸,了解有无颈部外伤,排除禁忌证	5		
备齐用品	简易呼吸器、管道氧气或氧气瓶、吸痰管或吸引器	5		
安置体位*	去枕仰卧位,有颈部外伤用双手抬颌法	5		
操作	检查呼吸器有无破损,单向活瓣工作是否正常,管道是否通畅	5		
	简易呼吸器连接氧气,氧流量8~10L/min	5		
	清除口腔分泌物,摘除义齿,头后仰打开气道	5		
	施救者站在患者头顶处或头部一侧,一手托起患者下颌使患者头后仰,气囊面罩尖端向上罩在患者口鼻部	10		
	一手以"CE"法固定面罩,另一手用拇指和其余四指的对应力挤压简易呼吸器气囊	15		
	每次挤压时间大于1s,成人频率为12~16次/分,儿童频率为14~20次/分	10		
评价	操作过程中观察患者胸部起伏、面色、甲床末梢循环情况。观察患者呼吸频率、血氧饱和度、心率、血压等	5		
	整理衣物,安置舒适体位	5		
	按规范用物处理,设备消毒	3		
	洗手,记录	2		
问答	1. 如何判断患者处于正常换气? 答:经评估,患者口唇面色转红润,血氧饱和度上升,自主呼吸恢复。	5		
	2. 如有颈部外伤者应采取何种体位? 答:采用双手抬颌法开放气道。	5		
	3. 如患者清醒在挤压气囊时应注意什么? 答:对清醒患者做好心理护理,解释应用呼吸器的目的和意义,缓解紧张情绪,使其主动配合,并边挤压边指导患者吸……呼……	5		
总分		100		

三、无创呼吸机的使用

评估要素	评估内容	应得分	实际得分	扣分原因
素质要求	着装规范整洁,戴医用口罩、帽子,态度和蔼	5		
评估	了解患者病史信息,查验血气分析,观察生命体征,确认意识清醒,有自主呼吸,无面部损伤,排除其他禁忌证	5		
备齐用品	无创呼吸机及加湿器、配套管路、合适患者面部大小的鼻罩或面罩、中心供氧或氧气瓶、无菌蒸馏水	5		
安置体位	坐位或半卧位	10		
操作	加湿器内注入适量的无菌蒸馏水,检查管路、面罩是否通畅、有无漏水	10		
	连接无创呼吸机管路,连接加湿器,打开电源,启动呼吸机,调整加温	5		
	模式参数调节 常用模式有 S(自主呼吸模式)、T(时间控制模式)、S/T(自主呼吸时间控制模式)、CPAP(持续气道正压通气);常用参数:IPAP(吸气相气道正压)从 4~8cmH$_2$O 开始调起,逐渐增高,一般不超过 25cmH$_2$O,EPAP(呼气相气道正压)从 2~4cmH$_2$O 开始调起,ARDS 可调至 4~12cmH$_2$O,呼吸频率 12~20 次/分,由低到高,逐步调节,逐步适应,经过 5~20min 逐步增加至合适的水平	20		
	选择呼吸机"待机"状态键;连接氧气管、佩戴面罩,适当调整固定带,启动呼吸机送气*	10		
	注意观察人机协调情况,及时适当调整参数设置	5		
评价	整理用物,洗手,记录;定时复查血气分析,及时调整呼吸机参数;定期对管路面罩进行清洗消毒	10		
问答	1. 如人机协调性不佳、潮气量上不去,并且患者出现腹胀不适,怎么办? 答:嘱咐患者闭口呼吸、缓解紧张情绪,使其主动配合,指导患者吸……呼……,降低送气压;可给予胃动力药物,必要时可胃肠道减压。	5		

（续表）

评估要素	评估内容	应得分	实际得分	扣分原因
	2. 为什么不能先开机送气后再给患者戴上面罩？ 答：开机空吹会使机器计算的基线严重飘移,导致呼吸机的漏气补偿量过大,远超实际漏气量,患者感受到气流冲击,无法耐受,这是导致初始上无创呼吸机失败的重要原因之一。	5		
	3. 使用无创呼吸机者如何调整进餐时间？ 答：使用无创呼吸机治疗前,应避免过饱饮食。建议最好进食后至少停留30~60min再使用无创呼吸机,使用时可抬高床头30°~45°,以免出现恶心、呕吐等症状导致患者误吸,特别是老年人,更应该注意。	5		
总分		100		

四、心电图机的使用

评估要素	评估内容	应得分	实际得分	扣分原因
素质要求	着装规范整洁,戴医用口罩、帽子,态度和蔼	5		
评估	核对患者信息,了解病史、心理、认知、合作程度,观察连接导联部位皮肤情况	5		
	解释,消除患者紧张感,患者或家属知情同意,告知注意事项,环境准备	5		
备齐用品	心电图机处于完好备用状态;导电胶、生理盐水棉球、75%乙醇棉球等用具完好备用	5		
安置体位	取平卧位;四肢平放、肌肉放松;平静呼吸;暴露双手内腕部与双下肢内踝,暴露胸部	5		
心电图	定位:涂抹导电胶或生理盐水或75%乙醇,位置:两手腕关节内侧上方,两内踝上部,心前区导联 V_1~V_6 相应部位	10		
	接电极:肢导联红色电极接右上肢;黄色电极接左上肢;绿色电极接左下肢;黑色电极接右下肢。胸导联将红、黄、绿、褐、黑、紫电极分别安置于 V_1~V_6 相应部位	20		

（续表）

评估要素	评估内容	应得分	实际得分	扣分原因
	描记心电图:开电源,定走纸速度,25mm/s,开抗干扰键。定标准电压。导联切换,依次描记:Ⅰ、Ⅱ、Ⅲ、aVR、aVL、aVF、V₁~V₆,记录3~5个心室波,若心律不齐,适当延长V₁或Ⅱ导联的描记时间	15		
	描记结束后,去除导联线,关闭心电图机	10		
评价	评价患者情况和心电图图形	3		
	整理衣被,调整舒适体位	2		
问答	1. 如果心电图上,Ⅰ导联、aVL导联P波向下,aVR导联P波向上,主波方向向上,T波直立,与正常心电图形成相反的表现。而胸前V₁~V₆导联心电图与正常心电图是一样的,应如何处理? 答:应检查左右手是否接反,调整电极重新操作。	5		
	2. 如果发现Ⅲ和(或)aVF导联的Q波较深时应如何处理? 答:应在深吸气后屏住气时,立即重复描记这些导联的心电图。若此时Q波明显变浅或消失,则可考虑横膈抬高所致。反之,若Q波仍较深而宽,则不能除外下壁心肌梗死。	5		
	3. 如发现心率>60次/分而PR间期>0.22s应如何处理? 答:可取坐位时再记录几个肢体导联心电图,以便确定是否有房室传导阻滞。	5		
总分		100		

五、胸外心肺复苏术

评估要素	评估内容	应得分	实际得分	扣分原因
素质要求	着装规范整洁,戴医用口罩、帽子,态度和蔼	5		
评估	评估确认救治现场环境安全,双手轻拍患者双肩,在患者耳边大声呼叫,判断患者意识丧失	10		

（续表）

评估要素	评估内容	应得分	实际得分	扣分原因
	在10s内,观察患者的大动脉搏动及呼吸;确认患者自主心跳、自主呼吸,颈动脉搏动消失后,立即呼叫医生或请人通知医生,送急救物品			
复苏体位	体位:仰卧于硬板床或地上,去枕仰卧位,背部垫板平患者肩和床沿 解开患者衣扣、裤带,充分暴露患者前胸部 施救者位置:患者右侧肩部	5		
胸外按压	按压部位:胸骨中下1/3处(少年儿童及成年男性可直接取两侧乳头连线的中点) 按压手法:一手掌根部紧贴在按压部位,另一手掌根部重叠放于其手背上,手指翘起不接触胸壁,肘关节伸直,肩部和手掌必须保持垂直位。用上半身力量垂直向下用力按压,放松使胸廓充分弹起,放松时掌根不脱离胸廓皮肤,按压与放松时间比为1∶1 按压深度为成人≥5cm,频率100~120次/分 胸外按压与通气比:按压30次,通气2次	25		
开放气道	用右手示指、中指,清除口鼻腔分泌物及义齿 仰头举颏法:用一只手小鱼际放在患者额上向后压,另一只手放在颈后将颈部抬高,使头充分后仰	10		
人工呼吸	在患者口部覆盖无菌纱布,施救者用左手拇指和示指捏住患者鼻孔,右手固定患者下颌,打开患者口腔,施救者张大口将患者口部紧密包裹住,吹气时同时用余光观察患者胸部是否隆起,每次吹气时间不少于1s,胸部起伏吹气有效;放开口鼻,使胸廓自行回缩将气体排出,随后立刻给予第2次吹气;吹气2次后实施下一周期心脏按压,交替进行,心脏按压与吹气次数比例为30∶2	15		
评价	操作5个循环后,观察脉搏、意识、呼吸、瞳孔对光反射、面色等,评估复苏成功; 给氧,心电监护,开放静脉通道,转入ICU或心内科病房接受进一步治疗	10		
安置	整理衣被,安置舒适体位,撤去按压板	5		

（续表）

评估要素	评估内容	应得分	实际得分	扣分原因
问答	1. 心肺复苏成功后的有效指标有哪些？ 答：皮肤、黏膜颜色转红润；按压后能扪及颈动脉、股动脉搏动，上肢收缩压高于60mmHg；自主呼吸恢复；肌张力恢复；瞳孔缩小，对光反射存在。 2. 心肺复苏按压的频率和深度是多少？ 答：按压深度为成人≥5cm；频率100~120次/分。 3. 心肺复苏按压和吹气次数的比例是多少？ 答：30∶2。	5 5 5		
总分		100		

六、电 除 颤 术

评估要素	评估内容	应得分	实际得分	扣分原因
素质要求	着装规范整洁，戴医用口罩、帽子，态度和蔼	5		
评估	正确判断患者的病情并评估，患者意识消失、颈动脉搏动消失、呼吸断续或停止、皮肤发绀、心音消失、血压测不出；判断心电图状态及是否有室颤波	10		
备齐用品	确保周围环境安全，注意保护患者隐私。除颤仪处于完好备用状态，导电膏或盐水纱布等用具完好备用，打开机器电源开关	5		
安置体位	去枕平卧于木板床上，检查并除去金属及导电物质，松解衣扣，暴露胸部，撤除心电图仪器	5		
电除颤	电极板涂导电膏或包裹盐水纱布 电极板位置正确放置（STERNVM电极板上缘放于胸骨右侧第2肋间，"APEX"电极板上缘置于左锁骨中线第5肋间）。电极板与患者皮肤密切接触，施加适当压力	15		
	选择正确的除颤方式（可辨认出QRS波的室速用同步，其余用非同步除颤）及电功率（双项波除颤用120~200J，单向波用360J）	20		

（续表）

评估要素	评估内容		应得分	实际得分	扣分原因
	充电,确定周围人员无直接或间接与患者接触*,放电观察心电波,如除颤未成功重复除颤		15		
	移开电极板,清洁,电极板正确回位		2		
评价	密切监测患者病情,电击后立即检查标准心电图,了解心律情况,根据心电图决定治疗		3		
	协助患者整理衣物,保持舒适体位		2.5		
	整理好除颤仪,除颤器充电,备用		2.5		
问答	1. 电除颤和电复律的区别是什么? 答:电除颤和电复律的区别有以下几点:①适应证不同,电除颤用于室颤、室扑及无法识别R波的快速性室性心律失常,这些情况下患者存在严重血流动力学障碍,故需立即进行抢救。及早进行电除颤(或者也可以称为非同步电复律)是最好的处理方法。电复律(也就是同步电复律)的适应证是房颤等不甚严重的其他类型的心律失常,并不造成特别严重的血流动力学障碍,而且也可以在一定程度上被药物所控制。②操作不同,电除颤时患者已处于濒死状态,因此没有事先麻醉的需要,而是应该一旦发现患者出现室颤、室扑等需要进行除颤的心律失常应该立即进行除颤;而对于电复律,由于患者原是处于清醒状态的,因此在进行电复律前必须先进行麻醉;③放电模式不同:由于电除颤时心电图上没有R波显示,因此除颤时除颤器是非同步放电的;而电复律时除颤器为了避免在心室易损期放电引发室颤而采用R波同步放电模式;④放电能量不同,一般来说电除颤的能量比电复律的能量要高;不过从基本原理上来说,电除颤和电复律的原理是一样的。		5		
	2. 对于装有永久性心脏起搏器的患者,若起搏器不能抑制其室颤而需除颤时,需注意什么? 答:应避免电极板靠近起搏器,否则可致其失效。		5		
	3. 早期电除颤的原则和目标是什么? 原则:越早越好;目标:从发病至电除颤的时间限定在3min内。		5		
总分			100		

七、腹腔穿刺术

评估要素	评估内容	应得分	实际得分	扣分原因
素质要求	着装规范整洁,戴医用口罩、帽子,清洗双手。态度和蔼	5		
评估	了解患者病史资料,排除穿刺的禁忌证	5		
告知	向患者告知穿刺的必要性、操作过程、可能发生的并发症,并获得知情同意	5		
安置体位	取坐位、半卧位、侧卧位或平卧位	5		
备齐用品	无菌穿刺包、无菌手套、腹水各项检查所需的试管和容器、2%利多卡因注射液、消毒棉球、医用胶布等	5		
穿刺	穿刺点一般选左下腹,脐与髂前上棘连线中外1/3的交界点,或脐与耻骨联合连线中点上方1cm、偏左或偏右1.5cm处,或侧卧位脐水平线与腋前线或腋中线交界点	10		
	打开穿刺包,戴无菌手套,由穿刺点由内向外螺旋形消毒皮肤,直径≥15cm,消毒3次,然后覆盖无菌洞巾	10		
	用2%利多卡因自皮肤至腹膜壁层做局部麻醉	5		
	检查穿刺针是否通畅,用止血钳夹住穿刺针座所连接的橡皮管	5		
	用左手固定穿刺部位皮肤,右手持穿刺针经麻醉处先垂直缓慢进针至皮下,然后倾斜45°~ 60°角度进针1~2cm,最后再垂直刺于腹膜层。当有突破感时表示针尖已进入腹腔*	10		
	把注射器与穿刺针座的橡皮管连接,松开止血钳,抽出腹水	5		
	穿刺结束后,用无菌纱布覆盖穿刺处,拔出穿刺针,局部消毒,用无菌纱布覆盖按压片刻,用医用胶带固定	5		
操作后处理	观察患者生命体征,帮助患者整理衣被,安置舒适体位,避免穿刺处侧卧,嘱静卧1~2h	5		
	整理器械和操作场所,做好穿刺记录	5		

（续表）

评估要素	评估内容	应得分	实际得分	扣分原因
问答	1. 在放腹水时,患者突然出现头晕、心悸、气促、恶心、面色苍白、脉数,应采取什么处理措施? 答:控制放液速度,如不缓解则停止放液,予以吸氧、输液或肾上腺素。	5		
	2. 诊断性腹腔穿刺时,抽出全血样液体,如何鉴别是腹腔内出血,还是穿刺本身所造成的出血? 答:血液凝固为损伤所致,不凝固为腹腔内出血。	5		
	3. 大量放腹水后为何要用束腹带? 答:以防腹压骤降,引起血管扩张,导致患者休克。	5		
总分		100		

八、留置胃管术

评估要素	评估内容	应得分	实际得分	扣分原因
素质要求	着装规范整洁,戴医用口罩、帽子,清洗双手。态度和蔼	5		
评估	了解患者病史资料,确定有无实施留置胃管的禁忌证	5		
告知	向患者告知实施留置胃管的必要性、操作过程,可能发生的风险和应对措施,并获得知情同意	5		
安置体位	取坐位或者半卧位	5		
备齐用品	胃管、一次性负压引流器、血管钳、石蜡油、纱布、注射器、治疗盘、治疗巾、医用胶布、棉签、别针、冷开水、听诊器等	5		
置管	检查鼻腔黏膜有无红肿、充血,有无鼻中隔偏曲、鼻息肉等,清洁鼻腔	10		
	戴无菌手套,将治疗巾铺于患者颌下或胸前	5		
	用注射器检查胃管是否通畅,测量插管长度并做标记。成人插管45~55cm,估计长度方法为前额发迹到剑突处或者鼻尖经耳垂至剑突处。用石蜡油润滑胃管	10		

（续表）

评估要素	评估内容	应得分	实际得分	扣分原因
	右手用镊子夹住胃管前端,沿一侧鼻孔缓慢插入14~16cm。至咽喉部时,嘱患者做吞咽动作,顺势将胃管送下,插至45~55cm处	10		
	用注射器抽吸胃液或者用注射器从胃管中注入空气,用听诊器听是否有气过水声,以确定胃管是否在胃内*	10		
	用医用胶布把胃管固定在鼻翼和近耳面颊部	5		
操作后处理	帮助患者整理衣被,安置舒适体位;告知患者如有不适,及时通知医护人员	5		
	整理器械和操作场所,做好操作记录	5		
问答	1. 昏迷患者留置胃管时的操作关键点是什么? 答:如遇昏迷患者,在留置胃管时,应将患者头向后仰,当胃管插至会厌部时,左手托起。患者头部,使下颌靠近胸骨柄,加大咽部通道弧度,便于插管。	5		
	2. 昏迷患者留置胃管后,把胃管末端置于水中,如出现气泡,应采取什么措施? 答:提示插管误入气管,需要拔出重新置管。	5		
	3. 插管过程中可能出现哪些症状,如何处理? 答:如患者出现恶心、呕吐症状,应暂停插管,嘱患者深呼吸;若出现咳嗽、呼吸困难、发绀等现象,表明插入气管,应立即拔出。休息后重新置管。	5		
总分		100		

九、三腔二囊管留置术

评估要素	评估内容	应得分	实际得分	扣分原因
素质要求	着装规范整洁,戴医用口罩、帽子,态度和蔼	5		
评估	核对患者信息,了解病史、心理、认知、合作程度	5		
	向患者解释,以消除其紧张情绪,获得患者或家属知情同意,告知注意事项	5		

（续表）

评估要素	评估内容	应得分	实际得分	扣分原因
备齐用品	三腔二囊管、血压计、玻璃接头、止血钳、石蜡油、纱布、50mL注射器、0.5kg沙袋及牵引固定架	5		
安置体位	平卧位；清除鼻腔内异物	5		
插管	检查三腔二囊管气囊有无松脱、漏气，充气后膨胀是否均匀，通向食管囊、胃囊和胃腔的管道是否通畅；并分别在管壁上45、60、65cm三处，三腔通道的外口做好标记；抽尽双囊内气体，将三腔管前端及气囊表面涂以液体石蜡	10		
	将三腔管从患者鼻腔轻柔缓慢地垂直插入*，达咽部时嘱患者吞咽，使三腔管顺利送至65cm标记处	10		
	用注射器先向胃气囊注入空气250~300mL（囊内压40~50mmHg），使胃气囊充气，用血管钳将此管腔钳住，然后将三腔管向外牵拉，感觉有中等度弹性阻力时，表示胃气囊已压于胃底部。再以0.5kg沙袋通过滑车持续牵引三腔管，以达到充分压迫之目的	10		
	经观察仍未能压迫止血者，再向食管囊内注入空气100~200 mL（囊内压30~40mmHg），然后钳住此管腔，以直接压迫食管下段的曲张静脉	5		
留置	每2~3h检查气囊内压力一次，如压力不足应及时注气增压	5		
	每8~12h食管囊放气并放松牵引一次，同时将三腔管再稍深入，使胃囊与胃底黏膜分离，放气前先口服液体石蜡15~20mL，以防胃底黏膜与气囊粘连。30min后再使气囊充气加压	5		
	严密观察生命体征、呕血的性质及量，判断出血情况	5		
评价	出血停止24h后，取下牵引沙袋并将食管气囊和胃气囊放气，继续留置于胃内观察24h	5		
	如未再出血，可嘱患者口服液体石蜡15~20 mL，然后抽尽双囊气体，缓缓将三腔管拔出	3		
	整理物品、记录	2		

（续表）

评估要素	评估内容	应得分	实际得分	扣分原因
问答	1. 操作时能否做旋转动作？为什么？ 答：不能,防止气囊缠绕在管腔上。	5		
	2. 患者突然出现烦躁不安、面色发绀、呼吸不规律或暂停的紧急情况下,考虑什么原因？当如何处理？ 答：考虑可能胃气囊破裂、食管向上移位、阻塞咽喉部引起窒息；剪断三腔管末端放气。	5		
	3. 考虑连接与撤离血压计时有漏气,该如何操作？ 答：常规在撤走血压计后再补5mL气体。	5		
总分		100		

十、腰椎穿刺术

评估要素	评估内容	应得分	实际得分	扣分原因
素质要求	着装规范整洁,戴医用口罩、帽子,态度和蔼；动作轻柔	5		
评估	核对患者信息,了解病史、心理、认知、合作程度	5		
	向患者解释,消除其紧张情绪,获得患者或家属知情同意,告知注意事项,环境准备	5		
备齐用品	无菌腰椎穿刺包（无菌洞巾、治疗盘、无菌穿刺针、无菌纱布、无菌试管）、无菌手套、计时器、2%利多卡因注射液、5mL注射器、镊子、无痛碘消毒液棉球、消毒干棉球、胶布	5		
体位	协助患者左侧卧于硬板床上,背部与床面垂直,脊柱与床面平行；使患者头向前胸部屈曲,两手抱膝紧贴腹部,使脊柱尽量前屈,以增宽椎间隙	5		
定位	以双侧髂嵴最高点连线与后正中线的交点处为穿刺点（相当于第3、4腰椎棘突间隙）,也可在上一或下一腰椎间隙进行	5		

（续表）

评估要素	评估内容	应得分	实际得分	扣分原因
消毒铺巾	用无痛碘消毒液棉球由内向外螺旋形进行消毒皮肤3次,直径约15cm,并逐步缩小范围	5		
	戴无菌手套,打开无菌包,覆盖并固定无菌洞巾(由助手协助完成)	2		
	检查无菌包内物品是否完整;穿刺针是否通畅;穿刺针与针芯是否匹配	3		
局部麻醉	核对局部麻醉药物名称(由助手协助完成);左手固定穿刺部位皮肤;用2%利多卡因局部麻醉,先注射皮下出现皮肤橘皮样皮丘改变;然后自皮肤至椎间韧带进行逐层局部浸润麻醉,每次注射前确保回吸无血液	10		
穿刺	将穿刺针与针芯保持吻合;左手拇指和示指固定穿刺部位;右手持穿刺针以垂直背部的方向缓慢刺入,针尖可稍倾向头部方向;当针头穿过韧带与硬脊膜时,可感到阻力突然消失有落空感;将针芯慢慢抽出,即可见脑脊液流出	10		
	用无菌试管接取缓慢放出的脑脊液2~5mL;并计滴速以测压(由助手协助完成);将脑脊液送检	10		
	术毕后重新插入针芯,拔出穿刺针;用消毒干棉球适当按压后,覆盖无菌纱布,并用胶布固定	5		
评价	嘱患者保持去枕平卧体位4~6h;测量心率、呼吸、脉搏等生命体征*	5		
	嘱3天内保持穿刺处干燥;整理衣被,安置舒适体位;嘱患者如有不适立即通知医护人员;观察穿刺点渗血情况;记录,用物处理	5		
问答	1. 如需鞘内给药,当如何操作? 答:应先放出等量脑脊液,然后再等量置换性药液缓慢注入。	5		
	2. 若进针过程中针尖遇到骨质当如何操作? 答:将针退至皮下待纠正角度后再进行穿刺。	5		
	3. 正常侧卧位脑脊液的压力是多少? 答:40~50滴/分或5~13mmHg。	5		
总分		100		

十一、骨髓穿刺术

评估要素	评估内容	应得分	实际得分	扣分原因
素质要求	着装规范整洁,戴医用口罩、帽子,态度和蔼;动作轻柔	5		
评估	核对患者信息,了解病史、心理、认知、合作程度;向患者解释,消除其紧张情绪,获得患者或家属知情同意,告知注意事项,环境准备	5		
	术前查看出凝血时间检查,有出血倾向者要注意,血友病患者禁忌骨髓穿刺术*	5		
备齐用品	无菌骨髓穿刺包(无菌洞巾、治疗盘、无菌穿刺针、无菌纱布)、无菌手套、载玻片、2%利多卡因注射液、5mL注射器、镊子、无痛碘消毒液棉球、消毒干棉球、无菌纱布、胶布	5		
定位	髂前上棘穿刺取仰卧位;取髂前上棘后上方1~2cm骨面较平坦处为穿刺点	5		
消毒铺巾	用无痛碘消毒液棉球由内向外螺旋形消毒皮肤3次,直径约15cm,范围逐步缩小;戴无菌手套,打开无菌包,覆盖并固定无菌洞巾(由助手协助完成)	5		
检查器械	检查无菌包内物品是否完整;穿刺针是否通畅;穿刺针与针芯是否匹配;注射器是否漏气或干燥;根据穿刺部位不同,将骨穿针固定在适当长度	5		
局部麻醉	核对局部麻醉药物名称(由助手协助完成);左手固定穿刺部位皮肤;用2%利多卡因局部麻醉,先注射皮下出现皮肤橘皮样皮丘改变;自皮肤至骨膜层进行逐层浸润麻醉,每次注射前确保回吸无血液	10		
穿刺	将骨髓穿刺针与针芯保持吻合;左手拇指和示指固定穿刺部位;右手持骨髓穿刺针与骨面垂直刺入;当穿刺针针尖接触坚硬的骨质后,沿穿刺针的针体长轴左右旋转穿刺针,并向前推进,缓缓刺入骨质;当突然感到穿刺阻力消失,且穿刺针已固定在骨内时,表明穿刺针已进入骨髓腔	15		
	拔出穿刺针针芯,见针芯带血迹,接上干燥灭菌注射器;用适当的力量抽取骨髓液0.1~0.2mL;注射器水平移至载玻片上方,迅速将骨髓液滴在载玻片上,立即涂片(或可由助手完成),风干后送检	15		

(续表)

评估要素	评估内容	应得分	实际得分	扣分原因
	完毕后重新插入针芯,拔出穿刺针,用无痛碘消毒液棉球对穿刺点消毒后,用无菌干棉球适当按压,再覆盖无菌纱布,以胶带固定	5		
评价	嘱患者静卧,3天内保持穿刺处干燥;整理衣被,安置舒适体位;嘱患者如有不适立即通知医护人员;观察穿刺点渗血情况;记录,用物处理	5		
问答	1. 可取哪些部位为骨髓穿刺术的穿刺点?如何定位?答:髂前上棘:取髂前上棘后上方1~2cm骨面较平坦处;髂后上棘:取骶椎两侧、臀部上方骨性突出部分;胸骨:取胸骨柄位置,平第1、2肋间隙;腰椎棘突:取腰椎棘突突出处(极少选用)。	5		
	2. 根据穿刺部位不同,将骨穿针的固定器分别固定于多少长度合适?答:髂骨1.5cm,胸骨1cm。	5		
	3. 如何衡量已抽取的骨髓液达到0.1~0.2mL?答:注射器针栓部分见到骨髓液即可。	5		
总分		100		

十二、快速血糖仪的使用

评估要素	评估内容	应得分	实际得分	扣分原因
素质要求	着装规范整洁,戴医用口罩、帽子,态度和蔼	5		
评估	核对患者信息,了解病史、心理、认知、合作程度	5		
	向患者解释,以消除其紧张情绪,患者或家属知情同意,告知注意事项,环境准备	5		
备齐用品	治疗盘、75%乙醇棉球、消毒干棉球、采血笔(针)、血糖试纸、血糖仪、污物盘 检查血糖试纸代码与血糖仪代码是否一致*	5		

（续表）

评估要素	评估内容	应得分	实际得分	扣分原因
安置体位	坐位时手搁桌上,手心向上;卧位时手置体侧,手心向上 按摩双手,促进血液循环,便于取血	5		
测血糖	75%乙醇消毒选定手指的指尖皮肤,晾干	10		
	取出试纸,将末端触角插入血糖仪测试端口底,轻轻推送试纸,直至不能前进 血糖仪自动启动,显示窗出现批号,核对批号	10		
	脱去采血笔(针)帽,在已消毒手指采血 血液接触试纸末端白色区域 血滴自动吸入试纸,显示屏出现测试结果	20		
	消毒干棉球按压穿刺点	10		
评价	观察穿刺点渗血情况	5		
	整理衣被,安置舒适体位	2		
	记录,用物处理	3		
问答	1. 采血最宜选择的部位是哪里？为什么？ 答:采血5个手指都可以使用,一般用示指、中指或环指采样。采血针当紧挨指腹,以手指两侧取血最好,因其血管丰富而神经末梢分布较少,不仅不痛而且出血充分。	5		
	2. 采血操作过程中需要注意什么？ 答:乙醇消毒时,需待乙醇挥发后采血;采血时避免用力挤压手指,这样会导致血糖测试结果不准。	5		
	3. 用物应当如何处置？ 答:血糖试纸应放入污染敷料垃圾;采血针若有外露针头时,当套上针帽后,再放入专门的锐器盒。	5		
总分		100		

十三、导尿术(男性)

评估要素	评估内容	应得分	实际得分	扣分原因
素质要求	着装规范整洁,戴医用口罩、帽子,态度和蔼;动作轻柔	5		
评估	核对患者信息,了解病史、心理、认知、合作程度	5		
	向患者解释,以消除其紧张情绪,患者或家属知情同意,告知注意事项,环境准备	5		
备齐用品	清洁手套、镊子、无痛碘棉球、中单、无菌导尿包、无菌手套、无菌石蜡油、无菌纱布、无菌注射器、集尿袋	5		
安置体位	屈膝仰卧位,脱去对侧裤子,盖在近侧腿部上方,对侧腿用盖被遮盖,两腿略外展,暴露外阴	5		
导尿	将中单垫于臀下,戴清洁手套,用镊子夹取无痛碘棉球,依次对阴阜、阴茎、阴囊消毒,用无菌纱布裹住阴茎,将包皮向后推,暴露尿道口,自尿道口向外、向后旋转擦拭尿道口、龟头及冠状沟,脱下手套	7		
	打开无菌导尿包,放在患者两腿之间,打开治疗巾,戴无菌手套,取出孔巾,铺外阴处,暴露阴茎,排列用物	10		
	取出导尿管,检查导尿管通畅性及气囊密闭性,用无菌石蜡油棉球润滑导尿管前段,根据需要接集尿袋,取消毒液棉球于弯盘内	8		
	一手用无菌纱布包住阴茎将包皮向后推,暴露尿道口;另一手持镊子夹消毒棉球再次消毒尿道口、龟头及冠状沟	5		
	一手继续持无菌纱布,固定阴茎并提起,使之于腹壁呈60°,另一手持镊子夹持导尿管,轻轻插入尿道口20cm,见尿液流出再插入1~2cm,留取标本或引入集尿袋,一次放尿<1000mL	15		
	导尿完毕,轻轻拔出导尿管,撤下孔巾,擦净外阴,撤去用物。若为留置导尿,气囊内充气15~20mL,轻拉证实导尿管固定于膀胱	5		
评价	观察患者生命体征,尿色、质、量,留置导尿者观察导尿管通畅情况	5		
	整理衣被,安置舒适体位	2		

（续表）

评估要素	评估内容	应得分	实际 得分	扣分 原因
	记录,用物处理	3		
问答	1. 对膀胱高度膨胀且又极度虚弱的患者,第一次导尿量不得超过多少? 为什么? 答:不得超过1000mL,以防大量放尿导致腹腔内压突然降低,大量血液滞留于腹腔血管内,造成血压下降,产生虚脱,亦可因膀胱突然减压,导致膀胱黏膜急剧充血,引起血尿。	5		
	2. 对留置导尿者,拔出导尿管应注意什么? 答:应先以注射器将气囊内液体或气体抽出,再轻轻拔出导管。	5		
	3. 对留置导尿时间较长者,需注意哪些? 答:应经常检查尿管固定情况,有无脱出,必要时可用无菌药液每日冲洗膀胱一次;定期更换尿管。	5		
总分		100		

第 **二** 章

外科临床常用操作技术

一、外科手消毒

评估要素	评估内容	应得分	实际得分	扣分原因
素质要求	换好手术清洁衣物,戴医用口罩、帽子	5		
评估	手及手腕无饰品 指甲长度适宜,甲下无污垢	5		
洗手和消毒	水冲洗范围:手、前臂至上臂下1/3	5		
	洗手液揉搓范围:手、前臂、上臂至肘关节以上10cm处	5		
	七步洗手法全部做完,顺序可变	15		
	水冲洗洗手液,始终保持指尖朝上姿势	5		
	第二次洗手	5		
	小毛巾擦干双手方法是否正确	5		
	小毛巾擦手臂方法是否正确	5		
	手消毒:取消毒液(约3mL,1元硬币大小)于一手的掌心,将另一手指尖浸泡约5s,双手揉搓后涂抹手臂,然后同法涂抹另一手臂	15		
	七步洗手法涂抹双手所有皮肤,消毒后的双手举在胸前,上不过肩,下不过腰*	15		
问答	1. 手消毒时揉搓时间为多久? 答:2~6min。	5		
	2. 手在冲洗过程中应注意哪些事项? 答:冲洗的整个过程始终保持双手位于胸前并高于肘部,保持指尖朝上,使水由手部流向肘部,避免倒流。冲洗双手时应避免水溅湿衣裤,若溅湿衣裤应立即更换。	5		
	3. 戴无菌手套前,手或手臂触碰了污染的物品,该怎么办? 答:必须重新进行手消毒。	5		
总分		100		

二、戴无菌手套

评估要素	评估内容	应得分	实际得分	扣分原因
素质要求	着装符合要求,戴医用口罩、帽子,完成外科手消毒	5		
戴无菌手套	评估周围环境,选取合适的操作空间	5		
	选择合适的手套号码,核对灭菌日期,检查手套包装	5		
	撕开无菌手套外包装,取出内包装平放在操作台上	5		
	一手捏住两只手套翻折部分,提出手套,适当调整使两只手套拇指相对并对齐	5		
	右手(或左手)手指并拢插入相对应的手套内,然后适当张开手指伸入对应的指套内	10		
	用戴好手套的右手(或左手)的2~5指插入左手(或右手)手套的翻折部内	10		
	用相同的方法将左手(或右手)插入手套内,并使各手指到位	10		
	分别将手套翻折部分翻回盖住手术衣袖口	15		
	在手术或操作开始前,将双手举于胸前	5		
	操作流程是否熟练(时间2min)、全程无污染,无菌观念强*	10		
问答	1. 诊疗不同患者之间是否应该更换手套? 答:应该更换手套。	5		
	2. 未戴手套的手,可以接触另一只手套套口的哪个部分? 答:只能接触手套套口的向外翻折部分。	5		
	3. 无菌手套一旦碰触到其他物品发生可疑污染时,应如何处理? 答:应重新戴一副新的无菌手套。	5		
总分		100		

三、穿脱手术衣

评估要素	评估内容	应得分	实际得分	扣分原因
素质要求	基础着装;换好洗手衣裤;戴医用口罩、帽子;外科手消毒	10		
穿手术衣	取衣,选择较宽敞的空间穿手术衣	5		
	提起手术衣两肩及衣领折叠处,将衣领展开;内面朝向自己,正面向外,轻轻将手术衣抖开	10		
	稍向上掷起手术衣,顺势将两手同时插入对应的衣袖内;并尽量向前伸,将两手自袖口伸出。可找助手帮忙	15		
	由巡回护士(或助手)在身后系好领部、背部系带。该过程手臂始终伸直*	10		
	戴好无菌手套;然后一手提起腰带,传递给巡回护士(或助手),协助将腰带绕过后背至前侧部,并将手术衣的后面衣服完全包盖住后背部,并由本人系好腰带	15		
脱手术衣	手术结束,自行解开腰带,拉下手术衣,确保手术衣里面向外翻	10		
	手臂及洗手衣裤未被手术衣正面污染;手术衣内面向外掷于指定的污物袋内	10		
问答	1. 选择较宽敞的空间穿手术衣的目的是什么? 答:防止手术衣在穿戴过程中触及有菌区域导致手术衣污染。	5		
	2. 穿上无菌手术衣、戴上无菌手套后,哪片区域禁止碰触未消毒物品? 答:肩部以下、腰部以上、腋前线前、上肢为无菌区,此区域手术开始前严禁触碰到任何物品。	5		
	3. 手术过程中,若出血量过多浸渍了手术衣怎么办? 答:应换另一件无菌手术衣,重新穿戴无菌手术衣和无菌手套。	5		
总分		100		

四、手术区皮肤消毒

评估要素	评估内容	应得分	实际得分	扣分原因
素质要求	着装规范,戴医用口罩、帽子,外科手消毒	5		
备齐用品	弯盘、卵圆钳、无菌纱布或无菌大棉球,消毒剂	5		
明确目的	核对手术患者信息、手术名称、手术部位及切口要求;确定皮肤消毒的范围	5		
操作	将无菌纱布或消毒大棉球用消毒剂彻底浸透,用卵圆钳夹住消毒纱布或无菌大棉球,由手术切口中心向四周稍用力涂擦,涂擦某部位时方向保持一致,严禁做往返涂擦动作。消毒范围应包括手术切口周围半径15cm的区域,并应根据手术可能发生的变化适当扩大范围*	20		
	重复涂擦3次,第2次、第3次涂擦的范围均不能超出上一遍的范围	20		
	如为感染伤口或会阴、肛门等污染处手术,则应从外周向感染伤口或会阴、肛门处涂擦	15		
	使用过的消毒纱布或大棉球应按手术室要求处置	15		
问答	1. 婴儿皮肤、面部或口腔区域消毒时应注意什么? 答:不可用碘酊消毒,应选用1∶1000洗必泰酊或新洁尔灭酊消毒2次。	5		
	2. 手术切口消毒范围为多少? 答:包括手术切口周围半径15cm的区域,并应根据手术可能发生的变化适当扩大范围。	5		
	3. 腹部手术时消毒注意事项? 答:腹部手术,可先滴少许消毒剂于脐孔,以延长消毒时间。	5		
总分		100		

五、创伤的现场止血法

评估要素	评估内容	应得分	实际得分	扣分原因
素质要求	仪表端庄,服装整齐	5		
评估	评估伤情,观察患者意识、呼吸,有无骨折,有无重要器官合并伤,有无休克表现	5		
	环境是否安全	5		
止血	止血带部位准确	15		
	止血带不能直接缠在皮肤上(要加衬垫)	5		
	操作手法正确,松紧适宜,止住血为度	15		
	标明止血带的时间和放松止血带的时间*	15		
包扎	操作手法正确(轻、快、准、牢),松紧适宜,不要触碰伤口	5		
	原则上从下向上、从左到右、从远心端向近心端,暴露肢端	5		
	禁止伤口处、骨突出部位打结	5		
	伤口覆盖敷料后,绷带"8"字包扎	5		
问答	1. 创伤患者现场止血首先要注意的是什么? 答:首先要判断患者的意识及生命体征。如果患者是昏迷的,首先要判断患者的呼吸、心跳有没有停止,如果停止应该马上给予心肺复苏术,现场建立静脉通道,应用肾上腺素等抢救药物治疗。	5		
	2. 止血带捆扎时间应为多久适宜? 答:持续扎止血带的时间不宜超过3h,并应每小时放松止血带1次,每次放松2~3min。	5		
	3. 使用屈曲加垫止血法的注意事项是什么? 答:使用屈曲加垫止血法前必须先评估局部有无骨关节损伤,有骨关节损伤者禁用屈曲加垫止血法。	5		
总分		100		

六、辨　脓　法

评估要素	评估内容	应得分	实际得分	扣分原因
素质要求	着装规范整洁,戴医用口罩、帽子,清洁洗手,态度和蔼	5		
	核对患者信息;向患者解释操作的目的,消除紧张感	5		
备齐用品	手电筒、大头针(火柴)、无菌注射器、75%乙醇棉球等	5		
安置体位	根据脓肿部位,采取相应的舒适体位,充分暴露患处	5		
*辨脓	按触法辨脓:将两手示指指腹轻放于脓肿处,相隔适当距离,然后以一手指端稍用力按一下,则另一手指有应指的感觉为有脓	15		
	透光法辨脓:用左手遮住患指(趾),右手持手电筒,手电筒打开放在患指(趾)下方,对准患指(趾)照射,观察患指(趾)部表面,见有深黑色阴影为有脓	10		
	点压法辨脓:用大头针尾或火柴头等小的圆钝物,在感染区轻轻点压,如测得有明显的剧痛点,即为可疑脓肿	10		
	穿刺法辨脓:病变部位给予75%乙醇棉球消毒2~3次。用10mL或20mL医用无菌注射器带针头垂直向脓肿可能部位进针(根据预判深浅,不可进针太深)。回抽针芯,如果遇到脓液则在负吸力的作用下,脓液进入针筒内,可判断为进针处有脓	10		
	超声检查法辨脓:运用超声机器在体表进行探测,若探及无回声或混合回声,且按压探头后有流动性,即可判断脓液已成	10		
操作后处理	告知患者辨脓结束,适当整理衣物,遮挡住暴露躯体部分,安置舒适体位	5		
	将废弃医疗物品放置指定区域	5		
问答	1. 按触法辨脓如何判断有脓? 答:按触有应指感即为有脓。	5		
	2. 透光法辨脓如何判断有脓? 答:患指(趾)表面局部有深黑色阴影即为有脓。	5		
	3. 辨脓时,应指感是什么感觉? 答:手指被液体冲击或液体波动的感觉。	5		
总分		100		

七、伤口(切口)换药

评估要素	评估内容	应得分	实际得分	扣分原因
素质要求	着装规范整洁,戴医用口罩、帽子,态度和蔼。七步洗手法洗手	5		
	核对患者信息;向患者解释操作的目的,消除其紧张感	2		
	治疗环境安静,温度适宜,有帘子、屏风等遮挡物,能够保护患者隐私	2		
备齐用品	先取无菌干纱布、无菌干棉球;再取生理盐水棉球、75%乙醇棉球或碘伏棉球	4		
	先取换药所需敷料,再夹取镊子	2		
	敷料放置干湿分离	2		
安置体位	根据伤口(切口)部位,采取相应的舒适体位,充分暴露伤口(切口)	2		
换药	七步洗手法洗手,带无菌手套	3		
	去除胶布或绷带应由外向里。去除内层伤口敷料应用镊子夹住敷料的一端,沿伤口纵轴方向反折拉向另一端,以近乎平行的方向逐渐揭除纱布敷料,不可向上拉,也不可从伤口的一侧拉向另一侧。敷料与伤口紧密粘连时,用生理盐水浸湿后再揭去,以免引起伤口疼痛	3		
	评估伤口(切口)情况	5		
	运用正确的执镊方法	4		
	*敷料镊与接触伤口镊不能互换	8		
	*敷料镊与伤口镊交换敷料棉球时不能碰触	8		
	*消毒顺序为自伤口中心开始擦拭,逐渐向外	8		
	*消毒范围一般应达伤口外10cm以上	8		
	*消毒2~3次以上	6		
	换药弯盘的区分:一只弯盘摆放无菌棉球、纱布、镊子等,另外一只为放置污染物品所用,不得混淆	5		

（续表）

评估要素	评估内容	应得分	实际得分	扣分原因
	将乙醇纱布或碘伏纱布、无菌干纱布覆盖于伤口上,以胶布固定	3		
操作后处理	告知患者换药结束,适当整理衣物,遮挡住暴露躯体部分,安置舒适体位	2		
	将废弃医疗物品放置指定区域	3		
问答	1. 伤口(切口)换药的原则是什么? 答:无菌。	5		
	2. 伤口(切口)换药消毒范围多大? 答:一般应达伤口(切口)外10cm以上。	5		
	3. 伤口(切口)换药消毒次数? 答:2次以上。	5		
总分		100		

八、蚕食疗法

评估要素	评估内容	应得分	实际得分	扣分原因
素质要求	术前患者、医生、物品、环境的准备是否齐全合理	5		
评估	术前病情综合评估及术前谈话是否恰当充分	5		
安置体位*	患者体位是否在保证暴露创面的前提下足够舒适	10		
蚕食	蚕食操作前准备是否符合无菌原则	10		
	能够正确识别正常组织与坏死组织分界	10		
	操作过程中有无与患者保持交流,以了解患者状况	10		
	能否及时快速处理蚕食过程中出血等状况	10		
	是否与患者交代操作后注意事项等	5		
	有无对医疗垃圾进行正确处理	10		

（续表）

评估要素	评估内容	应得分	实际得分	扣分原因
	操作是否熟练,动作是否轻巧,操作过程中有无保护患者隐私	10		
问答	1. 什么是蚕食疗法? 答:蚕食疗法是依据疮面分界线采用循序多次的方式清除干黑或秽臭组织的中医技术。	5		
	2. 什么创面适合蚕食疗法? 答:蚕食疗法适用于干性坏疽为主的缺血疮面。蚕食疗法的应用要坚持"宜迟不宜早"的原则。当患者缺血平面趋于稳定,坏死组织与正常组织分界清楚或疼痛缓解、皮温上升的时候,可以运用蚕食疗法进行清创。	5		
	3. 如何掌握蚕食疗法的清创程度? 答:为了防止因清创过度导致疮面进一步扩大,在蚕食过程中要保留疮面过渡带。所谓疮面过渡带就是接近疮面分界线的少许坏死组织。	5		
总分		100		

九、窦道(瘘管)造影检查

评估要素	评估内容	应得分	实际得分	扣分原因
素质要求	着装规范整洁,正确佩戴医用口罩、帽子,态度和蔼。七步洗手法洗手	5		
	核对患者信息;向患者解释操作的目的,以消除其紧张感	2		
	放射或超声检查室环境安静,温度适宜,注意保护患者隐私	2		
备齐用品	换药所需的基本物品,敷料放置干湿分离	2		
	无菌剪刀、造影剂、头皮针、10mL注射器、球头银丝等	4		
安置体位	根据窦道(瘘管)位置,采取相应的舒适体位,充分暴露窦道(瘘管)外口	3		

（续表）

评估要素	评估内容	应得分	实际得分	扣分原因
操作	七步洗手法洗手,戴无菌手套	3		
	去除窦道(瘘管)外口处的敷料;观察窦道(瘘管)外口的情况	3		
	窦道(瘘管)清洁消毒	3		
	*用球头银丝探查窦道(瘘管)的深度和走行	8		
	*剪取适当长度的头皮针软管	10		
	*用10mL注射器抽取造影剂,去除针头部分,连接前一步骤留取的头皮针软管(注意无菌操作)	10		
	*向窦腔内注入造影剂	10		
	*拔出头皮针软管,用无菌干纱布覆盖窦道(瘘管)外口,胶布固定	10		
	嘱患者保持原体位不动,行窦道(瘘管)的CT造影、磁共振成像造影或超声造影	5		
操作后处理	告知患者检查结束,再次进行窦道(瘘管)的清洁、消毒及换药。适当整理衣物,遮挡住暴露躯体部分,带患者返回病房	3		
	将废弃医疗物品放置指定区域	2		
问答	1. 窦道(瘘管)造影检查的作用是什么? 答:深入全面了解窦道(瘘管)的深度、方向、分支及其与周围组织的关系。	5		
	2. 窦道(瘘管)造影检查过程中应注意什么? 答:①插入窦腔的软管与窦口的口径要适合,不致造影剂外溢;②软管插入不应打折或扭曲,使造影剂难以注入;③注入造影剂至窦道充盈,仍需维持一定的压力及时间,才能充盈窦道的末端及所有分支;④造影前若发现窦道引流不畅,可适当予刮匙搔刮,清除堵塞于窦道中的病变组织,以利造影剂顺畅注入和充盈。	5		
	3. 窦道(瘘管)造影检查常用的造影剂有哪些? 答:离子型造影剂:泛影葡胺;非离子型造影剂:碘海醇或碘普罗胺;肾功能不全者可用碘克沙醇。	5		
总分		100		

十、甲沟炎修剪术及修甲术

评估要素	评估内容		应得分	实际得分	扣分原因
素质要求	着装规范整洁,戴医用口罩、帽子,态度和蔼,清洁洗手,戴手套		5		
	核对患者信息,核对患者术前检查项目是否合格,排除手术禁忌证,完成术前知情同意签字		4		
	询问患者目前有无不适,向患者解释手术操作的目的,消除患者的紧张感		2		
	治疗室环境安静,干净整洁,光线充足,温度适宜,注意保护患者隐私		3		
备齐用品	准备手术物品:弯盘、镊子、止血钳、剪刀、尖刀、新洁尔灭酊棉球、无菌纱布、无菌干棉球、胶布、10mL注射器、2%利多卡因5mL、注射用水5mL或生理盐水5mL		4		
	根据创面情况,选择合适油膏,并摊制油膏		2		
安置体位	根据患部,采取相应的舒适体位,充分暴露患处		2		
甲沟炎修剪术及修甲术	七步洗手法洗手,戴无菌手套		4		
	用新洁尔灭酊棉球消毒手术部位及周围,范围够大,重复3次		4		
	将手术巾铺在手术区域,暴露手术部位		2		
	将2%利多卡因5mL用注射用水5mL或生理盐水5mL稀释成浓度1%,在患趾(指)根部行神经阻滞麻醉		6		
	麻醉达效后,沿甲旁约0.2cm处进刀,用尖刀在黄白色脓点部位,切开皮肤、皮下组织,直至脓腔,用无菌棉球吸除脓液		6		
	用止血钳探查无残留脓腔,用剪刀适当修除创周厚皮,或给药捻蘸九一丹等祛腐药插入疮口,外用金黄膏或红油膏薄贴		6		
	用尖刀在患侧甲缘1/3指甲下方及甲缘行锐性分离,用剪刀在1/3趾(指)处剪断直至甲根部位,用止血钳插入已分离指甲,钳紧后将1/3趾(指)甲连同趾(指)根拔除		7		

（续表）

评估要素	评估内容	应得分	实际得分	扣分原因
	用止血钳探查有无残留甲根,搔刮甲床创面使其平整,对于甲缘的胬肉,用剪刀从根部予剪除,消毒干棉球压迫止血	5		
	若患趾(指)甲沟炎严重,需全甲拔除,则用尖刀在患趾(指)甲缘及甲根部行锐性分离,用止血钳插入趾(指)一侧缘至甲根部,钳紧后将趾(指)连同甲根拔出并向对侧翻卷,将整个指甲拔除	8		
	用止血钳探查有无残留甲根,搔刮甲床创面使其平整	3		
	若创面渗血较多,给予压迫止血,然后用油膏纱布薄贴,敷料覆盖,外用消毒干棉球压迫减少渗血,最后用胶布包扎固定	6		
操作后处理	告知患者手术结束,询问患者目前有无不适,安置舒适体位,告知患者术后注意事项	3		
	将废弃医疗物品放置指定区域	3		
问答	1. 为什么行趾(指)根神经阻滞麻醉的时候麻醉药物中不能加入盐酸肾上腺素? 答:防止盐酸肾上腺素引起趾(指)部动脉血管收缩导致趾(指)缺血坏死。	5		
	2. 当患者在手术过程中出现脸色苍白、头晕、出冷汗的时候该怎么处理? 答:立即暂停手术,嘱患者平卧位,头略低,测患者血压、心率、指末血糖,同时让患者饮温开水,进食巧克力、糖果,安抚患者,消除患者紧张感,观察患者症状是否缓解。	5		
	3. 如果手术创面出血较多,该怎么止血? 答:首先考虑压迫止血,若渗血仍多,可用盐酸肾上腺素稀释后消毒干棉球或消毒纱布湿敷压迫,亦可用明胶海绵填塞止血。	5		
总分		100		

十一、各种药线捻搓

评估要素	评估内容	应得分	实际得分	扣分原因
素质要求	着装规范整洁,戴医用口罩、帽子	5		
	治疗室环境安静,干净整洁,温度适宜	2		
备齐用品	桑皮纸、美工刀	3		
搓药线	清洁洗手	5		
	裁剪的桑皮纸长宽符合要求	10		
	裁剪的桑皮纸边缘整齐	6		
	将裁剪好的桑皮纸向同一个方向搓捻,形成紧实的线状	10		
	在中点处对折	6		
	一手捏紧对折点,另一手将纸的两端继续向同一个方向搓捻	7		
	捏紧对折点的手配合向相同方向搓捻顶端,直至形成一根螺旋状线形的药捻	7		
	搓制药捻过程中,要用力均匀,双手配合,向相反方向搓捻,使纸的两端呈紧实螺旋状环绕	7		
	搓制好的药捻长度符合要求	6		
	药捻的硬度符合要求	6		
	高压蒸汽消毒备用	5		
问答	1. 药捻疗法适应证是什么? 答:溃疡疮口过小,脓水不易排出者;或已成瘘管、窦道者。	5		
	2. 药捻多采用什么纸制成? 答:桑皮纸。	5		
	3. 药捻的硬度要求是什么? 答:掷于桌面可弹起或掷于油膏中可竖立。	5		
总分		100		

十二、箍 围 疗 法

评估要素	评估内容	应得分	实际得分	扣分原因
素质要求	着装规范整洁,戴医用口罩、帽子,洗手,态度和蔼	5		
评估	核对患者信息,了解病史、心理、认知、合作程度	5		
	向患者解释操作的目的,以消除其紧张感,患者或家属知情同意,告知注意事项,环境准备	5		
备齐用品	根据患处情况,准备箍围疗法操作物品(药碗、压舌板等),选择合适的箍围药和调制液体	10		
安置体位*	根据患病部位,采取相应的舒适体位,充分暴露患病部位	5		
箍围	判断治疗方法:根据患病部位肿胀的范围,疼痛程度,药物过敏史,箍围部位皮肤情况判断治疗方法	15		
	配制箍围药物:金黄散:清凉油=1:3(g/mL)或金黄散:金银花露=1:5(g/mL),充分搅匀,调成糊状	15		
	常规消毒患处			
	*箍围操作:戴上手套,左手持盛有箍围药的药碗,右手持压舌板。将箍围药从上至下均匀涂抹于患处,厚度为0.5cm。箍围的范围应超过肿势范围1cm,如果有创面或伤口,避开创面或伤口	20		
	适当整理衣物,遮挡住暴露躯体部分,安置舒适体位。记录,用物处理	5		
问答	1. 箍围疗法的作用是什么? 答:箍围疗法的作用是借助于箍围药的截毒、束毒、拔毒作用而达到清热消肿、散瘀定痛、温经、化痰等目的。 2. 箍围疗法的适应证是什么?	5		
	答:凡外疡不论初起、成脓及溃后,肿势散漫不聚而无集中之硬块者,均可使用本法。可用于锁喉痈(颈部蜂窝织炎)、丹毒、毒虫咬伤、毒蛇咬伤;痈疽、疔疮、疖肿;化脓性骨髓炎、乳腺增生及纤维腺瘤、甲状腺肿、甲状腺瘤;骨结核伴有寒性脓肿、淋巴结结核等。	5		

（续表）

评估要素	评估内容	应得分	实际得分	扣分原因
	3. 箍围疗法的注意事项有哪些？ 答：凡外疡初起，肿块局限者，一般宜用消散药。阳证不能用热性药敷贴，以免助长火毒；阴证不能用寒性药敷贴，以免寒湿痰瘀凝滞不化。箍围药敷后干燥之时，宜时时用液体湿润，以免药物剥落及干板不舒。	5		
总分		100		

十三、缠 缚 疗 法

评估要素	评估内容	应得分	实际得分	扣分原因
素质要求	着装规范整洁，戴医用口罩、帽子，洗手，态度和蔼	5		
评估	核对患者信息，了解病史、心理、认知、合作程度	5		
	向患者解释以消除其紧张感，患者或家属知情同意，告知注意事项，环境准备	5		
备齐用品	根据患处情况，准备缠缚疗法操作物品（阔绷带、弹力绷带、胶布等）	10		
安置体位*	根据患病部位，采取相应的舒适体位，暴露患病部位	5		
缠缚	溃疡创面用药外敷后，再用阔绷带或弹力绷带缠缚患处和整个小腿	5		
	缠缚时应从肢体远端，创面下缘2~3cm处开始，逐渐向上缠缚，直至溃疡面上缘2~3cm处为止	20		
	缠缚时呈叠瓦状覆盖创面，应使相邻的绷带重叠1/2左右	10		
	缠缚的松紧程度应以包扎后自我感觉舒适为度	10		
评价	局部感受情况	5		
	整理衣物，遮挡住暴露躯体部分，安置舒适体位。记录，用物处理	5		

（续表）

评估要素	评估内容	应得分	实际得分	扣分原因
问答	1. 缠缚疗法的作用是什么? 答:缠缚疗法是以阔绷带缠缚下肢,用以治疗下肢慢性溃疡、静脉曲张等疾病的一种治疗方法。本疗法以绷带缠缚下肢,减轻静脉高压状态,从而促进疮口愈合,改善静脉曲张状况。	5		
	2. 缠缚疗法的适应证是什么? 答:缠缚疗法适用于下肢溃疡、静脉曲张等疾病。慢性溃疡愈合后,仍须用阔绷带或弹力绷带保护。下肢静脉曲张患者经常使用弹力绷带,可有效地防止慢性溃疡的发生,并防止静脉曲张的发展。	5		
	3. 缠缚疗法的注意事项有哪些方法? 答:分泌物少的创面,每周更换1次;如分泌物多,则每天更换1次。不适用于伴有湿疹或对胶布过敏的患者。	5		
总分		100		

十四、垫棉压迫法

评估要素	评估内容	应得分	实际得分	扣分原因
素质要求	着装规范整洁,戴医用口罩、帽子,洗手,态度和蔼	5		
评估	核对患者信息,了解病史、心理、认知、合作程度	5		
	解释以消除紧张感,患者或家属知情同意,告知注意事项,环境准备	5		
备齐用品	根据患处情况,准备垫棉压迫法操作物品(无菌干纱布、棉垫、胶布、绷带)	10		
安置体位*	根据患病部位,采取相应的舒适体位,暴露患病部位	5		
	*有袋脓现象者,使用时将棉花或纱布衬垫在疮口下方空隙处,并用绷带绷住	10		

（续表）

评估要素	评估内容	应得分	实际得分	扣分原因
垫棉压迫（根据不同情况进行针对性操作）	对窦道深而脓水不易排净者,用棉垫压迫整个窦道空腔,并用绷带扎紧	10		
	*溃疡空腔的皮肤与新肉一时不能粘合者,用棉垫压迫整个窦道空腔,并用绷带扎紧	15		
	不同部位,在垫棉后采用不同的绷带予以加压固定,如项部用四头带,腹壁用多头带,会阴部用丁字带,腋部、腘部用三角巾包扎,小范围的用阔胶布加压固定	10		
评价	局部感受情况	5		
	整理衣物,遮挡住暴露躯体部分,安置舒适体位。记录,用物处理	5		
问答	1. 垫棉压迫法的作用是什么? 答:垫棉压迫疗法是用棉花或纱布折叠成块以衬垫疮部的一种辅助疗法,它的作用是借着加压的力量,使溃疡的脓液不致下坠而潴留,或使过大的溃疡空腔皮肤与新肉得以黏合而达到愈合的目的。	5		
	2. 垫棉压迫法的适应证是什么? 答:垫棉压迫法适用于溃疡脓出不畅有袋脓现象者;或疮孔窦道形成脓水不易排尽者;或溃疡脓腐已尽,新肉已生,而皮肤与肌肉一时不能黏合者。	5		
	3. 垫棉压迫法的操作注意事项有哪些? 答:在急性炎症红、肿、热、痛尚未消退时,不得应用本法,否则有促使炎症扩散之弊;如应用本法防治袋脓,压迫引流脓液,未能获得预期效果之时,则宜采取扩创引流手术,使脓流通畅而逐渐愈合。在腋部、腘部的脓疡,应早日加用垫棉法。所用棉垫必须比脓腔或窦道稍大。用于黏合皮肉一般5~7天更换1次,用于袋脓可2~3天更换1次。应用本法期间若出现发热、局部疼痛加重者,则应立即终止使用,采取相应的措施。	5		
总分		100		

十五、摊 制 药 膏

评估要素	评估内容	应得分	实际得分	扣分原因
素质要求	着装规范整洁,正确佩戴医用口罩、帽子,七步洗手法洗手,戴手套	5		
	核对患者信息,了解病情	4		
	治疗室环境安静,干净整洁,温度适宜	2		
备齐用品	根据肿疡或溃疡的大小,注意疮面有无渗血或疮周皮肤有无过敏等情况,准备摊制膏药的种类和数量	15		
	准备相应的无菌纱布、压舌板、药膏等	5		
摊制药膏	清洁双手,戴无菌手套	5		
	据疮面面积,用压舌板刮取适量药膏	5		
	均匀平摊于无菌纱布上,厚薄适中	3		
	*肿疡药膏宜厚贴,压舌板与无菌纱布之间的夹角宜小,范围应超过肿势范围	15		
	厚贴药膏要求厚而均匀	4		
	*溃疡药膏宜薄贴,压舌板与无菌纱布之间的夹角宜大,范围应覆盖整个溃疡面	15		
	薄贴药膏要求平、薄、透	4		
操作后处理	将废弃医疗物品放置指定区域	3		
问答	1. 外敷药膏的目的? 答:通过药膏外敷,使药物直达病所,对肿疡起到消肿定痛,对溃疡起到提脓祛腐、生肌收口的治疗作用。	5		
	2. 常用药膏一般如何选择? 答:溃疡腐肉未脱,新肉未生之际,宜选用红油膏;溃疡腐肉已净,疮口不敛者,宜选用白玉膏;局部结块,红肿热痛,宜选用金黄膏等。	5		
	3. 摊制药膏有哪些注意事项? 答:①注意摊制药膏的厚薄,肿疡宜厚贴,溃疡宜薄贴。②不同疾病或疾病所处的不同阶段,要选择不同的药膏。③操作过程中,双手不宜接触到药膏,以避免污染。④蜂蜜、饴糖作赋形剂的药膏,夏天宜冷藏。	5		
总分		100		

十六、灌 注 法

评估要素	评估内容	应得分	实际得分	扣分原因
素质要求	着装规范整洁,戴医用口罩、帽子,清洁洗手,戴手套,态度和蔼	5		
	核对患者信息,了解病史、心理、认知、合作程度;向患者解释操作的目的,以消除其紧张感	3		
	治疗环境安静,温度适宜,有帘子、屏风等遮挡物,能保护患者隐私	2		
备齐用品	根据疮面情况,准备换药物品的种类和数量	4		
	先取无菌干纱布、无菌干棉球;再取乙醇棉球、生理盐水棉球;敷料放置要干湿分离	4		
	根据疮面情况,选择合适的掺药和灌注药液	2		
安置体位	根据疮面部位,采取相应的舒适体位,暴露疮面	2		
灌注	戴无菌手套	3		
	去除胶布或绷带应由外向里。去除内层伤口敷料应用镊子夹除	5		
	*运用正确的执镊或血管钳方法,敷料镊与接触伤口镊不能互换	5		
	*敷料镊与伤口镊交换敷料棉球时不能碰触	5		
	*用75%乙醇棉球自疮面周围5cm处开始,作圆圈状向心性擦拭,逐渐移向疮腔边缘,重复2次	6		
	用呋喃西林棉球擦净疮腔或窦道内分泌物	5		
	探查疮腔或窦道的范围、深度、走行及有无分支	6		
	*将一次性输液器去除过滤器,剪去输液针头,一端与装有药液的注射器相接,另一端缓缓插入疮腔或窦道底部	8		
	缓慢地将药液注入,并注意保持引流通畅及避免药液污染患者衣物	5		
	不得混淆换药弯盘:一只弯盘摆放无菌棉球、无菌纱布、镊子等,另外一只放置污染物品	5		

（续表）

评估要素	评估内容	应得分	实际得分	扣分原因
	将外敷药膏或干纱布覆盖于伤口上,胶布固定	5		
操作后处理	告知患者换药结束,适当整理衣物,遮挡住暴露躯体部分,安置舒适体位	2		
	将废弃医疗物品放置指定区域	3		
问答	1. 灌注法的适应证是什么? 答:①先天发育异常所致复杂性窦瘘如先天性外耳道瘘、脐瘘、尾骶部藏毛窦。②手术后形成窦瘘:如颅脑、心脏、腹部、关节等外科骨科手术及各类微创手术后残留的窦瘘。③感染性窦瘘:骨髓炎、结核。④对邻近心、肝、脑、肺等重要脏器或颅骨、胸骨等骨骼而不宜行手术扩创者尤其适用。	5		
	2. 灌注法一般可配合使用哪些掺药? 答:祛腐阶段可将八二丹、九一丹等脱腐药物加入生理盐水中,混合呈悬浊液后注入管腔;生肌阶段可将生肌散加入生理盐水混合呈悬浊液后注入管腔等。	5		
	3. 使用灌注法有哪些注意事项? 答:①充分重视术前检查。术前结合超声或腔内超声检查、X线窦瘘造影、CT窦瘘造影三维重建等检查,明确窦瘘位置、形态、数量、走向、分支、与邻近组织器官的相关性等。②探查管道时宜耐心细致,动作轻柔,切忌用暴力。③准确确认管腔状态,同时清除管道内的坏死组织,必要时配合刮匙搔刮。④一次性输液器一端插入疮腔或窦道时,手法宜轻柔,切勿用力,使探针插入正常组织内,形成假性管道。⑤随着窦道的渐渐变浅,应及时缩短一次性输液器长度,使疮腔或窦道基底部肉芽充分快速生长。⑥灌注的药液剂量、时间、速度等因人、因病而异。⑦保持引流通畅。⑧根据情况与切开扩创、拖线、药线引流、垫棉法等方法配合应用。	5		
总分		100		

十七、砭 镰 法

评估要素	评估内容	应得分	实际得分	扣分原因
素质要求	着装规范整洁,戴医用口罩、帽子,七步洗手法洗手,态度和蔼	5		
	核对患者信息;向患者解释操作的目的,以消除其紧张感	2		
	治疗环境安静,温度适宜,有帘子、屏风等遮挡物,能保护患者隐私	2		
备齐用品	先取无菌纱布、无菌干棉球;再取75%乙醇棉球或碘伏棉球	4		
	先取换药所需敷料,再夹取镊子等	2		
	敷料放置干湿分离	2		
安置体位	根据操作部位,采取相应的舒适体位,充分暴露患处	2		
操作	七步洗手法洗手,戴无菌手套	3		
	左手持镊子夹取75%乙醇棉球或碘伏棉球递给右手的镊子,消毒患处,由内向外	3		
	消毒3次,消毒范围要在操作范围外10cm以上	6		
	用三棱针或刀锋直刺患处或特选部位的皮肤、黏膜,使其微微出血	8		
	*击刺时宜轻、准、浅、快	8		
	*出血量不宜过多	8		
	*应避开神经和大血管	8		
	*刺毕用消毒干棉球按压针孔	6		
	*红丝疗,宜于红丝尽头刺之,使其微出血,继而沿红丝走向寸寸挑断	8		
	操作结束,无菌纱布或无菌敷料外敷,以胶布固定	3		
操作后处理	告知患者换药结束,适当整理衣物,遮挡住暴露躯体部分,安置舒适体位	2		
	将废弃医疗物品放置指定区域	3		

（续表）

评估要素	评估内容	应得分	实际得分	扣分原因
问答	1. 砭镰法的定义是什么？ 答：砭镰法俗称"飞针"。现多用三棱针或刀锋在疮疡患处的皮肤或黏膜上浅刺，放出少量血液，使内蕴热毒随血外泄的一种治疗方法，有疏通经络、活血化瘀、排毒泄热、扶正祛邪的作用。	5		
	2. 砭镰法的适应证是什么？ 答：适用于急性阳证疮疡，如下肢丹毒、红丝疔、疖疮痈肿初起、外伤瘀血肿痛、痔疮肿痛等。	5		
	3. 砭镰法的注意点有哪些？ 答：注意无菌操作，以防感染。击刺时宜轻、准、浅、快，出血量不宜过多，应避开神经和大血管，刺后可再敷药包扎。头、面、颈部不宜施用砭镰法。阴证、虚证及有出血倾向者禁用。	5		
总分		100		

十八、不同部位包扎法

评估要素	评估内容	应得分	实际得分	扣分原因
素质要求	着装规范整洁，戴医用口罩、帽子，态度和蔼	5		
	核对患者信息；向患者解释操作的目的，以消除其紧张感	2		
	治疗环境安静，温度适宜，有帘子、屏风等遮挡物，能够保护患者隐私	2		
备齐用品	根据患处不同情况，选择合适的包扎方法（该患者前臂软组织外伤，需要包扎，宜选择采用何种包扎法？绷带包扎法。）	4		
	准备操作所需物品（如纱布、胶布、绷带、清创消毒物品等）	4		
安置体位	根据患处部位，采取相应的舒适体位，充分暴露患处，注意保护隐私	2		

（续表）

评估要素	评估内容	应得分	实际得分	扣分原因
操作	七步洗手法洗手,戴手套	3		
	观察伤口所在部位,是否有渗血、渗液、异物情况及是否有骨折、感染等情况	6		
	患者合适的体位,局部消毒清创	5		
	以绷带螺旋包扎法为例,进行操作。 此法多用于粗细相同的肢体、躯干处	4		
	*伤口用无菌或干净的敷料覆盖,固定敷料	8		
	*绷带先按环形法缠绕两圈	8		
	*从第三圈开始上缠每圈盖住前圈1/3~1/2呈螺旋形	8		
	*最后以环形包扎结束	8		
	*包扎时应用力均匀,由内而外扎牢	8		
	包扎完成时应将盖在伤口上的敷料完全遮盖	3		
操作后处理	告知患者操作结束,适当整理衣物,遮挡住暴露躯体部分,安置舒适体位	2		
	将废弃医疗物品放置指定区域	3		
问答	1. 常用的包扎方法有哪些? 答:常用胶布包扎法、三角巾包扎法、绷带包扎法、四头带包扎法、多头带包扎法或丁字带包扎法等。	5		
	2. 包扎的目的是什么? 答:可以达到压迫止血、减少感染、保护伤口、减少疼痛、固定敷料和夹板等目的。	5		
	3. 什么是四头带? 四头带包扎常用于什么情况? 答:卷状绷带具有不同的规格,可用于身体不同部位的包扎。一头卷起的为单头带,两头同时卷起为双头带,把绷带两端用剪刀纵行剪开即为四头带。四头带常规可用于:①包扎鼻部创口。②包扎下颌、颜部创口。③压迫术后创口。	5		
总分		100		

十九、脓肿切开引流术（乳房脓肿）

评估要素	评估内容	应得分	实际得分	扣分原因
素质要求	戴医用口罩、帽子，清洗双手	5		
准备	详细了解患者病史资料	3		
	确认有无实施脓肿切开术的必要性，患者有无脓肿切开引流术的禁忌证	5		
	*与患者及家属充分沟通，签署知情同意书	5		
	协助患者摆好体位	3		
	标记手术切口	3		
	物品准备	3		
消毒铺单	洗手，戴无菌手套	3		
	使用碘伏消毒手术区域3次，切开周围区域30cm	3		
	铺单	3		
麻醉	核对麻醉药并抽吸2mL	3		
	逐层麻醉	3		
	由远端向脓腔附近推进	3		
切开引流	正确选用三角刀片	3		
	于脓肿中央或皮薄欲溃处刺入	5		
	注射器抽取脓液放置培养管	3		
	引流排尽脓液	5		
	手指探查脓腔，钝性分离脓腔隔断	5		
	生理盐水冲洗脓腔	5		
	纱条填塞	3		
	无菌敷料覆盖	3		
标本收集	标记培养管	2		

（续表）

评估要素	评估内容	应得分	实际得分	扣分原因
术后处理	协助患者恢复体位,整理衣物	3		
	交代术后注意事项	3		
问答	1. 行乳腺浅表脓肿切开引流术操作要点是什么？ 答:于脓肿中央或皮肤最薄处用尖刀刺入;深度适当,然后按设计好的手术切口方向切开皮肤、皮下组织,用血管钳做钝性分离,以减少乳腺组织及乳腺导管损伤;以血管钳插入脓腔后撑开,排出脓液;乳房脓肿多有分隔,需伸入示指分开间隔,以达到彻底引流的目的。	5		
	2. 行脓肿切开引流时切口如何选择？ 答:按脓腔部位不同,切口部位及切开方向也不同。脓肿位于乳晕可沿乳晕部位弧形切口,切口达皮下,勿过深,以免切断未受损乳腺导管。脓肿位于腺叶间,为减少乳腺导管损伤,可以乳头为中心做放射状切口。	5		
	3. 脓肿切开引流术后换药时有哪些注意事项？ 答:放置换药纱条应自脓腔底部开始,但勿过紧,以便肉芽组织由内向外生长。如放置深度不够或过早去除引流,均可造成引流不畅、切口过早闭合,以致重新形成脓肿。	5		
总分		100		

二十、浅表肿物切除术(乳房)

评估要素	评估内容	应得分	实际得分	扣分原因
素质要求	戴医用口罩、帽子	5		
准备	*核对患者姓名、年龄、性别、手术侧别	3		
	测量呼吸、心率、脉搏等生命体征,并对全身情况进行评估	3		
	*与患者及家属充分沟通,签署知情同意书	3		

（续表）

评估要素	评估内容	应得分	实际得分	扣分原因
	选择正确的切口位置	3		
	标记手术切口	3		
	核查手术器械包消毒日期	3		
消毒铺巾	洗手	5		
	穿手术衣,戴无菌手套、铺无菌洞巾	5		
局部浸润麻醉	核对麻醉药并抽吸2mL	3		
	逐层麻醉	3		
	由远端向脓腔附近推进	3		
浅表肿物切除	切开皮肤	3		
	暴露腺体	5		
	暴露肿块	5		
	沿肿块薄膜钝性或锐性分离	5		
	完整切除肿物	5		
	检查肿物是否完整	5		
	检查术野是否出血并止血	3		
	全层缝合皮下组织及皮肤	5		
标本收集	标记标本	2		
人文关怀	协助患者恢复体位,整理衣物	2		
	交待术后注意事项	3		
问答	1. 行浅表肿物切除术时切口如何选择? 答:①乳晕部肿块采用沿乳晕缘弧形切口;②乳房部肿块一般采用皮纹方向选择切口,或采用放射状手术切口。	5		

（续表）

评估要素	评估内容	应得分	实际得分	扣分原因
	2. 行浅表肿物切除术的注意事项有哪些? 答:①应进行常规的术前检查检验,包括血常规、凝血系列、传染病检查、心电图等;②麻醉适当,避免过量;③切口选择尽可能简便、隐蔽、美观;④严格遵守无菌、无张力缝合等操作原则;⑤术中保持术野清晰,止血彻底;⑥创缘皮肤对合整齐,防止出现切口下空腔形成积液;⑦术后适当加压固定,定期检查。	5		
	3. 浅表肿物切除术有何禁忌证? 答:①全身情况不能耐受手术者;②恶性体表肿瘤预估不能完整切除者;③局部感染者。	5		
总分		100		

二十一、乳腺专科检查

评估要素	评估内容	应得分	实际得分	扣分原因
素质要求	戴医用口罩、帽子,洗手	3		
准备	告知患者检查内容及目的,取得患者同意	3		
	*评估环境,注意保护患者隐私	3		
	*男性医生需口述要求女性人员陪同(女性医生直接得分)	3		
	暴露患者检查部位,注意保暖	3		
	体位:坐位或仰卧位	3		
视诊	双侧乳房发育是否正常、是否对称、有无下垂。皮肤色泽有无改变,皮肤有无水肿、皮疹、溃破、浅静脉怒张、皮肤皱褶及橘皮样改变	7		
	乳头有无凹陷、有无分泌物等	5		
	各区域淋巴结皮肤是否发红、溃疡、窦道、瘘管	5		

（续表）

评估要素	评估内容	应得分	实际得分	扣分原因
乳腺触诊	检查手法：手掌平伸，四指并拢，手指掌面触诊，用力不宜过大	5		
	检查顺序：顺时针或逆时针检查乳房，再检查腋尾部及乳头乳晕部	5		
	乳房有无触痛，触痛部位	5		
	肿块检查（部位、大小、外形、硬度、压痛、活动度）	6		
	手指挤压乳头有无溢液	5		
淋巴结触诊	淋巴结触诊，滑动触诊	5		
	腋窝淋巴结检查顺序（尖群、中央群、胸肌群、肩胛下及外侧）	9		
	最后检查锁骨上下淋巴结	5		
注意	检查前搓热双手，动作轻柔，态度亲切，关注患者感受	5		
问答	1. 触诊乳房时应注意哪些物理征象？ 答：乳腺质地和弹性，有无压痛，肿块部位、大小、外形、硬度、压痛、活动度，乳头有无溢液及溢液孔位置、溢液量的多少。	5		
	2. 视诊乳房时主要内容有哪些？ 答：①观察两侧乳房是否对称，乳房有无溢液；②乳房表观情况：皮肤颜色、有无红肿，皮下浅表静脉有无"橘皮"征，"酒窝"征等；③乳头：位置，大小，是否对称，有无内陷等；④皮肤回缩；⑤腋窝和锁骨上窝。	5		
	3. 乳腺专科检查时除检查双乳乳房外还需检查哪些部位？ 答：还需检查乳头、乳晕、腋尾部、双侧腋下淋巴结及双侧锁骨上下淋巴结。	5		
总分		100		

二十二、乳腺导管镜检查

评估要素	评估内容	应得分	实际得分	扣分原因
素质要求	戴医用口罩、帽子	5		
准备	*核对患者姓名、年龄、性别;检查侧别	3		
	了解患者病情,查阅患者抽血检查:血常规、肝肾功能、出凝血时间、传染病相关检测指标	2		
	*与患者沟通,签署知情同意书	3		
	物品准备	2		
	环境准备	2		
	定位病变导管	3		
消毒铺巾	洗手	4		
	戴无菌手套	5		
	消毒铺巾	5		
检查步骤	使用扩张器扩张乳腺导管	13		
	局部麻醉	8		
	乳腺导管镜检查	10		
	乳腺导管镜冲洗	10		
	扩张器等器械清洁	5		
人文关怀	交代检查后注意事项	5		
问答	1. 乳腺导管镜检查有哪些适应证? 答:①各种颜色乳头溢液。②乳腺导管内微小病变,无肿块的乳头溢液,特别是血性溢液的病因诊断。 2. 行乳腺导管镜检查时,操作者在操作过程中应注意什么? 答:①准确选择溢液病变乳腺导管,避免暴力扩张乳腺导管形成窦道。②遵照寻腔进镜的原则,及时调整进镜方向,保持进镜方向与乳管走行一致,防止穿透或损伤乳腺导管壁。	5		

（续表）

评估要素	评估内容	应得分	实际得分	扣分原因
	③观察各级乳腺导管,注意管腔有无狭窄、扩张,以及观察弹性、色泽,有无充血、糜烂、僵硬。④观察管腔内病变的大小、颜色及表面特征。⑤乳腺导管镜进出操作应轻柔缓慢,保护光纤及镜头。⑥操作时注入水或空气应适量,压力不宜过高,防止乳腺导管破裂。⑦检查结束后,应排净乳腺导管内的生理盐水或空气,覆盖无菌纱布,当日禁浴。	5		
	3. 乳管镜检查有何禁忌证? 答:①麻醉药过敏、局部急性炎症或乳头有感染者。②乳腺手术术后。③严重冠状动脉粥样硬化性心脏病,尤其是近6个月发生严重心脏疾病者。④乳头严重凹陷者慎用。⑤严重高血压病、严重心肺功能不全者。⑥精神病患者及精神过度紧张不合作者慎用。	5		
总分		100		

二十三、乳腺癌改良根治术

评估要素	评估内容	应得分	实际得分	扣分原因
素质要求	戴医用口罩、帽子	5		
准备	*核对患者姓名、年龄、性别、手术侧别	3		
	详细了解患者的病史资料,确认手术的必要性及有无禁忌证	2		
	*与患者及家属充分沟通,签署知情同意书	3		
	选择正确的切口位置	2		
	标记手术切口	2		
	核查手术器械包消毒日期	1		

（续表）

评估要素	评估内容	应得分	实际得分	扣分原因
消毒铺巾	洗手,皮肤消毒	5		
	穿手术衣,戴无菌手套	6		
	铺单	4		
改良根治术	切开皮肤及皮下组织	5		
	游离皮瓣	4		
	剥离腺体	4		
	清除胸小肌外侧及深面淋巴脂肪组织	5		
	打开腋静脉鞘	5		
	腋静脉分支结扎	6		
	暴露及保护胸长胸背神经	5		
	清扫胸小肌深面及内侧淋巴脂肪组织	5		
	检查术野是否出血并止血	6		
	全层缝合皮下组织及皮肤	5		
标本收集	标记标本	2		
问答	1. 乳腺癌改良根治术手术消毒范围是什么? 答:前至对侧锁骨中线,后至腋后线,上过锁骨及上臂,下过脐平行线	5		
	2. 乳腺癌改良根治术后常见并发症的有哪些? 答:①出血、渗血:乳腺癌游离的创面比较大,因为范围比较宽,所以出血渗血的风险比较大。如果手术过程中止血不彻底,或者没有持续的负压引流,或者患者体位改变,或剧烈的咳嗽,用电刀电凝的血凝块脱落以后,可引起创面的出血、渗血;②切口感染:清洁伤口一般情况下不容易引起感染,一些特殊的原因使处理伤口不当,皮下积液、积血后,可能导致伤口的感染;③皮下积液:负压引流管引流不畅,或术后出血、渗血积聚而形成皮下积液;④皮瓣坏死:高频电刀游离皮瓣,皮瓣相对较薄,或有些肿瘤较大,切除的皮肤较多,所	5		

（续表）

评估要素	评估内容	应得分	实际得分	扣分原因
	以缝合时皮瓣的张力较大、血供较差,引起皮瓣缺血坏死;⑤术区疼痛及麻木感:与乳腺癌游离皮瓣时切断一些表浅的神经,以及手术的创面比较大有关,所以部分患者会出现术区的麻木疼痛感,麻木疼痛感出现的时间与程度因人而异;⑥上肢的水肿及功能障碍:因清扫腋窝淋巴结以后,淋巴管回流受阻,易引起上肢的水肿。 3. 乳腺癌根治术清扫淋巴结时须注意保护哪些神经? 答:肋间臂神经、胸长神经、胸背神经。	5		
总分		100		

二十四、伍德灯检查

评估要素	评估内容	应得分	实际得分	扣分原因
素质要求	着装规范整洁,戴医用口罩、帽子,态度和蔼;动作轻柔	5		
评估	核对患者信息,确认皮损部位	3		
	向患者解释使用伍德灯的目的,环境准备	2		
备齐用品	伍德灯、数码相机、医用手套、消毒棉球等	3		
环境准备	检查环境绝对暗室,安静,温度适宜,有帘子、屏风等遮挡物,能够保护患者隐私 有椅凳、治疗床,供患者坐或躺卧	5		
体位	协助患者取合理、舒适体位,充分暴露患处	5		
定位	核对检查部位,评估患者病情	5		
检查	打开伍德灯先预热1min,保证伍德灯光源功率稳定,具有足够的能量,从而达到满意的荧光成像效果	7		
	同时检查者在暗室内等待1min适应暗室环境后,暴露皮损部位,必要时消毒棉球清除待检测表面的遮盖物或异物,开始操作	10		

（续表）

评估要素	评估内容	应得分	实际得分	扣分原因
	检查时伍德灯与需观察皮损的距离保持10cm左右,以皮损在伍德灯下呈现清晰荧光图像为准,并拍照记录	20		
	检查完毕后先关闭电源开关,拔出插头,整理好电源线,镜面防磨损,妥善放置指定位置	10		
评价	检查距离过近,伍德灯的观察区域中心会产生暗斑,周围光线过强;检查距离过远,伍德灯观察区域的光强度不足,致荧光成像不清	5		
	在进行伍德灯观察时,应尽量避免周围有反射或荧光物体,清除检查部位皮肤上遗留的衣物棉絮和纤维;鉴别和排除外用药物、香料和敷料等残留物对荧光诊断的干扰和影响,如凡士林软膏产生的蓝色或紫色荧光、含有水杨酸的药物产生的绿色荧光、检查者白大衣产生的蓝色荧光反射、患者体表残留的肥皂荧光等	5		
问答	1. 伍德灯检查有何环境要求? 答:必须在绝对的暗室环境下使用。	5		
	2. 伍德灯观察皮损的距离远近是否有影响? 答:有影响,正确距离需保持10cm左右。过于近,观察区域中心会产生暗斑,周围光线过强;过于远,观察区域光强度不足,致荧光成像不清。	5		
	3. 伍德灯使用前预热的目的是什么? 答:伍德灯在使用前应该预热1min,保证光源功率稳定,具有足够的能量,从而达到满意的荧光成像效果。	5		
总分		100		

二十五、皮肤划痕试验

评估要素	评估内容	应得分	实际得分	扣分原因
素质要求	着装规范整洁,戴医用口罩、帽子,态度和蔼	5		
评估	核对患者信息	5		

（续表）

评估要素	评估内容	应得分	实际得分	扣分原因
	向患者解释操作的目的,取得患者的配合	5		
备齐用品	准备检查用具(棉签、牙签或骨针等钝器)	5		
环境准备	环境安静,温度适宜。有帘子或屏风等遮挡物,能够保护患者隐私。有椅凳、治疗床,供患者坐或躺卧	5		
体位	协助患者取合理、舒适体位,暴露待检查部位皮肤	5		
检查	备齐物品至床旁或患者座位旁	5		
	用钝器以适当压力划过皮肤	5		
	3~15s后在划过处出现红色线条	5		
	15~45s后在红色线条两侧出现红晕	5		
	1~3min后划过处出现隆起、苍白色风团状线条	5		
	解释结果:出现以上三联反应则为皮肤划痕征阳性	10		
	记录,签字	5		
评价	观察患者检查后是否有不适反应,嘱患处不适及时告知医护人员	5		
	协助患者恢复舒适体位,整理衣物	5		
	整理用物,洗手	5		
问答	1. 皮肤划痕试验有哪些适用和禁忌人群? 答:适用于荨麻疹、药疹、特应性皮炎等过敏性皮肤病患者;无禁忌人群。	5		
	2. 皮肤划痕试验的三联反应是指什么? 答:见操作流程。	5		
	3. 皮肤划痕试验的结果如何解释及有何意义? 答:皮肤划痕症阳性提示荨麻疹、药疹等可能,Darier征阳性提示色素性麻疹可能,白色划痕征阳性提示特应性皮炎可能。	5		
总分		100		

二十六、真菌直接镜检

评估要素	评估内容	应得分	实际得分	扣分原因
患者准备	核对患者信息,确认皮损部位	2		
	根据检查部位,采取相应的舒适体位	2		
医生准备	戴医用口罩、帽子、手套	5		
备齐用品	设备、仪器检查	5		
皮肤消毒	取材部位消毒	5		
标本采集	部位选取,边缘取材	8		
	刮取的标本适量、足量	8		
	标本置载玻片中央	5		
标本处理	滴加1滴10%KOH	5		
	盖上盖玻片	5		
	轻压盖玻片,驱逐气泡,压薄标本	5		
标本观察	先用低倍镜检查有无菌丝、孢子或疥虫	8		
	后用高倍镜观察	5		
确认结果	整片观察,无菌丝和孢子,报告阴性结果	5		
	阳性结果的确认	5		
后续处理	废物丢弃	2		
	物品整理	2		
人文修养	与患者合理有效沟通,有安慰语言	1		
操作熟练	动作熟练、轻稳正确	2		
问答	1. 真菌阳性、阴性临床意义是什么? 答:阳性有诊断意义,但阴性不能排除真菌感染。	5		
	2. 如何根据真菌直接镜检结果对头癣分类? 答:黄癣:发内菌丝、空泡;白癣:发外孢子;黑癣:发内孢子。	5		
	3. 花斑糠疹的真菌直接镜检结果是什么? 答:成簇孢子和短棒状菌丝。	5		
总分		100		

二十七、溻 渍 法

评估要素	评估内容	应得分	实际得分	扣分原因
素质要求	着装规范整洁,戴医用口罩、帽子,态度和蔼	5		
评估	核对患者信息	5		
	向患者解释换药的目的,以消除其紧张感,环境准备	5		
备齐用品	中药汤剂(冷敷 8~15℃,热敷 38~43℃)、无菌纱布等敷料、治疗盘、水温计、镊子、治疗中单	5		
安置体位	*根据创面部位,采取相应的舒适体位	10		
操作	测试中药汤剂药液温度	5		
	纱布 4~8 层,置药液中浸透	10		
	挤去多余药液,以不滴淋为度,敷于患处	10		
	纱布敷料铺平整,与皮损紧密贴合	5		
	因药液蒸发或敷料升温,准备两份敷料交替使用	5		
	也可将药液滴于敷料上,保证敷料适宜的温度及湿度	5		
评价	治疗期间观察患者皮肤情况,询问有无不适感,嘱患处不适及时告知医护人员	5		
	协助患者起身穿戴衣物,整理衣被	5		
	告知中药液可致皮肤着色,治疗结束后数日可自行消退	5		
问答	1. 溻渍法如何分类? 答:溻渍法分为溻法和浸渍法。溻法分为冷溻、热溻;浸渍法分为淋洗、冲洗、浸泡。	5		
	2. 溻渍法操作时观察皮肤哪些情况? 答:①观察治疗部位的皮肤是否有潮红、水疱、痒痛等过敏症状;②冷溻法应用于关节附近、皮下脂肪少的患者,注意观察是否有皮肤苍白、青紫等末梢血运障碍。如有上述情况,应立即停止治疗。	5		
	3. 溻法有哪些禁忌证? 答:冷溻法不宜用于阴寒证患者;热溻法禁用于急性伤口、急性感染性或传染性患者。	5		
总分		100		

二十八、肛 门 视 诊

评估要素	评估内容	应得分	实际得分	扣分原因
素质要求	着装规范整洁,戴医用口罩、帽子,清洗双手	5		
评估	详细了解患者病史资料,确认有无实施肛门视诊的必要性和有无实施肛门视诊的禁忌证	5		
	告知患者或家属实施肛门视诊的必要性、操作过程、可能发生的风险和应对措施,并获得知情同意	5		
备齐用品	清洁手(指)套	5		
环境准备	门诊治疗床、病房床边或者病区治疗室内,环境要求整洁和安静,床单元之间有隔帘,注意保护患者隐私	5		
安置体位	根据疾病的特点,选择合适的体位,暴露患处。常取左侧卧位,患者向左侧卧于检查床上,左下肢伸直稍屈曲,右下肢充分向前屈曲,靠近胸腹部,右肩前倾,右手协助掰起右侧臀部,使臀部及肛门充分暴露。对于脱出性疾病,可选用蹲位	5		
肛门视诊	如患者取侧卧位,医生用双手将患者臀部分开。如患者取蹲位,患者暴露局部。可嘱患者进行努挣,更好地暴露病灶	5		
	*查看肛门周围有无外痔、内痔、息肉、直肠脱垂、肛周脓肿、瘘管外口、皮疹、肛门白斑、肛管裂口、肛周赘生物、肛周肿块等	20		
	*记录病变的性质、位置、数目、大小、色泽、有无出血点等情况	20		
评价	观察患者反应	5		
	整理衣物,安置舒适体位。处理操作物品	5		
问答	1. 为什么肛门视诊的时候要有遮隔帘、屏风等遮挡物?答:能够保护患者隐私,体现人文关怀。2. 肛门视诊主要观察什么?	5		
	答:主要观察患者肛门周围有无外痔、内痔、息肉、直肠脱垂、肛周脓肿、瘘管外口、皮疹、肛门白斑、肛管裂口、肛周赘生物、肛周肿块等,并记录其病变的性质、位置、数目、大小、色泽、有无出血点等情况。	5		

（续表）

评估要素	评估内容	应得分	实际得分	扣分原因
	3. 为什么努挣后脱垂病灶如不能自行回纳,医生须将其手法回纳? 答:如果不回纳,易造成嵌顿坏死等。	5		
总分		100		

二十九、肛 门 指 检

评估要素	评估内容	应得分	实际得分	扣分原因
素质要求	着装规范整洁,戴医用口罩、帽子,态度和蔼	5		
评估	*核对患者信息,详细了解患者病史	5		
	*患者或家属知情同意,解释以消除紧张感,告知注意事项,环境准备	5		
备齐用品	清洁手套、无刺激性润滑剂(常用石蜡油)、纱布(手纸)若干	4		
环境准备	门诊治疗床、病房床边或者病区治疗室内,环境要求整洁和安静,床单元之间有隔帘,注意保护患者隐私	3		
安置体位	常取左侧卧位,患者向左侧卧于检查床上,左下肢伸直稍屈曲,右下肢充分向前屈曲,靠近胸腹部,右肩前倾,右手协助掰起右侧臀部,使臀部及肛门充分暴露	5		
肛门指检	*肛外指检	10		
	*肛内指检: (1) 感知直肠下部及肛管内是否有结构异常改变,如包块、硬结、肿块、狭窄、波动感、皮肤变硬、压痛、裂口、会阴下降、直肠脱垂、直肠前突等。 (2) 感知括约肌紧张度(肛直肠静息压)、肛直肠排便协调性、直肠感觉功能、直肠推动力、肛直肠收缩力等异常改变	30		
	退出手指,用纱布或手纸为患者擦拭,轻揉肛门	8		

（续表）

评估要素	评估内容	应得分	实际得分	扣分原因
评价	观察指套上有无脓血分泌物,必要时应送实验室检查。观察患者反应	5		
	整理衣物,安置舒适体位。记录,处理操作物品	5		
问答	1. 直肠指诊时,嘱患者收缩肛门做提肛动作,可以判断什么问题? 答:可以判断患者的肛直肠收缩力。	5		
	2. 如一个肛管–直肠弛缓反射异常的患者,直肠指诊可表现为什么? 答:模拟排便动作时,肛直角变化不大或变小,肛管压力不变或升高。	5		
	3. 直肠指诊时为什么是手指在肛管直肠内缓慢进入,落入空腔后朝向骶尾方向进入? 答:静息状态下,肛门直肠成一定角度,肛管纵轴斜向前,落入直肠壶腹后直肠纵轴斜向后。	5		
总分		100		

三十、肛门镜检查

评估要素	评估内容	应得分	实际得分	扣分原因
素质要求	着装规范整洁,戴医用口罩、帽子	5		
评估	核对患者信息,了解患者病史,向患者解释行肛门镜检查的目的,以消除患者紧张感	6		
安置体位	嘱患者取左侧或者右侧卧位(多为左侧卧位),左下肢伸直稍屈曲,右下肢尽量屈曲靠近胸腹部,右肩稍前倾。充分暴露肛门部位	18		
肛门镜检查	*操作者双手戴好手套,肛门镜镜芯、头体充分蘸取石蜡油,右手拇指紧按镜芯,其余四指握住肛门镜手柄,肛门镜前端轻触患者肛门,轻轻按揉5s	16		

（续表）

评估要素	评估内容	应得分	实际得分	扣分原因
	感觉患者肛门松弛后,告之进行肛门镜检查,肛门镜进入肛门后,有大便感,嘱患者做深呼吸动作,保持体位不变	10		
	肛门镜朝向肚脐方向进入,进入2~3cm后,转向骶尾方向,继续进入	9		
	肛门镜体全部进入肛管及直肠下端,取出镜芯,然后边缓慢退镜,边观察	8		
	直肠黏膜颜色是否正常,是否完整,是否有破损、糜烂、出血,是否有增生或者隆起	6		
	肛管皮肤颜色是否正常,是否完整,有无糜烂、出血,有无增生或者隆起等	5		
	肛门镜检查结束后,纱布轻柔地清洁肛门,告知患者可以穿好衣物。将废弃医疗物品按要求分类,并放置至指定区域	2		
问答	1. 肛门镜检查目的是什么? 答:通过肛门镜检查,观察肛管及直肠下端黏膜情况。	5		
	2. 肛门镜检查常用哪种体位? 答:左侧卧位。	5		
	3. 肛门镜进入肛门口后,前进的方向是怎样的? 答:肛门镜在肛管内朝向肚脐方向进入,头端进入2~3cm后,头端转向骶尾方向,继续进入。	5		
总分		100		

三十一、球头银丝检查

评估要素	评估内容	应得分	实际得分	扣分原因
素质要求	着装规范整洁,戴医用口罩、帽子	5		
评估	核对患者信息,了解患者病史,向患者解释行球头银丝检查的目的	10		

（续表）

评估要素	评估内容	应得分	实际得分	扣分原因
安置体位	嘱咐患者取合适体位,能够告知考核员所取体位名称	15		
操作	*操作者用一手持球头银丝,用球头端由窦道外口,根据窦道管道走行,轻轻向内探入	15		
	另一手进行辅助,探查窦道主管道走行,以及有无管道分支	15		
	检查结束后,纱布轻柔地清洁操作区,告知患者整理好衣物	15		
	将废弃医疗物品按要求分类,并放置至指定区域	10		
问答	1. 球头银丝检查有何目的? 答:探查窦道走行,了解窦瘘情况,掌握病情。	5		
	2. 如果窦道外口封闭,该如何操作? 答:可以在局部麻醉下,做小切口,暴露窦道,再进行球头银丝探查。	5		
	3. 球头银丝检查,可以应用在哪些中医外科疾病检查中? 答:体表窦道、乳房窦道、肛瘘。	5		
总分		100		

三十二、拖 线 法

评估要素	评估内容	应得分	实际得分	扣分原因
素质要求	穿手术服,戴医用口罩、帽子,态度和蔼	5		
评估	常规术前准备,排除手术相关禁忌证 进行肠道准备 *取得知情同意 术前辅助检查	5		
	环境准备:手术室,环境安静,温度适宜,光源充足	5		

（续表）

评估要素	评估内容	应得分	实际得分	扣分原因
备齐用品	国产7号丝线或0号慕丝线、探针（球头银质或者不锈钢材质）、不锈钢硬刮匙、无菌手套、无菌纱布	5		
体位与麻醉	体位：采用侧卧位、俯卧折刀位或膀胱截石位 麻醉方法：局部麻醉、蛛网膜下隙阻滞麻醉、静脉麻醉等	5		
拖线法	*单纯性肛瘘的拖线疗法	15		
	*复杂性肛瘘的拖线疗法	15		
	*肛瘘伴深部腔隙感染（包括坐骨直肠深间隙、直肠后深间隙、提肛肌上间隙的感染）	15		
	瘘管长度超过5cm的肛瘘	10		
评价	观察患者反应，安全返回病房，手术记录	5		
问答	1. 拖线术后引流不畅是什么原因？ 答：①切口设计不当，无法有效引流；②术后换药时未定期拖转丝线，无法保证引流通畅。	5		
	2. 拖线术后疼痛有何原因？ 答：①皮肤切口设计过小，导致术后拖拉丝线时摩擦创缘；②术后未每日拖转丝线，肉芽组织逐步填充管腔，导致后期拖转时疼痛；③过晚撤除拖线，导致引流不畅，继发感染而引起疼痛；④拖线结环过小，未呈松弛状。	5		
	3. 拖线术后延迟愈合或假性愈合的原因是什么？ 答：①拖线未及时撤除，易造成异物刺激管壁，管腔局部再次上皮化形成，导致延迟愈合，影响管腔的及时愈合；②拖线过早全部撤除，创缘闭合，底部存在空腔。	5		
总分		100		

三十三、挂　线　法

评估要素	评估内容	应得分	实际得分	扣分原因
素质要求	着装规范整洁,戴医用口罩、帽子、手套,态度和蔼	5		
评估	核对患者信息,了解患者病史及术前相关检查,排除手术禁忌证,签署手术知情同意书	4		
安置体位*	患者取合适体位(膀胱截石位、侧卧位、膝胸位),充分暴露肛门部位	5		
操作	手术者及助手双手戴好手套,安尔碘棉球消毒肛门周围、肛管及直肠下端	8		
	手术者用球头银丝球头探查瘘管,将球头银丝弯曲,从肛门内拉出,同时保持球头银丝在瘘管内	17		
	助手使用0号慕丝线将橡皮筋固定在银丝球头端,一手捏紧橡皮筋,另一手适当力度牵拉球头银丝,将球头银丝完全拉出瘘管,并且拖出一半长度的橡皮筋,双手用适当力度左右来回牵拉橡皮筋,使橡皮筋均匀分布,将橡皮筋两端用慕丝线绑扎牢固	17		
	*切开瘘管内口和外口之间皮肤及皮下组织	5		
	用适当力度逐渐拉紧橡皮筋,使橡皮筋紧贴皮肤切口肌肉组织,用血管钳夹住橡皮筋,助手在血管钳下方用0号慕丝线收紧橡皮筋,打结牢固,松开血管钳	14		
	手术结束,包扎切口,告知患者并且辅助患者适当整理衣物,合理处理医疗废物	10		
问答	1. 肛瘘定义是什么? 答:直肠或肛管与周围皮肤相通所形成的瘘管,一般由原发性内口、瘘管和继发性外口三部分组成。	5		
	2. 肛瘘挂线的目的是什么? 答:对高位肛瘘进行引流及慢性切割,保护肛门括约肌功能,防止肛门失禁。	5		
	3. 为何在收紧橡皮筋之前,需要切开内口及外口处皮肤和皮下组织? 答:切开该处皮肤,可以减少挂线造成的疼痛。	5		
总分		100		

三十四、坐 浴 法

评估要素	评估内容	应得分	实际得分	扣分原因
素质要求	操作人员着装整洁、清洁洗手,戴医用口罩、帽子和手套	5		
备齐用品	治疗盘、换药镊、温度计、坐浴汤剂、坐浴容器、一次性垫巾、治疗巾、坐浴支架等	3		
	选择合适的场地,注意隐私保护	2		
沟通	核对患者信息,向患者告知坐浴的目的	2		
	帮助患者充分暴露治疗区域;注意局部遮挡、保护患者隐私	3		
操作	选取合适的体位(一般为蹲位或坐位),充分暴露坐浴区域(若创面处有敷料覆盖,应先用手去除创面外层敷料,再用换药镊去除创面内层敷料)	15		
	坐浴支架表层平铺一次性垫巾,固定浴盆,稀释坐浴汤剂至合适温度。以体感温度为准*,先熏蒸、后坐浴。如有创面,可用手部轻拍水面,利用水流冲击清洗创面,坐浴时长 10~15min 即可,或患者已有凉感不适,即可结束坐浴	30		
	治疗巾擦拭、清洁坐浴区域观察局部皮肤情况,询问患者有无不适	10		
	告知患者坐浴结束,适当整理衣物;将废弃医疗物品按要求分类并放置指定区域;清洁洗手	10		
	记录患者熏蒸和坐浴时间、部位及皮肤情况	5		
问答	1. 坐浴法的治疗目的是什么? 答:规范的坐浴疗法可以促进肛周局部血液循环,从而有效缓解肛周局部水肿、疼痛等症状;也可以确保术后创面清洁,有助于术后创面恢复;另外坐浴可以帮助松弛盆底肌群,从而改善尿潴留等症状。	5		
	2. 坐浴法的适应证是什么? 答:肛周局部外痔水肿者;肛周皮肤湿疹,有瘙痒、疼痛症状者;肛肠疾病各类术后患者;术前、术后存在尿潴留症状者等,均可采用坐浴法治疗。	5		

（续表）

评估要素	评估内容	应得分	实际得分	扣分原因
	3. 坐浴法有无禁忌证？ 答：坐浴法虽然适应范围广，但也有禁忌证。如肛周感染性疾病急性期患者（肛周脓肿、坏死性筋膜炎等）；过敏体质、并已对坐浴药物出现过敏反应者；月经期妇女或合并阴道炎患者；部分有肛管直肠肿瘤的患者等要忌用或慎用坐浴法。	5		
总分		100		

三十五、痔术后换药

评估要素	评估内容	应得分	实际得分	扣分原因
素质要求	着装规范整洁、清洁洗手，戴医用口罩、帽子、手套	5		
备齐用品	弯盘、剪刀、镊子、血管钳、碘伏棉球、生理盐水棉球、无菌干棉球、无菌干纱布、油纱敷料、胶布等	3		
	选择合适的场地，注意保护患者隐私	2		
沟通	核对患者信息，向患者解释换药的目的	3		
	帮助患者选取合适的体位、充分暴露创面	2		
操作	由外向里用手去除外层创面敷料；内层敷料及嵌入敷料用接触创面镊去除	10		
	碘伏棉球自创面周围5cm处开始作向心圆擦拭，逐渐移向创面边缘，重复3次或直至创面周围皮肤擦拭清洁为止，创周皮肤消毒棉球不得进入创面内	12		
	根据创面分泌物情况选择合适的棉球擦拭	3		
	根据创面大小，制作合适的棉条擦拭，范围超过创面顶端。重复至少3次，至棉条无污染物附着	10		
	两只换药盘一只摆放无菌物品，另外一只放置污染物品，不得混淆；敷料镊与接触创面镊不得互换，不能碰触	15		

（续表）

评估要素	评估内容	应得分	实际得分	扣分原因
	创面清洁消毒后,选取栓剂蘸合适的油膏纳肛(深度至肛缘上3~4cm)	5		
	创面选取合适的敷料覆盖;外敷料固定	5		
	告知患者换药结束,帮助整理衣物	5		
	整理废弃物品,清洁洗手	5		
问答	1. 术后局部创面水肿该如何处理? 答:可以在换药前嘱咐患者温水坐浴,局部换药时动作轻柔,配合消痔膏外敷,局部按揉,必要时给予口服促静脉循环药物帮助消肿,并且和患者充分沟通。	5		
	2. 创面消毒的原则是什么? 答:无菌创面由创面中心向外做同心圆消毒,首次消毒范围应超过创缘5cm,反复消毒3次,每次消毒范围应小于前次。非无菌创面由创缘外5cm向中心处做同心圆消毒至创缘,如有开放性创面,创周皮肤消毒棉球不得进入创面内,创面处另以棉球自创缘至中心呈同心圆消毒。反复消毒3次,每次消毒范围应小于前次。	5		
	3. 对于痔术后换药最关键的点是什么? 答:清洁创面及观察创面,以促进创面愈合并降低术后并发症的发生。	5		
总分		100		

第三章
妇科临床常用操作技术

一、妇 科 检 查

评估要素	评估内容	应得分	实际得分	扣分原因
素质要求	着装规范整洁,戴医用口罩、帽子、手套,态度和蔼	5		
评估	核对患者信息,尤其明确有无性生活史*	2		
	向患者或家属告知实施检查的必要性、可能发生的风险和应对措施,获得知情同意,男医师对患者检查时,需有其他女性医护人员在场	2		
备齐用品	一次性床垫、窥阴器、手套、石蜡油棉球、棉签、采样管等	5		
安置体位	嘱患者排尿,指导膀胱截石位	3		
观察外阴	观察外阴毛发分布、肤色,皮肤有无破损、皮疹、赘生物、萎缩、色素减退等	8		
窥阴器检查	戴手套,取窥阴器涂石蜡油,沿阴道后壁纵行插入,边插入边转成正位,缓缓张开窥阴器,充分暴露宫颈,观察阴道及宫颈情况	10		
采集白带	用棉签在阴道后穹窿蘸取少许白带,放入干净试管中	5		
宫颈液基薄层细胞检测	用特定毛刷在宫颈鳞柱上皮交界处和宫颈管内顺时针旋转 5~6 周,刷取脱落细胞,放置于有固定液的标本瓶中	5		
宫颈HPV检测	用特定毛刷在宫颈管内顺时针旋转 5~6 周,取材成功,放置标本瓶固定液中	5		
双合诊	示、中两指置于阴道内子宫颈后唇处,将子宫颈向前上方推移;另一手四指并拢掌面贴于下腹部,在耻骨联合与脐中点处,指腹向盆腔深部轻压,缓慢用力	10		
	双手配合,先扪清宫体及左右两侧附件情况	5		

（续表）

评估要素	评估内容	应得分	实际得分	扣分原因
	阴道后穹隆有无触痛结节；宫颈有无举痛、摇摆痛；宫体位置、大小、硬度、活动度，有无压痛等；附件有无包块、增厚或压痛	5		
	若附件扪及包块，检查包块位置、大小、硬度，表面光滑与否，活动度，有无压痛以及与子宫和盆壁的关系	5		
评价	有无腹痛情况、阴道出血情况	5		
	整理衣被，安置舒适体位。记录，处理操作物品	5		
问答	1. 三合诊的检查目的是什么？ 答：三合诊检查主要是针对阴道、直肠及腹部的检查，可了解盆腔较后部病变情况，了解有无子宫后壁和直肠子宫陷凹或宫骶韧带的病变、估计病变范围等。	5		
	2. 妇科盆腔检查还有哪些？ 答：肛诊，适用于无性生活史、阴道闭锁或其他原因不宜行双合诊的患者。	5		
	3. 宫颈举痛的临床意义是什么？ 答：提示黄体破裂、巧克力囊肿破裂、宫外孕包块破裂或盆腔炎性疾病引起的盆腔积血或积液。	5		
总分		100		

二、阴道擦洗上药

评估要素	评估内容	应得分	实际得分	扣分原因
素质要求	着装规范整洁，戴医用口罩、帽子、手套，态度和蔼	5		
评估	核对患者信息，明确有无性生活史	2		
	告知操作的必要性、可能发生的风险和应对措施，获得知情同意	2		
备齐用品	一次性床垫、窥阴器、口罩、帽子、手套、石蜡油棉球、干棉球、卵圆钳、镊子、药物等	5		

（续表）

评估要素	评估内容	应得分	实际得分	扣分原因
安置体位	嘱患者排尿,指导患者取膀胱截石位	5		
观察	观察外阴是否有充血、红肿及分泌物性状,用碘伏棉球消毒外阴	8		
	戴手套,取窥阴器涂石蜡油,沿阴道后壁纵行斜下插入,边插入边转成正位,缓缓张开窥阴器,充分暴露宫颈	15		
	观察阴道黏膜情况,分泌物量、色、性状及有无异味等;观察宫颈大小,有无糜烂、撕裂、息肉、腺囊肿、出血等	8		
擦洗上药	*卵圆钳钳取浸过药液的棉球,在直视下依次擦洗宫颈、阴道穹隆、阴道壁,干棉球擦净多余药液,用示指或镊子将药片置入阴道后穹隆处	25		
评价	询问有无不适,观察阴道流血情况	5		
	整理衣被,安置舒适体位。记录,处理操作物品	5		
问答	1. 阴道擦洗上药的适应证是什么? 答:各种阴道炎,如细菌性阴道炎、真菌性外阴阴道病、滴虫性阴道炎,宫颈炎症。	5		
	2. 阴道上药时操作器械及物品摆放的注意事项是什么? 答:注意上药弯盘的区分,一只弯盘放置无菌棉球、镊子、卵圆钳,另一只弯盘放置污染物品及器具,不得混淆交叉。	5		
	3. 阴道擦洗上药后应注意哪些内容? 答:上药后注意患者有无药物过敏、接触性出血等症状,如药物为米非司酮等合成类固醇药物,需注意患者上药后血压情况。	5		
总分		100		

三、阴道镜检查

评估要素	评估内容	应得分	实际得分	扣分原因
素质要求	着装规范整洁,戴医用口罩、帽子、手套,态度和蔼	5		
评估	核对患者信息、病史,明确有无性生活史	2		
	告知实施检查的必要性、可能发生的风险和应对措施,获得知情同意	2		
备齐用品	一次性床垫、窥阴器、无菌手套、石蜡油棉球、3%醋酸液、1%碘溶液、活检钳、带线纱布等	5		
安置体位	嘱患者排尿,指导膀胱截石位,月经干净7~10天施行为宜,24h内避免性生活、冲洗和上药	3		
暴露宫颈	术者洗手,戴手套,整理器械。用窥阴器充分暴露宫颈,用棉球拭净白带和黏液,观察宫颈形态、大小、色泽,有无糜烂、白斑、赘生物及分泌物等	25		
阴道镜检查	调节阴道镜焦距(20~30cm),先以10倍低倍镜粗略观察宫颈转化区、上皮、血管等变化。将3%~5%醋酸棉球完全覆盖在子宫颈阴道部及穹隆,湿敷60s后,从低倍镜到高倍镜,系统检查子宫颈及阴道上皮呈现的变化及判断转化区类型。Ⅱ、Ⅲ型转化区可借助子宫颈管扩张器或其他器具观察转化区上界。检查阴道时,缓慢旋转窥阴器,使阴道前后及侧壁完全可见。检查过程中如有需要,可于3~4min后重复使用醋酸	25		
活检	根据阴道镜检查结果及碘染色试验结果取活检组织,阴道填塞纱布压迫止血	8		
评价	有无腹痛情况、阴道流血情况	5		
	整理衣被,安置舒适体位。记录,处理操作物品	5		
问答	1. 阴道镜检查的适应证是什么? 答:接触性出血,肉眼观察无明显病变;HPV高危型持续感染;宫颈筛查异常,如TCT提示ASC-US、LSIL、HSIL、非典型腺细胞、ASC-US-H、可疑癌变等;肉眼观察可疑癌变,行可疑病灶的指导性活检;尖锐湿疣的诊断;CIN和宫颈癌治疗后随访;CIN及早期宫颈癌术前了解阴道壁受累情况;妊娠合并CIN。	5		

（续表）

评估要素	评估内容	应得分	实际得分	扣分原因
	2. 阴道镜检查常见的宫颈异常图像有哪些？ 答：阴道镜下见不典型血管（逗点状、螺旋状、通心粉状、粗大血管、发卡状血管等）；醋白试验见醋白上皮、镶嵌、点状血管；碘试验阴性；阴道镜下还需要观察其他病变如湿疣、角化、炎症、萎缩、类蜕膜样改变（妊娠期）、息肉。	5		
	3. 哪些情况不宜进行阴道镜检查？ 答：检查部位活动性出血，或阴道、宫颈急性炎症时，不宜进行检查。	5		
总分		100		

四、宫腔镜检查

评估要素	评估内容	应得分	实际得分	扣分原因
素质要求	着装规范整洁，戴医用口罩、帽子、手套，态度和蔼	5		
评估	核对患者信息、病史，排除手术禁忌证	2		
	告知实施检查的必要性、可能发生的风险和应对措施，获得知情同意	2		
备齐用品	一次性床垫、无菌手套、窥阴器、石蜡油棉球、消毒液及宫腔镜手术器械包等	5		
安置体位	嘱患者排尿，指导膀胱截石位。月经干净3~7天施行为宜；麻醉前禁食禁水至少6h	3		
宫腔镜检查	术者洗手，佩戴无菌手套，整理器械，可选用静脉无痛麻醉或蛛网膜下隙阻滞麻醉	5		
	消毒外阴、阴道，铺巾，妇科检查了解子宫附件情况，窥阴器暴露宫颈，消毒宫颈，宫颈钳钳夹宫颈前唇，消毒宫颈管	18		

（续表）

评估要素	评估内容	应得分	实际得分	扣分原因
	*探针探测宫腔深度和方向；扩张宫颈至7.5号；打开光源及膨宫器，排空镜鞘与光学镜管间的空气缓慢置入宫腔镜；宫腔充盈，视野明亮后，全面观察宫腔；缓慢退出镜体，观察宫颈内口及宫颈管；退出窥阴器	35		
评价	观察患者腹痛、阴道出血等症状。麻醉清醒至少1h后方可进食进水	5		
	整理衣被，安置舒适体位。记录，处理操作物品	5		
问答	1. 宫腔镜检查的适应证是什么？ 答：异常子宫出血、宫腔粘连的诊断；评价超声检查的异常宫腔回声及占位性病变；检查不明原因不孕的宫内因素；在直视下切除子宫内膜息肉、黏膜下子宫肌瘤、子宫纵隔、宫腔粘连分离、子宫内异物取出、宫内节育器的定位与取出。	5		
	2. 宫腔镜检查的常见并发症有哪些？ 答：损伤，如宫颈撕裂、输卵管假道、输卵管破裂、子宫穿孔等；出血、感染、CO_2膨宫并发症、过度水化综合征。	5		
	3. 何为过度水化综合征？ 答：过度水化综合征又称急性水中毒，是宫腔镜手术（电切术）中膨宫液体经手术创面大量快速吸收引起的，以稀释性低钠血症及血容量过多为主要特征的临床综合征。	5		
总分		100		

五、后穹窿穿刺

评估要素	评估内容	应得分	实际得分	扣分原因
素质要求	着装规范整洁，戴医用口罩、帽子、手套，态度和蔼	5		
评估	核对患者信息、病史，排除手术禁忌证	2		

（续表）

评估要素	评估内容	应得分	实际得分	扣分原因
	告知实施手术的必要性、可能发生的风险和应对措施，获得知情同意	2		
备齐用品	一次性床垫、无菌手套、窥阴器、石蜡油棉球、消毒液、消毒棉球、穿刺包等	5		
安置体位	嘱患者排尿，指导患者取膀胱截石位	5		
穿刺	洗手，佩戴无菌手套，整理器械	5		
	消毒外阴、阴道、铺巾，妇科检查了解子宫及附件	8		
	窥阴器暴露宫颈，消毒宫颈	5		
	宫颈钳钳夹宫颈后唇，向前提拉，消毒充分暴露后穹隆	5		
	检查针头无堵塞	5		
	在后穹隆中央或稍偏病侧，距离阴道后壁与宫颈后唇交界处稍下方或明显膨出处平行宫颈管刺入阴道壁，同时嘱患者咳嗽*	20		
	当针穿过阴道壁有落空感后，抽吸液体，针头边后退边抽吸，拔针后检查穿刺点有无出血，及时用棉球压迫止血，取出窥阴器	8		
评价	观察穿刺液色、质、量，如为血液，是否凝固，标本送检	5		
	整理衣被，安置舒适体位。记录，处理操作物品	5		
问答	1. 后穹隆穿刺的禁忌证有哪些？ 答：腹腔内严重粘连；可疑肠管与子宫后壁粘连；可疑恶性肿瘤；异位妊娠准备采用非手术治疗时应避免穿刺，以免引起感染。	5		
	2. 后穹隆穿刺的适应证有哪些？ 答：怀疑有腹腔内出血时，如宫外孕、黄体破裂等。疑盆腔内积脓时，可做穿刺抽液检查以了解积液性质；以及盆腔脓肿的穿刺引流及局部注射药物。彩超引导下行卵巢子宫内膜异位囊肿或输卵管妊娠部位注药治疗。彩超引导下经后穹隆穿刺取卵，用于各种助孕技术。	5		

（续表）

评估要素	评估内容	应得分	实际得分	扣分原因
	3. 若后穹窿穿刺抽出的液体为新鲜不凝固血液,考虑哪些妇科相关疾病? 答:异位妊娠、黄体破裂等伴有腹腔内出血的疾病。	5		
总分		100		

六、诊断性刮宫

评估要素	评估内容	应得分	实际得分	扣分原因
素质要求	着装规范整洁,戴医用口罩、帽子、手套,态度和蔼	5		
评估	核对患者信息、病史,排除手术禁忌证	2		
	告知实施手术的必要性、可能发生的风险和应对措施,获得知情同意	2		
备齐用品	一次性床垫、无菌手套、窥阴器、石蜡油棉球、消毒液、消毒棉球、标本瓶、器械包等	5		
安置体位	嘱患者排尿后,指导患者取膀胱截石位	5		
刮宫	洗手,戴无菌手套,整理器械	5		
	消毒外阴、阴道、铺巾,妇科检查了解子宫附件情况,用窥阴器充分暴露宫颈,消毒宫颈,宫颈钳钳夹宫颈前唇,消毒宫颈管口	20		
	置一块纱布于窥阴器后叶上,顶端达阴道后穹窿处	5		
	小刮匙自宫颈内口至外口顺序刮宫颈管一周,刮出物置于纱布上,取出纱布	8		
	*探针探明宫腔深度和方向,阴道后穹窿处再另置一块纱布,小刮匙进入宫腔,同一方向刮取子宫内膜,刮出物置于纱布上,取出纱布	10		
	将两次刮出的组织分别装瓶,固定,送病理检验	8		

（续表）

评估要素	评估内容	应得分	实际得分	扣分原因
评价	观察有无腹痛、阴道出血情况。术后根据病情给予抗生素防止感染。一般禁盆浴及性生活2周	5		
	整理衣被,安置舒适体位。记录,处理操作物品	5		
问答	1. 诊断性刮宫术的适应证是什么? 答:子宫异常出血或阴道排液,需证实或排除子宫内膜癌、宫颈管癌,或其他病变如流产、月经失调、子宫内膜炎等。	5		
	2. 分段诊刮为什么先刮宫颈管后刮宫腔? 答:这是为了防止宫颈组织和宫腔组织混杂在一起。	5		
	3. 诊断性刮宫的禁忌证有哪些? 答:阴道及盆腔感染;妊娠;近期子宫穿孔;宫腔过度狭小或宫颈过硬、难以扩张;患有严重内科疾病、难以耐受手术;血液病无后续治疗措施等。	5		
总分		100		

七、前庭大腺脓肿切开引流

评估要素	评估内容	应得分	实际得分	扣分原因
素质要求	着装规范整洁,戴医用口罩、帽子、手套,态度和蔼	5		
评估	核对患者信息、病史,排除手术禁忌证	2		
	告知实施手术的必要性、可能发生的风险和应对措施,获得知情同意	2		
备齐用品	一次性床垫、无菌手套、窥阴器、石蜡油棉球、消毒液、消毒棉球、1%利多卡因、含拭子细菌培养管、切开包等	5		
安置体位	嘱患者排尿,指导患者取膀胱截石位	5		
手术切开	洗手,戴无菌手套,整理器械	5		
	消毒外阴、阴道,铺巾	8		

（续表）

评估要素	评估内容	应得分	实际得分	扣分原因
	采用1%利多卡因局部浸润麻醉,可多点注射由浅入深局部麻醉	5		
	检查脓肿范围,确定切开点,选择脓肿表面波动最明显部分做纵行切口;手术刀切开小口,用刀尖反挑式切开脓腔,再用剪刀延长切口,长度近脓肿全长	15		
	无菌棉签取脓液	5		
	充分排挤脓液,生理盐水冲洗脓腔	13		
	有出血可纱布压迫止血或缝合止血。脓腔内放置纱布引流条,消毒纱布保护外阴	5		
评价	送检脓液细菌培养管,观察局部出血情况	5		
	整理衣被,安置舒适体位。记录,处理操作物品	5		
问答	1. 判断前庭大腺脓肿切开引流手术的标准是什么? 答:脓肿质软,有波动感,壁薄。	5		
	2. 前庭大腺脓肿手术如何选择切开点? 答:选择脓肿表面波动最明显部分做纵行切口,长度近脓肿全长。	5		
	3. 前庭大腺脓肿术后应使用什么药物坐浴? 答:可采用0.1%聚维酮碘液或1:5000高锰酸钾溶液或中药坐浴。	5		
总分		100		

八、宫颈息肉切除

评估要素	评估内容	应得分	实际得分	扣分原因
素质要求	着装规范整洁,戴医用口罩、帽子、手套,态度和蔼	5		
评估	核对患者信息、病史,排除手术禁忌证	2		
	告知实施手术的必要性、可能发生的风险和应对措施,获得知情同意	2		

（续表）

评估要素	评估内容	应得分	实际得分	扣分原因
备齐用品	一次性床垫、无菌手套、窥阴器、石蜡油棉球、消毒液、消毒棉球、棉签、弯盘、宫颈钳、血管钳、干棉球、标本瓶等	5		
安置体位	嘱患者排尿,指导患者取膀胱截石位	3		
息肉切除	洗手,戴无菌手套,整理器械,等待麻醉	5		
	消毒外阴、阴道,铺巾	5		
	用窥阴器充分暴露宫颈,用干棉球擦净宫颈黏液及分泌物	3		
	检查了解息肉的大小、蒂部粗细及附着部位	5		
	消毒宫颈,宫颈钳钳夹宫颈前唇	5		
	消毒宫颈管	5		
	用血管钳钳夹宫颈息肉蒂部,顺时针旋转至蒂部脱落,或用剪刀自息肉蒂部予以切除	10		
	若息肉较大,蒂部位于宫颈管内或附着部位较高,可先行宫颈扩张,暴露蒂根部,长血管钳或剪刀从根部摘取	10		
	若息肉根蒂部有出血者纱布填塞压迫止血或电凝止血,留取切除组织,常规病理学检查	10		
评价	观察患者有无腹痛、阴道出血等症状	5		
	整理衣被,安置舒适体位。记录,处理操作物品	5		
问答	1. 宫颈息肉切除术中压迫止血的纱布取出时间是几小时? 答:24h。 2. 宫颈息肉切除术一般是在月经周期中的哪个时段进行? 答:月经干净3~7天内施行为宜。 3. 宫颈息肉切除术后患者有哪些注意事项? 答:禁性生活及盆浴2周;出血多时随诊;切除1周后复诊看病理报告。	5 5 5		
总分		100		

九、早期妊娠终止

评估要素	评估内容	应得分	实际得分	扣分原因
素质要求	着装规范整洁,戴医用口罩、帽子,态度和蔼	5		
评估	核对患者信息、病史,排除手术禁忌证	2		
	告知实施手术的必要性、可能发生的风险和应对措施,获得知情同意	2		
备齐用品	一次性床垫、无菌手套、窥阴器、石蜡油棉球、消毒液、消毒棉球、标本瓶、人工流产包等	5		
安置体位	嘱患者排尿,指导患者取膀胱截石位。麻醉前禁食、禁水至少6h	3		
手术操作	穿清洁手术服,洗手,戴无菌手套,整理器械,等待麻醉	5		
	消毒外阴、阴道,铺巾	3		
	妇科双合诊复查子宫位置、大小及附件情况,更换无菌手套	5		
	用窥阴器充分暴露宫颈,消毒宫颈;宫颈钳钳夹宫颈前唇或后唇,消毒宫颈管2次	5		
	探测宫腔深度和方向,扩张宫颈	10		
	选择合适吸管,连接至负压吸引器上;夹闭吸管,体外测试压力	10		
	将吸管送入宫腔底部,遇到阻力略向后退,开动负压,负压一般控制在400~500mmHg,按顺时针方向吸宫腔1~2圈,紧贴宫壁上下移动,至感到宫壁粗糙、宫腔缩小,仅见少量血性泡沫,停止操作。夹闭吸管,取出吸管	10		
	用小号刮匙轻轻搔刮宫底及两侧宫角,检查宫腔是否吸净,必要时重新放入吸管,再次低压吸引宫腔1圈。测量术后宫腔深度,取下宫颈钳,用棉球擦拭宫颈及阴道血迹,取出窥阴器	10		
评价	检查吸出物有无绒毛膜胚胎组织且是否完整,送检,测量出血量	5		
	整理衣被,安置舒适体位。避孕知识健康宣教及术后注意事项。记录,处理操作物品	5		

（续表）

评估要素	评估内容	应得分	实际得分	扣分原因
问答	1. 早期妊娠终止的方法有哪些？ 答：早期妊娠终止的方法主要有人工流产术和药物流产2种。	5		
	2. 人工流产术适宜进行的时间是什么时候？ 答：人工流产术适宜妊娠10周以内。	5		
	3. 人工流产吸宫术的禁忌证有哪些？ 答：各种疾病的急性阶段；生殖器炎症，如阴道炎、急性或亚急性宫颈炎、急慢性盆腔炎、性传播疾病等未经治疗；全身健康状况不良不能耐受手术；术前2次体温在37.5℃以上暂缓手术。	5		
总分		100		

十、宫腔镜下通液

评估要素	评估内容	应得分	实际得分	扣分原因
素质要求	着装规范整洁，戴医用口罩、帽子、手套，态度和蔼	1		
评估	核对患者信息、病史，排除手术禁忌证	2		
	告知实施手术的必要性、可能发生的风险和应对措施，获得知情同意	2		
备齐用品	一次性床垫、无菌手套、窥阴器、石蜡油棉球、消毒液、消毒棉球、亚甲蓝溶液、一次性输卵管通液管、宫腔镜手术器械包等	5		
安置体位	嘱患者排尿，指导患者取膀胱截石位。月经干净3~7天施行为宜；麻醉前禁食、禁水至少6h	5		
手术操作	洗手，戴无菌手套，整理器械，等待麻醉	5		
	消毒外阴、阴道，铺巾	5		
	妇科检查了解子宫附件情况	5		

（续表）

评估要素	评估内容	应得分	实际得分	扣分原因
	窥阴器暴露宫颈,消毒宫颈;宫颈钳钳夹宫颈前唇,消毒宫颈管	5		
	探测宫腔深度和方向,扩张宫颈	5		
	打开光源及膨宫器,排空空气,缓慢置入宫腔镜	10		
	宫腔充盈,视野明亮后,全面观察宫腔	5		
	找到输卵管开口,向管口处插管	5		
	*助手用针筒向管内注射亚甲蓝溶液,观察有无反流及针筒的压力变化	10		
	缓慢退出镜体,观察宫颈内口及宫颈管,退出窥阴器	5		
评价	观察腹痛、阴道出血等症状;麻醉清醒至少1h后方可进食进水;术后2周内禁性生活及盆浴	5		
	整理衣被,安置舒适体位。记录,处理操作物品	5		
问答	1. 宫腔镜检查的适应证有哪些? 答:异常子宫出血、宫腔粘连的诊断;评价超声检查的异常宫腔回声及占位性病变;检查不明原因不孕的宫内因素;在直视下切除子宫内膜息肉、黏膜下子宫肌瘤、子宫纵隔、宫腔粘连分离、子宫内异物取出、宫内节育器的定位与取出。	5		
	2. 宫腔镜手术并发症有哪些? 答:宫腔镜检查常见并发症有宫颈损伤、子宫穿孔、继发性感染等,一般发生率较低;宫腔镜治疗常见并发症有下腹痛、出血、宫颈裂伤、子宫穿孔、感染,远期并发症有宫腔粘连、术后月经异常、反复腹痛等。少见且严重的并发症有空气栓塞、水中毒等。	5		
	3. 什么是宫腔镜手术中TURP综合征? 答:TURP综合征是指医源性水中毒,常由于手术时间长,术中血窦大量开放、膨宫压力过大、灌流液在短时间内大量快速被吸收导致。	5		
总分		100		

十一、宫颈环形电切术

评估要素	评估内容	应得分	实际得分	扣分原因
素质要求	着装规范整洁,戴医用口罩、帽子、手套,态度和蔼	5		
评估	核对患者信息、病史,排除手术禁忌证	2		
	告知实施手术的必要性、可能发生的风险和应对措施,获得知情同意	3		
备齐用品	一次性床垫、无菌手套、窥阴器、石蜡油棉球、棉签、带排烟管窥阴器、卵圆钳、宫颈钳、电刀、三角形刀头、环形刀头、标本瓶等	5		
安置体位	嘱患者排尿,指导患者取膀胱截石位。手术在月经干净后3~7天施行	5		
手术操作	洗手,戴无菌手套,整理器械,等待麻醉	5		
	消毒外阴、阴道,铺巾,用窥阴器充分暴露宫颈,消毒宫颈,宫颈钳钳夹宫颈前唇,消毒宫颈管	5		
	根据宫颈大小、形状、病变范围及程度选择合适大小的环形电极,于距宫颈管口外5~10mm宫颈表面处,或碘染不着色区边缘外2~3mm处沿顺时针旋转作环形切口,切除宫颈病变组织,丝线标记标本12点处,送检标本*	20		
	用锥形电极切除中央部位的组织包括部分颈管,用细小刮匙刮取子宫颈管内膜,并取出子宫颈管内残留组织,送检标本	10		
	创面局部电凝止血(电切功率40~60W,电凝功率20~40W)纱布压迫止血	10		
评价	观察腹痛、阴道出血等症状。嘱术后2周内禁性生活及盆浴	5		
	麻醉清醒至少1h后方可进食进水	5		
	整理衣被,安置舒适体位。记录,处理操作物品	5		
问答	1. 宫颈环形电切术的禁忌证是什么? 答:阴道、宫颈、子宫及盆腔有急性或亚急性炎症,有血液病等出血倾向。	5		

（续表）

评估要素	评估内容	应得分	实际得分	扣分原因
	2. 宫颈环形电切术的术中不良反应及并发症有哪些? 答:剧烈疼痛和出血,如切除宫颈锥体时不以颈管为中心,则极易造成向子宫直肠陷凹、阴道膀胱隔或宫颈旁组织内穿孔。	5		
	3. 宫颈环形电切术的术后并发症有哪些? 答:锥切后2周可有阴道排液、恶臭白带或血性白带。另有术后晚期出血、宫颈狭窄及宫颈功能不全等。	5		
总分		100		

十二、痛经穴位敷贴

评估要素	评估内容	应得分	实际得分	扣分原因
素质要求	着装规范整洁,戴医用口罩、帽子,态度和蔼	5		
评估	核对患者信息、病史,排除穴位、敷贴禁忌证	2		
	告知实施操作的必要性、可能发生的风险和应对措施,获得知情同意	3		
备齐用品	治疗盘、敷贴药物、纱布、胶布等	5		
安置体位	根据取穴,患者取仰卧位或俯卧位,松解衣物,充分暴露敷药部位	5		
定位取穴	子宫穴:脐下4寸,前正中线旁开3寸 气海穴:前正中线上,脐下1.5寸 关元穴:前正中线上,脐下3寸 天枢穴:在腹部脐旁2寸 八髎穴:背部第1~4骶后孔	30		
敷贴	根据病情取穴;将药饼准确敷在每个穴位上;用胶布固定,时间约4~6h,观察敷贴处皮肤情况,有无过敏或破溃;敷贴结束后取下药饼,清洁敷贴处皮肤,敷贴穴位注意保暖	25		

（续表）

评估要素	评估内容	应得分	实际得分	扣分原因
评价	观察局部皮肤情况,告知敷贴后注意事项	5		
	整理衣被,安置舒适体位。记录,处理操作物品	5		
问答	1. 适合敷贴的妇科病有哪些? 答:月经失调、盆腔炎性疾病后遗症、不孕症、痛经、子宫内膜异位症、子宫肌腺症、带下病等。	5		
	2. 敷贴部位出现水疱应如何处理? 答:需待皮肤愈合后再行治疗。小的水疱一般不必特殊处理,让其自然吸收;大的水疱应以消毒针具刺破,排尽疱内液体,涂以碘伏等消毒,覆盖消毒敷料防止感染。	5		
	3. 穴位敷贴的禁忌证有哪些? 答:孕妇,多数药物对孕期妇女可能不安全;对药物过敏者不宜敷贴,对橡皮膏过敏者换用其他方式固定;严重皮肤病如皮肤长疱、疖以及皮肤有破损或有皮疹者不宜敷贴;疾病发作期的患者,如急性咽喉炎、发热、黄疸、咯血、糖尿病血糖控制不良者不宜敷贴;热性疾病、阴虚火旺者及严重心肺疾病者禁用。	5		
总分		100		

十三、中药保留灌肠

评估要素	评估内容	应得分	实际得分	扣分原因
素质要求	着装规范整洁,戴医用口罩、帽子,态度和蔼	5		
评估	核对患者信息、病史,排除中药保留灌肠的禁忌证	2		
	告知操作的必要性、可能发生的风险和应对措施,获得知情同意	2		
备齐用品	中药灌肠液、灌肠器、治疗盘、弯盘、纱布、石蜡油棉球、血管钳、一次性臀垫、卫生纸、手套、输液架等	5		

（续表）

评估要素	评估内容	应得分	实际得分	扣分原因
安置体位	嘱患者排便,指导患者取左侧卧位,双膝屈曲,退裤至膝部,臀部移至床边	8		
灌肠	取温度适宜的去渣中药灌肠液倒入灌肠筒内,挂在输液架上,移至患者床边(液面距肛门30~40cm)	8		
	*弯盘置于臀沿,润滑肛管前端,排气,夹紧血管钳,分开臀部,将肛管插入肛门10~15cm	15		
	滴灌药液:松开血管钳,滴入药液通畅后,调节滴速为60~80滴/分	10		
	观察患者反应、药液滴入情况	5		
	药液滴完,用血管钳夹紧肛管,缓缓拔出,置于弯盘内,分离肛管,用卫生纸轻轻按压肛门	10		
	协助患者平卧、抬高臀部,尽可能长时间保留药液至排出	5		
评价	观察腹痛、排便情况	5		
	整理衣被,清洁。记录,处理操作物品	5		
问答	1. 中药保留灌肠的禁忌证有哪些? 答:肛门、直肠和结肠等手术后,或大便失禁、下消化道出血者,妊娠期妇女禁用灌肠治疗。	5		
	2. 中药保留灌肠的适宜灌肠液温度及用量是多少? 答:药液温度应保持在39~41℃,过低可使肠蠕动加强,腹痛加剧;过高则引起肠黏膜烫伤或肠管扩张,产生强烈便意,致使药液在肠道内停留时间短,吸收少;每次灌注量不超过200mL。	5		
	3. 中药保留灌肠的适用于哪些妇科疾病? 答:慢性盆腔炎、子宫内膜异位症、卵巢囊肿、输卵管积液及输卵管阻塞性不孕症等。	5		
总分		100		

第四章
儿科临床常用操作技术

一、小儿心肺复苏

评估要素	评估内容	应得分	实际得分	扣分原因
环境评估	环境评估:确认现场安全 物品准备:抢救物品均呈备用状态	5		
呼救	检查患儿反应并呼救:婴儿弹脚底,儿童拍肩膀,大声呼唤。如没有反应,大声呼救	10		
患儿评估	评估呼吸:观察胸口是否隆起,持续时间不超过10s 评估脉搏:婴儿,触摸肱动脉;儿童,触摸颈动脉	10		
复苏体位	仰卧于硬质平面;松解衣物	10		
心肺复苏	胸外按压: *手法选择:婴儿双指按压法或双拇指环绕法;儿童双掌按压法 按压质量(频率、按压深度)	10		
	开放气道: 判断颈部有无外伤,清除气道异物 开放气道(手法选择和完成质量)	10		
	人工呼吸: 隔离物品; 操作方法(完成质量)	10		
	*按压通气比	10		
操作后评估	每5个循环或每2min检查一次脉搏	5		
人文关怀	操作中体现人文关怀	5		
问答	1. 心肺复苏有效的指征是什么? 答:①可触及大动脉搏动;②自主呼吸恢复;③颜面、甲床、口唇、皮肤色泽较红润;④散大的瞳孔缩小,对光反射恢复;⑤肌张力增强或有不自主运动等。	5		

（续表）

评估要素	评估内容	应得分	实际得分	扣分原因
	2. 保证高质量按压的关键是什么？ 答：①至少下压1/3胸廓厚度，婴儿约4cm，儿童约5cm；②按压速率至少为100次/分；③保证每次按压后胸部回弹；④尽可能减少胸外按压的中断；⑤每2min更换一次按压人员。	5		
	3. 保证高质量通气的关键是什么？ 答：通气时观察胸廓抬举。如无胸廓抬举，应调整头颈部位置并加强密封性。避免过度通气。	5		
总分		100		

二、电击除颤

评估要素	评估内容	应得分	实际得分	扣分原因
素质要求	戴医用口罩、帽子	5		
准备	患儿取仰卧位	5		
	评估患儿病情状况、意识、心电图状况，确定除颤指征。明确适应证，排除禁忌证 确定有无起搏器置入史	5		
	检查仪器是否完好。准备导电膏或生理盐水纱布。抢救药物均呈备用状态	5		
	保持床单位、地面干燥	5		
电击除颤	暴露除颤部位，取下心电监护导联线	5		
	*确认非同步模式 *选择能量 均匀涂抹导电膏	15		
	*请周围无关人员离开，按下按钮开始充电	5		
	*准确放置电极板位置	5		

（续表）

评估要素	评估内容	应得分	实际得分	扣分原因
	电极板压力适当 完成放电	5		
	连接心电监护仪,观察心电图波形及局部皮肤情况	5		
操作后评估	评估除颤效果,判断是否重复除颤	5		
操作后处理	整理衣物,安排舒适体位 关闭除颤仪,清洁电极板 洗手,记录	10		
人文关怀	操作中体现人文关怀	5		
问答	1. 电击除颤的适应证包括哪些? 答:电击除颤非同步模式适用于心室颤动、心室扑动。同步的电复率适用于持续的心房颤动、心房扑动、室上性心动过速、室性心动过速等导致血流动力学严重恶化。	5		
	2. 电击除颤的禁忌证包括哪些? 答:电击除颤的禁忌证包括严重的电解质紊乱和酸碱平衡紊乱、缓慢心律失常及原发病未控制,除颤后不能维持者。	5		
	3. 电击除颤的并发症有哪些,操作时如何预防和观察? 答:电击除颤的并发症包括皮肤电灼伤、心肌损伤、心律失常、低血压、呼吸抑制、血栓脱落、急性肺水肿等。预防措施为操作前均匀涂抹导电膏,预防皮肤电灼伤、操作后连接心电监护仪,观察心电图波形及局部皮肤情况,并时刻观察患儿生命体征,一旦发现异常及时处理。	5		
总分		100		

三、小儿哮喘穴位敷贴(含定向透药)

评估要素	评估内容	应得分	实际得分	扣分原因
素质要求	戴医用口罩、帽子,洗手,必要时戴手套	5		
准备	根据操作内容选取俯卧位或俯伏坐位,松解衣物	2		
	核对患儿信息。向患儿及其家长解释敷贴的目的,获得知情同意	3		
	准备敷贴药物、仪器设备及治疗盘等	5		
	确保治疗室温度适宜,保护患儿隐私	5		
穴位定位	定喘定位	5		
	肺俞定位	5		
	膏肓定位	5		
敷贴	操作前观察皮肤情况	5		
	*穴位敷贴时将药丸放在透气敷料上,贴于穴位上,做好固定。每次敷贴时间为3~5h	5		
	*联合定向透药时将电极片用湿布包好,盖在药饼上,并用沙袋压紧	5		
	敷贴时观察患儿情况	5		
	联合定向透药每次治疗时间20min	5		
	敷贴结束后,揭去药物(和电极片)	5		
操作后处理	擦净局部皮肤,协助患儿着衣 洗手,记录 将废弃物品按不同颜色的垃圾袋弃置	15		
人文关怀	操作中体现人文关怀	5		
问答	1. 敷药后如何观察敷贴局部情况? 答:敷药后询问患儿有无出现麻木、温、热、痒、针刺、疼痛等感觉,一般为药物吸收的正常反应。如果感觉特别剧烈、达到难以忍受的程度,应及时取下药物,用温水冲洗局部。	5		

（续表）

评估要素	评估内容	应得分	实际得分	扣分原因
	2. 贴敷部位起水疱或破溃怎么处理？ 答：水疱应避免摩擦。小水疱无需特殊处理，可涂抹湿润烧伤膏以减轻不适感。大水疱可用消毒针管将疱内液体抽出，不去除疱皮，局部做消毒处理防止感染。破溃处可经消毒处理后用纱布包扎。水疱或破溃部位均应待皮肤愈后再贴敷。	5		
	3. 敷贴后有哪些注意事项？ 答：①继续观察患儿敷贴局部皮肤有无红肿、破损、起水疱等异常情况，如情况严重须就诊处理。②敷贴后当日应避免即刻洗澡及游泳。③敷贴期间禁食生冷、海鲜、辛辣刺激性食物。	5		
总分		100		

四、针 刺 四 缝

评估要素	评估内容	应得分	实际得分	扣分原因
素质要求	戴医用口罩、帽子，洗手	5		
准备	核对患儿信息。明确适应证，排除禁忌证。向患儿及其家长解释操作目的，获得知情同意	5		
	准备一次性采血针或三棱针、碘伏棉签或75%乙醇棉球等物品	5		
安置体位	根据操作内容选取合适的体位	5		
穴位定位	*四缝穴定位	5		
针刺四缝	*用碘伏棉签或75%乙醇棉球消毒患儿四缝穴处皮肤	10		
	*刺后用手挤压穴位周围，挤出少许黄白色黏液或血液	10		
	用干棉球或纱布压迫止血	5		
	告知家长针刺部位需压迫止血，保护伤口避免污染	10		

（续表）

评估要素	评估内容	应得分	实际得分	扣分原因
	观察患儿针刺后情况	5		
操作后处理	擦净局部皮肤,协助患儿着衣 洗手,记录 将使用过的针头放入锐器盒,将其他废弃物品按不同颜色的垃圾袋弃置	15		
人文关怀	操作中体现人文关怀	5		
问答	1. 针刺四缝术后如何预防术后感染? 答:针刺四缝穴后用干棉球或纱布压迫止血,并嘱患儿握紧。针刺后至少2h内不洗手,保持干燥,不接触污染物,以防止感染。	5		
	2. 针刺四缝局部感染如何处理? 答:立即在感染部位敷涂消毒药物。如感染严重,建议前往医院就诊,在医生指导下处理局部感染。	5		
	3. 针刺后晕针有何表现及如何处理? 答:晕针可表现为口唇发紫、面色苍白、反应迟钝、身软乏力、站立不稳、意识模糊等。如果患儿出现晕针可喂服温开水或者糖水,平躺休息,注意保暖,一般片刻即可缓解。	5		
总分		100		

五、物 理 降 温

评估要素	评估内容	应得分	实际得分	扣分原因
素质要求	戴医用口罩、帽子,洗手	5		
准备	核对患儿信息。明确适应证,排除禁忌证。向患儿及其家长解释操作目的,获得知情同意	5		
	患儿取卧位,松解衣物	5		
	准备脸盆、温水、毛巾2块等	5		

（续表）

评估要素	评估内容	应得分	实际得分	扣分原因
	保证室内温度适宜,保护患儿隐私	5		
物理降温	松解衣物,身下垫浴巾,冰袋置于头部	5		
	操作前观察皮肤情况,确认无红肿、破损等异常情况	5		
	*将浸有温水的小毛巾拧至半干呈手套式缠在手上擦拭,两条毛巾至干时交替使用	10		
	*擦拭顺序从上到下,以离心方向擦拭,避开禁忌部位	10		
	擦拭结束,用浴巾拭干皮肤	5		
	擦拭双侧,每侧各3min	5		
操作后处理	协助患儿着衣,安排舒适体位,清理用物 复测体温,洗手,记录	15		
人文关怀	操作中体现人文关怀	5		
问答	1. 物理降温擦拭有哪些禁忌部位? 答:患儿枕后、耳郭、心前区、腹部、阴囊及足底部位。	5		
	2. 为什么擦拭时要避开这些禁忌部位? 答:枕后、耳郭、阴囊处遇凉易引起冻伤。心前区遇冷可导致反射性的心率减慢、房室传导阻滞等。腹部遇冷可引起腹泻。足底遇冷可导致反射性的末梢血管收缩,影响散热。	5		
	3. 物理降温后如何指导家长? 答:在高热期间保证摄入足够的水分。采取正确的通风散热方法,避免捂盖。过30min后复测体温。	5		
总分		100		

六、雾 化 吸 入

评估要素	评估内容	应得分	实际得分	扣分原因
素质要求	戴医用口罩、帽子,洗手	5		

（续表）

评估要素	评估内容	应得分	实际得分	扣分原因
准备	核对患儿信息。明确适应证,排除禁忌证。向患儿及其家长解释雾化吸入的目的,获得知情同意	5		
	准备治疗盘、氧气雾化吸入装置、口含嘴或面罩、雾化药物等	5		
	患儿取坐位或半卧位	5		
雾化吸入	正确连接各装置,将药液加入雾化器	15		
	*打开并调节雾量(选择合适的流量),将面罩置于口鼻部	20		
	观察患儿情况	5		
	*治疗15~20min。结束后将面罩取下	15		
操作后处理	协助擦净患儿面部,并用清水漱口擦净局部皮肤,协助患儿着衣洗手,记录	5		
人文关怀	操作中体现人文关怀	5		
问答	1. 如果患儿不能适应雾化吸入治疗怎么办? 答:可先调低雾量,将面罩逐渐靠近患儿口鼻部,让患儿逐渐适应,再调大雾量。	5		
	2. 雾化吸入的常用药物有哪些? 答:第一类:糖皮质激素,常用药物为布地奈德。 第二类:支气管舒张剂,常用药物为速效的 β_2 受体激动剂,如特布他林。 第三类:抗胆碱能药物,常用药物为异丙托溴铵。 第四类:黏液溶解剂,常用药物为氨溴索、乙酰半胱氨酸。	5		
	3. 雾化吸入后为什么要漱口? 答:雾化后漱口可清除口腔和咽喉部沉积的药物,尽量避免局部或全身吸收药物出现不良反应。使用糖皮质激素雾化后漱口可避免真菌感染或口腔溃疡。漱口还可减轻雾化药物难闻的气味和不适的口感。	5		
总分		100		

第五章
骨伤科临床常用操作技术

一、腰椎间盘突出症主要特殊检查

评估要素	评估内容	应得分	实际得分	扣分原因
素质要求	着装规范整洁,戴医用口罩、帽子,态度和蔼	5		
评估	核对患者信息,详细了解病史	2		
	解释,消除其紧张情绪,患者或家属知情同意,告知注意事项,环境准备	3		
备齐用品	叩诊锤、直尺、量角尺、标记笔	5		
安置体位	患者仰卧位	5		
腰椎间盘突出症主要神经系统体检	*直腿抬高试验及加强试验	20		
	*股神经牵拉试验	20		
	屈颈试验	10		
	仰卧挺腹试验	10		
评估	做好记录,告知注意事项	5		
问答	1. 直腿抬高加强试验如何操作及有什么临床意义? 答:在直腿抬高试验阳性的基础上,将患者下肢直腿抬高角度降低5°~10°,检查者用一手固定此下肢保持膝伸直,另一手背伸患者踝关节,放射痛加重者为直腿抬高加强试验阳性,该试验用以鉴别是神经受压还是下肢肌肉等原因引起的抬腿疼痛。	5		
	2. 踇趾背伸肌力减退提示哪个神经根受累? 答:L_5神经根	5		
	3. 肌力分级的评定标准是什么? 答:0级:肌肉完全麻痹,无任何收缩;Ⅰ级:肌肉有轻微收缩,但不能带动关节活动;Ⅱ级:肌肉能在水平面带动关节活动,即不能对抗地心吸力;Ⅲ级:肌肉能对抗地心引力主动活动关节,但不能对抗阻力;Ⅳ级:能抗较大的阻力,但比正常弱;Ⅴ级:正常肌力。	5		
总分		100		

二、桡骨远端伸直型骨折手法复位

评估要素	评估内容	应得分	实际得分	扣分原因
素质要求	着装规范整洁,戴医用口罩、帽子,态度和蔼	5		
评估	核对患者信息,了解病史。解释即将进行桡骨远端伸直型骨折手法复位操作,消除紧张感,征得患者知情同意	3		
	检查骨折部位损伤情况,清洁皮肤。有伤口者应清创换药,无菌敷料覆盖	5		
备齐用品	5mL注射器、2%利多卡因、夹板(或石膏)、绷带、75%乙醇(碘伏或其他消毒剂)、棉纸、胶布等	5		
安置体位	患者取坐位,充分暴露患侧前臂	2		
手法复位	常规消毒术区皮肤	5		
	核对局部麻醉药名称及有效期(2%利多卡因注射液)	3		
	注射器抽取利多卡因,自骨折断端处刺入,回抽有血性液体后,注入利多卡因进行血肿内麻醉	10		
	助手握住前臂中上1/3处准备进行对抗牵引,术者一手握住患者拇指,另一手握住另外四指,运用自己的体重进行拔伸牵引	15		
	结合患者伸直型骨折向背侧及桡侧移位的特点,进行折顶、掌屈、尺偏,以纠正移位	10		
	夹板或石膏固定	2		
	前臂置于中立位,屈肘90°,悬吊于胸前	5		
评价	复查X线以判断复位后情况	5		
	注意皮肤颜色、感觉、温度情况。嘱患者抬高患肢,如出现肢体肿胀、发凉、麻木、发绀或苍白,以及局部持续性剧烈疼痛等表现,应及时就诊	5		
	整理衣物,安置舒适体位。记录,处理操作物品	5		
问答	1. 桡骨远端伸直型骨折的典型形态是什么? 答:腕关节从侧面看远端向背侧移位,呈"餐叉样"畸形;从正面看,远端向桡侧移位,呈"枪刺样"畸形。	5		

（续表）

评估要素	评估内容	应得分	实际得分	扣分原因
	2. 手法复位的注意事项是什么？ 答：应根据伤情选用相应的手法，遵循"子求母"的原则，操作时应做到及时、稳妥、准确、精巧。	5		
	3. 桡骨远端骨折复位固定时间大致需要多久？ 答：桡骨远端骨折临床愈合时间为4~6周，石膏或夹板固定4~6周可拆除。	5		
总分		100		

三、桡骨远端伸直型骨折夹板固定

评估要素	评估内容	应得分	实际得分	扣分原因
素质要求	着装规范整洁，清洁双手，戴医用口罩、帽子	5		
评估	核对患者信息，了解病史	3		
	解释，消除紧张感，患者或家属知情同意，告知注意事项，环境准备	5		
备齐用品	小夹板、扎带、绷带、棉垫、棉纸、胶布等	5		
体位	患者取坐位或仰卧位，前臂完全暴露	5		
夹板固定	骨折手法整复满意后，可进行固定；清洁所需固定肢体的皮肤，有伤口者应清创换药，无菌敷料覆盖；骨折或脱位者应手法整复满意后方可进行固定	5		
	在骨隆突处应加垫。选择合适的夹板	10		
	骨折远端背侧和近端掌侧分别放置一平垫	12		
	夹板上端达前臂中上1/3，桡、背侧夹板下超腕关节	15		
	捆扎扎带	10		
	患肢悬吊	5		

（续表）

评估要素	评估内容	应得分	实际得分	扣分原因
评估	抬高患肢;注意皮肤颜色、温度、感觉等情况;定期对扎带进行调整;定期拍片复查	5		
问答	1. 夹板固定的适应证是什么? 答:用于四肢闭合性骨折经手法整复成功者。股骨干骨折因肌肉发达收缩力大,须配合持续牵引;用于关节内及近关节内骨折经手法整复成功者;用于四肢开放性骨折,创面小或经处理闭合伤口者;用于陈旧性四肢骨折运用手法整复者。	5		
	2. 夹板固定的禁忌证是什么? 答:较严重的开放骨折;难以整复的关节内骨折和难以固定的骨折,如髌骨、股骨颈、骨盆骨折等;肿胀严重伴有水疱;伤肢远端脉搏微弱,末梢血运较差或伴有血管损伤。	5		
	3. 夹板固定的注意事项是什么? 答:①抬高患肢,以利肢体肿胀消退。②观察患肢的血运,特别在固定后3天内更应注意观察肢端皮肤色泽、温度、感觉、肿胀、动脉搏动及被动活动情况。如发现肢端肿胀、疼痛、发凉、麻木、活动障碍和脉搏减弱或消失等,应及时处理,不要误认为是骨折引起的疼痛,否则,肢体有发生缺血性肌挛缩,甚至坏疽的危险。③调整扎带的松紧度,一般在固定后4天内,因复位的继发性损伤,部分浅静脉回流受阻,局部损伤性反应等,夹板内压力有上升趋势,应将布带及时放松一些;以后随着肿胀消退,夹板内压力日趋下降,扎带会变松,应及时调整。2周后夹板内压力趋向平稳。④定期作X线检查,了解骨折是否再移位。特别在固定后2周内要勤于复查,如再发生移位,应及时重新复位和固定。	5		
总分		100		

四、踝关节膏药外敷及绷带固定

评估要素	评估内容	应得分	实际得分	扣分原因
素质要求	着装规范整洁,戴医用口罩、帽子,态度和蔼	5		
评估	核对患者信息,了解病史。解释即将进行的踝关节膏药外敷及绷带固定操作,取得患者知情同意	3		
	检查骨折部位损伤情况,清洁皮肤	2		
安置体位	患者取坐位,充分暴露足踝,踝关节呈90°中立位	5		
敷药及绑带固定	取膏药敷贴于损伤肿痛部位,用胶带固定	15		
	绷带自上向下缠绕,在踝关节处进行"8"字缠绕	15		
	每一圈与前一圈重叠1/3~1/2	5		
	绷带平整均匀,反折部分不可压在伤口或骨隆突处	5		
	包扎完成后再环绕2周以胶布固定,或撕开绷带打结,打结应在肢体外侧,不可在伤口或骨隆突处	5		
	趾端尽可能外露,以便观察肢体末梢血液循环情况	10		
评价	抬高患肢,注意皮肤颜色、温度、感觉情况,定期对绷带进行调整	5		
	如出现肢体肿胀、发凉、麻木、发绀或苍白及局部持续性剧烈疼痛等表现,应及时就诊	5		
	整理衣被,安置好舒适体位。记录,处理操作物品	5		
问答	1. 常用绷带固定方式有哪些? 答:有环形包扎、螺旋包扎、螺旋反折包扎、蛇形包扎、"8"字包扎等。	5		
	2. "8"字包扎运用于什么部位? 答:多用于肩关节、腕关节、肘关节、膝关节、踝关节等部位。	5		
	3. 包扎后应注意什么? 答:包扎后、手指脚趾无创伤时应暴露在外,以观察血液循环情况,如疼痛、水肿、发绀等。	5		
总分		100		

五、锁骨骨折复位及"8"字固定

评估要素	评估内容	应得分	实际得分	扣分原因
素质要求	着装规范整洁,戴医用口罩、帽子,态度和蔼	5		
评估	核对患者信息,了解病史	2		
	解释,消除紧张,患者或家属知情同意,告知注意事项,环境准备	2		
备齐用品	绷带、棉垫、胶布等	4		
体位	患者取坐位,胸部以上及双肩完全暴露,且抬头挺胸,双手叉腰,双肩外展	5		
骨折复位	检查锁骨骨折部位、皮肤情况	5		
	有伤口者应清创换药,无菌敷料覆盖	5		
	*操作者双手触按骨折断端,手法矫正复位,骨折手法整复满意后方可进行"8"字绷带固定	10		
	*在骨折近端处应加垫。双侧腋窝应加垫	6		
"8"字绷带固定	*按"背部—患肩—腋下—背部—健肩—腋下—背部"的顺序完成"8"字绷带包扎	10		
	绷带包绕8~12层	3		
	绷带在骨折部位的垫子处固定时要稍加压力	3		
	"8"字绷带末端用胶布固定	5		
评估	检查绷带松紧度,测患者双侧桡动脉搏动力度,询问患者双上肢是否有麻木感	5		
	注意双上肢是否有麻木;注意双手皮肤颜色、温度、力量等的变化;定期复查,对包扎松紧进行调整	10		
人文关怀	体现在操作过程中	5		
问答	1. 锁骨骨折有哪些常见类型? 答:(1)按照暴力类型分:①直接暴力:较少见,暴力从前方或上方作用于锁骨,发生横断或粉碎骨折。②间接暴力:较多见,跌倒时手掌、肘部或肩部着地,传导暴力冲击锁骨发生骨折,多为横断或短斜骨折。	5		

（续表）

评估要素	评估内容	应得分	实际得分	扣分原因
	（2）按照骨折部位分（Allman分型）：Ⅰ型为锁骨中1/3骨折：此型最多见，约占62%，多为间接暴力，骨折近端因胸锁乳突肌牵拉而向后上方移位，骨折远端因为肢体重量、作用于胸大肌、胸小肌及肩胛下肌的牵拉，向前下方移位。Ⅱ型为外1/3骨折：此型约占34.9%，多为直接暴力引起，由于上肢的重量和暴力的作用，使骨折远端向下前方移位。此类型可伴有喙锁韧带断裂。Ⅲ型为内1/3骨折：此型约占3.1%，多为直接暴力引起，因胸锁乳突肌及肋锁韧带的作用，骨折端很少移位。 2. 锁骨骨折有什么治疗方法？ 答：（1）儿童的青枝骨折及成人的无移位骨折，可仅用三角巾悬吊患肢3~6周即可开始活动。 （2）有移位的中段骨折，采用手法复位，横"8"字绷带固定。配合练功活动和药物治疗，如口服中药，初期宜用活血化瘀、消肿止痛药物，中期宜接骨续筋，后期宜养气血、补肝肾、壮筋骨。 （3）如有以下情况，可考虑手术治疗：①患者不能耐受"8"字绷带固定的痛苦；②复位后再移位，影响外观；③合并神经、血管损伤；④开放性骨折；⑤陈旧骨折不愈合；⑥锁骨外1/3骨折合并喙锁韧带断裂。根据骨折部位、骨折类型及移位情况选择钢板、螺钉或克氏针固定。	5		
	3. 骨折复位及"8"字绷带固定的注意事项有哪些？ 答：骨折部位是否有皮肤破损，如有破损则需要消毒包扎。患者疼痛较重的，需要在骨折断端注射局部麻醉药物。双手触诊骨折断端，了解骨折移位情况，复位较难的，可请助手在患者背后帮助双肩外展，使骨折断端牵开，便于复位。复位后行"8"字绷带固定，注意松紧适度，过松不能有效固定，容易造成断端移位，过紧则容易引起血管、神经压迫，产生不良后果。固定后1~2周定期检查。如果绷带变松，需要重新包扎；X线检查，了解骨折是否再移位，如再发生移位，应及时重新复位和固定。	5		
总分		100		

六、胫骨结节骨牵引术

评估要素	评估内容	应得分	实际得分	扣分原因
素质要求	着装规范整洁,戴医用口罩、帽子,态度和蔼;适当暴露前臂	5		
评估	核对患者信息,了解病史	2		
	解释,消除紧张,患者或家属知情同意,告知注意事项,环境准备	2		
备齐用品	骨牵引器械包、4.0斯氏针、钢锤、无菌纱布、无菌手套、麻醉药品、注射器、消毒液、牵引弓、牵引绳、秤砣、安瓿瓶、胶布、记号笔、布朗架	3		
体位	仰卧位,充分暴露伤口(备皮)及邻近部位。评估患者全身情况及一般状态;评估局部肿胀情况,判断肢端感觉、运动及血供情况;询问过敏史	5		
定位	确定胫骨结节位置穿刺点将小腿外侧皮肤稍向近端推移,胫骨结节下后2cm处,用记号笔作体外标记	10		
操作	充分暴露操作侧肢体(自腹股沟至足尖)	5		
	操作侧肢体置于布朗架或下肢垫上,下垫清洁棉垫或无纺布	5		
	进针点周围20cm范围消毒、戴无菌手套、铺巾	5		
	局部浸润麻醉,维持皮肤稍向近端推移,在进针点皮下浸润成橘皮样,然后直达骨膜,在骨膜下进针点及四周作浸润麻醉;在对应的出针点作相应麻醉	10		
	*用尖刀片在进针点刺开皮肤,将斯氏针由外向内垂直胫骨轴线水平刺入直达骨面,助手固定肢体作对抗,用钢锤敲击穿出至顶于对侧皮下,用尖刀片在对侧皮肤刺开皮肤,继续敲击斯氏针穿出皮肤,至两侧对称	10		
	两边针孔用无菌纱布缠绕并用胶布固定,套上牵引弓,两端用安瓿瓶保护,用牵引绳连接秤砣,牵引重量为患者体重的1/10~1/7	10		
	检查肢体与牵引绳力线,使牵引绳方向与大腿轴线一致;检查操作侧肢体末梢感觉运动及血供	5		

（续表）

评估要素	评估内容	应得分	实际得分	扣分原因
操作后处理	安置患者,告知患者及家属固定后注意事项;物品复原整理,污物的处理	3		
评估	整个操作过程表现文人关怀;操作规范熟练,在规定时间内完成	5		
问答	1. 胫骨结节骨牵引术的适应证是什么? 答:主要适用于不稳定的骨盆骨折、骶髂关节脱位、不适宜手术老年髋部骨折、髋关节中心型脱位、股骨干骨折、有严重软组织损伤的股骨干骨折、陈旧性髋部骨折、髋关节发育不良术前准备等。	5		
	2. 胫骨结节骨牵引术操作后的注意事项有哪些? 答:胫骨结节骨牵引首先要注意的就是牵引的重量,为患者体重的 1/10~1/7,但是具体以患者耐受程度为主,同时也要结合骨折的移位严重程度,如果骨折移位大、成角比较多的话,那么可能牵引重量稍微要增加一点,其次就是要注意这个两边伤口护理,防止感染。每隔2~3天就要换药,一定要保持纱布的干净,同时要注意克氏针两边比较锐利,要防止刺伤等。同时也要观察肢体的血运,如果牵引过重的话,可能会影响血液循环,另外,要适当加强踝关节的背伸活动,以利于肿胀的消除。	5		
	3. 胫骨结节骨牵引术的进针点选择和方向是什么? 答:胫骨结节牵引进针点为胫骨结节两侧旁开约2cm,分别为进、出针点,其中外侧为进针点,以防损伤腓总神经,垂直于胫骨纵轴从胫骨结节内侧出针。	5		
总分		100		

七、下肢皮肤牵引

评估要素	评估内容	应得分	实际得分	扣分原因
素质要求	着装规范整洁,戴医用口罩、帽子,态度和蔼	5		

（续表）

评估要素	评估内容	应得分	实际得分	扣分原因
评估	核对患者信息,了解病史	2		
	解释,消除紧张,患者或家属知情同意,告知注意事项,环境准备	2		
备齐用品	安息香酸酊、备皮刀、绷带、长胶布、剪刀、牵引绳、扩张板、纱布、棉垫、牵引架、秤砣(小于5kg)	2		
体位	仰卧位、剃除体毛、涂抹安息香酸酊	2		
操作流程	按患者肢体粗细和长度,将胶布剪成合适宽度,两端按三等分或两等分剪成(撕成)叉条状	5		
	将扩张板粘于胶布中央,并在扩张板中央处钻孔,穿入牵引绳,于扩张板内侧打结,防止牵引绳脱落	5		
	在助手协助下,骨突处放置纱布	5		
	*术者先持胶布一端平整贴于大腿或小腿外侧,并使扩张板与足底保持两横指距离,然后将胶布的另一端平整贴于内侧,注意两端长度相一致,保证扩张板不会倾斜	15		
	*腘窝、跟腱处用棉垫保护,用绷带缠绕下肢(勿过紧,以防影响血液循环),将胶布平整的固定于肢体上	10		
	根据骨折对位要求调整位置及牵引方向	10		
评估	及时注意检查牵引重量是否合适,太轻不起作用,过重胶布容易滑脱或引起皮肤水疱	5		
	注意有无皮炎发生,特别是小儿皮肤柔嫩,对胶布反应大,若有不良反应,应及时停止牵引	5		
	注意胶布和绷带是否脱落,滑脱者应及时更换	3		
	特别注意检查患肢血运及足趾活动情况	4		
	牵引时间4~6周	5		
问答	1. 皮肤牵引有哪些适应证? 答:皮肤牵引主要适用于治疗老年人、儿童的骨折,成人的下肢骨骼牵引的辅助治疗等。	5		

（续表）

评估要素	评估内容	应得分	实际得分	扣分原因
	2. 皮肤牵引有何禁忌证？ 答：禁忌证主要包括局部皮肤受损，对于胶布或塑料过敏者或者局部皮肤感染者；血循环受累，如静脉曲张、慢性溃疡、皮炎、血管硬化或其他血管病症，还有骨折重叠移位较多，需要重力牵引，方能矫正畸形。	5		
	3. 皮肤牵引的牵引重量范围和牵引时间为多少？ 答：牵引重量一般不得超过5kg，牵引力过大易损伤皮肤、引起水泡，妨碍继续牵引。牵引时间为3~4周。	5		
总分		100		

八、膝关节腔穿刺术

评估要素	评估内容	应得分	实际得分	扣分原因
素质要求	着装规范整洁，戴医用口罩、帽子，态度和蔼	5		
评估	核对患者信息，了解病史	2		
	解释，消除紧张，患者或家属知情同意，告知注意事项，环境准备	2		
备齐用品	穿刺包（包括消毒孔巾、弯盘、消毒纱布等）、18~20号穿刺针及20mL注射器、无菌手套、无菌试管、弯盘、局部麻醉药、消毒液、油性画笔、棉签、胶布	3		
体位	仰卧位	2		
定位	确定穿刺点并标记，髌骨周边井字形	4		
穿刺	患者取仰卧位，暴露患侧膝关节	7		
	*选择合适穿刺点并进行标记	10		
	局部严格消毒，戴无菌手套，铺无菌巾	5		
	局部麻醉	5		

（续表）

评估要素	评估内容	应得分	实际得分	扣分原因
	*沿麻醉路径进行关节腔穿刺,进入关节腔后,进行抽液或注药等操作	10		
操作后处理	拔针后按压,再次消毒穿刺点	5		
	覆盖纱布,胶布固定,如大量穿刺抽液,需适当加压包扎固定	5		
	交代术后注意事项,废弃物处理并记录	5		
评估	操作的熟练程度,人文关怀	5		
	无菌观念	10		
问答	1. 膝关节腔穿刺术的适应证有哪些? 答:(1)膝关节腔内积液,须行穿刺抽液检查或引流,或注射药物进行治疗。(2)关节腔内注入空气或造影剂,行关节造影检查,以了解关节软骨或骨端的变化。	5		
	2. 膝关节腔穿刺术的禁忌证有哪些? 答:(1)穿刺部位局部皮肤有破溃、严重皮疹或感染者。(2)严重凝血机制障碍,如血友病患者等。	5		
	3. 膝关节穿刺术注意事项有哪些? 答:①操作时应严格遵守无菌原则,术者戴医用帽子、口罩及无菌手套,穿刺器械及手术操作均需严格消毒,以防发生继发感染。②动作要轻柔,避免损伤关节软骨。③如关节腔积液过多,于抽吸后应适当加压固定包扎。④应边抽吸边进针,注意有无新鲜血液,如有,说明刺入血管,应将穿刺针退出少许,改变方向后再继续进针。	5		
总分		100		

九、右小腿骨折（脱位）后管形石膏固定

评估要素	评估内容	应得分	实际得分	扣分原因
素质要求	着装规范整洁,戴医用口罩、帽子,态度和蔼	5		

（续表）

评估要素	评估内容	应得分	实际得分	扣分原因
评估	核对患者信息,向患者解释操作的目的,消除紧张感	2		
备齐用品	准备石膏、水桶或水盆、纱布、绷带、棉纸、胶布等物品	4		
	在骨隆突处应加厚 可制作石膏托予以加固	4		
体位	患者取坐位或仰卧位,右小腿完全暴露	5		
石膏固定	骨折脱位整复满意后,可进行固定。检查患者施术部位皮肤情况,清洁所需固定肢体皮肤,有伤口者应清创换药,无菌敷料覆盖	5		
	用水桶或面盆盛以温水	5		
	将石膏绷带轻轻平放入桶内,使其完全浸透 *卷内气泡全部排出后,双手握石膏绷带卷两端,缓缓与水面平行取出 用双手向石膏绷带卷中央轻轻对挤,挤去多余水分	10		
	*将石膏绷带自上而下,围绕小腿均匀滚动,直至右脚趾 *绷带边相互重叠1/3,不可反折 *缠绕绷带时,应逐层用手掌进行抚摸,促使各层紧密接触 其间可放置石膏托后,继续缠绕石膏绷带	15		
石膏标记	石膏包扎完毕后,进行塑形;将脚趾外露,以便观察血运、知觉和活动能力	10		
	在石膏未变硬定形之前不宜改变体位	5		
	石膏定形后应在石膏上注明石膏外固定的日期	5		
评价	嘱患者:①抬高患肢;②注意皮肤颜色、温度、感觉等情况;③如出现肢体肿胀、发凉、麻木、青紫或苍白以及局部持续性的剧烈疼痛等表现,应及时就诊	5		
人文关怀	体现在操作过程中	5		

评估要素	评估内容	应得分	实际得分	扣分原因
问答	1. 石膏固定的厚度是多少？ 答：整个石膏固定的厚度，以不致折裂为原则。一般上肢为8~12层，下肢为12~16层。	5		
	2. 石膏固定的禁忌证有哪些？ 答：开放性损伤尤其伴有厌氧菌感染者；全身情况不稳定、严重脏器疾病者；肿胀进行性加重者。	5		
	3. 石膏固定后如何进行畸形矫正？ 答：对有轻度成角畸形时，可在其凹面横行切断石膏周径的2/3，将肢体的远侧端向凸面方向矫正，即可纠正成角畸形，后用木块或石膏绷带条填塞至裂隙中，再以石膏绷带固定。	5		
总分		100		

第六章
针灸科临床常用操作技术

一、毫针刺法

评估要素	评估内容	应得分	实际得分	扣分原因
素质要求	着装规范整洁,戴医用口罩、帽子,态度和蔼	5		
评估及告知	核对患者信息,了解病史、心理、认知、合作程度等,排除禁忌证	2		
	充分告知患者或家属操作注意事项,患者或家属知情同意,解释以消除患者紧张感	3		
	环境安静,注意保护患者隐私,注意保暖	2		
备齐用品	一次性使用无菌针灸针、75%乙醇(或医用碘伏)、无菌干棉球、一次性弯盘、镊子等(根据患者体质、胖瘦及腧穴选择针具规格)	4		
体位	根据患者病情选取相应体位,如坐位、仰卧位、俯卧位等,松解衣物,暴露治疗部位	4		
取穴	根据疾病确定治疗腧穴	4		
消毒	用镊子夹取75%乙醇(或医用碘伏)棉球在腧穴部位的中心向四周旋转涂擦消毒;医生手消毒	5		
针刺操作*	进针:(根据穴位选择合适进针手法)双手进针法:用左手(押手)拇指或示指指端切按在腧穴位置上,右手(刺手)持针,紧靠左手指甲边缘将针垂直刺入腧穴	15		
	行针:毫针刺入腧穴后,可根据情况采用行针基本手法(提插或捻转)或行针辅助手法(循、弹、刮、摇、飞、震颤法)促进得气,或调节针感强弱	10		
	留针:询问患者反应,留针10~20min,留针过程中可间歇性行针,其间嘱患者勿移动体位,以免滞针、弯针	10		
	出针:以左手拇指、示指持消毒干棉球轻轻压于针刺部位,右手持针做轻微的小幅度捻转,并随势将针缓慢提至皮下,静留片刻,然后出针。出针后用棉球轻压针孔片刻,以防出血或针孔疼痛	10		

（续表）

评估要素	评估内容	应得分	实际得分	扣分原因
	操作熟练程度	6		
评价	询问患者针刺部位有无不适感,注意有无晕针延迟反应现象,观察针刺点有无出血、血肿,核对针数,确保无漏拔针	4		
	告知针刺后注意事项	3		
	记录操作情况,处理医废及整理衣被,保持环境整洁	3		
问答	1. 进针法有哪些? 答:单手进针法(插入法、捻入法),双手进针法(指切、夹持、舒张、提捏进针法),针管进针法。	3		
	2. 针刺异常情况有哪些? 答:晕针、滞针、弯针、断针、血肿、针后异常感、气胸、刺伤神经系统、刺伤内脏。	3		
	3. 毫针补泻手法有哪些? 答:单式补泻(捻转补泻、提插补泻、徐疾补泻、迎随补泻、呼吸补泻、开阖补泻、平补平泻),复式补泻(烧山火、透天凉)。	4		
总分		100		

二、电针疗法

评估要素	评估内容	应得分	实际得分	扣分原因
素质要求	着装规范整洁,戴医用口罩、帽子,态度和蔼	5		
评估及告知	核对患者信息,了解病史、心理、认知、合作程度等,排除禁忌证	2		
	充分告知患者或家属操作注意事项,患者或家属知情同意,解释,消除患者紧张感	3		
	环境安静,注意保护患者隐私,注意保暖	2		

（续表）

评估要素	评估内容	应得分	实际得分	扣分原因
备齐用品	一次性使用无菌针灸针、电针仪、75%乙醇（或医用碘伏）、无菌干棉球（或消毒棉签）、一次性弯盘、镊子等。（根据患者体质、胖瘦及腧穴选择针具规格）	4		
体位	根据患者病情选取相应体位，如坐位、仰卧位、俯卧位等，松解衣物，暴露治疗部位	4		
取穴	根据疾病确定治疗腧穴	4		
消毒	用镊子夹取75%乙醇（或医用碘伏）棉球在腧穴部位的中心向四周旋转涂擦消毒；医生手消毒	5		
电针操作*	检查：电针仪输出旋钮是否调节归零及连接电源	5		
	接电极：毫针针刺常规操作得气后，选择接电针的主穴及配穴，将每对输出电极的导线夹分别夹在同侧肢体的两根毫针的针柄上。通常主穴接负极，配穴接正极	10		
	通电：开启电源开关，选择合适的刺激参数（波形、频率等），从"0"位开始逐渐加大电流强度，以患者能耐受为度，避免突然加大电流强度给患者造成强烈刺激	10		
	留针：询问患者反应，患者会出现酸、麻、胀等感觉，或局部肌肉抽动，通电时间15~20min，电针期间嘱患者勿移动体位，以免电极或毫针脱落	10		
	出针：治疗结束后，先将各个旋钮转至"0"位，关闭电源开关，取下电极导线夹，然后以左手拇指、示指持消毒干棉球轻轻压于针刺部位，右手持针做轻微的小幅度捻转，并随势将针缓慢提至皮下，静留片刻，然后出针。出针后用棉球轻压针孔片刻	10		
	操作熟练程度	6		
评价	询问患者针刺部位有无不适感，注意有无晕针延迟反应现象，观察针刺点有无出血、血肿，核对针数是否遗漏	3		
	告知电针治疗后注意事项	3		
	记录操作情况，处理医疗废物及整理衣被，保持环境整洁	4		

（续表）

评估要素	评估内容	应得分	实际得分	扣分原因
问答	1.电针的刺激参数包括哪些？ 答：波形(疏密波、断续波、连续波)、频率、强度、时间。	3		
	2. 对于临床慢性疼痛、急性疼痛电针通常选用什么波形？频率通常选多少？ 答：频率低于30Hz的连续波一般称为疏波,临床运用疏波时多采用10Hz以下的连续波,用于治疗慢性疼痛。频率高于30Hz的连续波一般称为密波,但临床运用密波时多采用50Hz以上的连续波,用于治疗急性疼痛。	4		
	3. 电针的正、负两极如何接主、配穴？ 答：通常主穴接负极,配穴接正极。	3		
总分		100		

三、三棱针疗法

评估要素	评估内容	应得分	实际得分	扣分原因
素质要求	着装规范整洁,戴医用口罩、帽子,态度和蔼	5		
评估及告知	核对患者信息,了解病史、心理、认知、合作程度等,排除禁忌证	3		
	充分告知患者或家属操作注意事项,患者或家属知情同意,解释以消除患者紧张感	3		
	环境安静,注意保护患者隐私,注意保暖	2		
备齐用品	无菌三棱针、75%乙醇(或医用碘伏)、无菌手套、无菌干棉球(或消毒棉签)、一次性弯盘、镊子等	4		
体位	根据患者病情选取相应体位,如坐位、仰卧位、俯卧位等,松解衣物,暴露治疗部位	3		
取穴	根据疾病确定治疗腧穴	4		

评估要素	评估内容		应得分	实际得分	扣分原因
消毒	用镊子夹取75%乙醇(或医用碘伏)棉球在腧穴部位消毒,应从腧穴部位的中心向四周旋转涂擦消毒。医生手消毒,戴无菌手套		5		
三棱针操作*	可先在针刺部位及其周围轻轻地推、揉、挤、捋,使局部充血		10		
	术者用一手固定点刺部位,另一手持针,露出针尖3~5mm,对准点刺部位快速刺入,迅速出针。一般刺入2~3mm		15		
	轻轻挤压针孔周围,使之适量出血或出黏液		10		
	用无菌干棉球按压针孔		10		
	操作熟练程度		6		
评价	询问患者针刺部位有无不适感,注意有无晕针延迟反应现象,观察针刺点有无出血、血肿		4		
	告知针刺后注意事项		3		
	记录操作情况,处理医疗废物及整理衣被,保持环境整洁		3		
问答	1. 三棱针的操作方法有哪几种? 答:点刺法、散刺法、刺络法、挑刺法。		3		
	2. 三棱针刺法有哪些适用范围? 答:多用于急症,如昏厥、高热、卒中闭证、急性咽喉肿痛等;某些慢性病也可应用,如顽癣、扭挫伤、头痛、肩周炎、丹毒、指(趾)麻木等。		4		
	3. 点刺法主要用于哪些部位? 答:多用于指(趾)末端、面部、耳部的穴位,如十宣、十二井穴等。		3		
总分			100		

四、皮肤针疗法

评估要素	评估内容	应得分	实际得分	扣分原因
素质要求	着装规范整洁,戴医用口罩、帽子,态度和蔼	5		
评估及告知	核对患者信息,了解病史、心理、认知、合作程度等,排除禁忌证	2		
	充分告知患者或家属操作注意事项,患者或家属知情同意,解释以消除患者紧张感	3		
	环境准备,注意保护患者隐私,注意保暖	2		
备齐用品	一次性使用无菌皮肤针、75% 乙醇(或医用碘伏)、无菌干棉球(或消毒棉签)、一次性弯盘、镊子、无菌手套等	4		
体位	根据患者病情选取相应体位,如坐位、仰卧位、俯卧位等,松解衣物,暴露治疗部位	4		
取穴	根据疾病确定治疗腧穴	4		
消毒	腧穴定位后,用镊子夹取75% 乙醇(或医用碘伏)棉球在腧穴部位的中心向四周旋转涂擦消毒;医生手消毒,戴无菌手套	5		
皮肤针操作*	检查:一次性针头与针柄连接处是否松动,针尖有无弯曲带钩等情况	10		
	持针:硬柄皮肤针持针式:用拇指和中指夹持针柄两侧,示指置于针柄中段上面,环指和小指将针柄末端固定于大小鱼际之间。软柄皮肤针持针式:将针柄末端置于掌心,拇指居上,示指在下,中指、环指、小指呈握拳状固定在针柄末端	10		
	叩刺:叩刺时,主要运用腕力,要求针尖垂直叩击皮肤,并立即弹起,如此反复操作	15		
	擦拭:叩刺结束后,用无菌干棉球或消毒棉签擦拭	10		
	操作熟练程度	6		
评价	询问患者叩刺部位有无不适感,注意有无晕针延迟反应现象,观察叩刺点有无出血、血肿	4		
	告知针刺后注意事项	3		

(续表)

评估要素	评估内容	应得分	实际得分	扣分原因
	记录操作情况,处理医疗废物及整理衣被,保持环境整洁	3		
问答	1. 皮肤针疗法的常见临床适应证有哪些? 答:疼痛类疾病:头痛、带状疱疹等;消化系统疾病:呃逆、胃脘痛等;呼吸系统疾病:鼻塞、哮喘等;泌尿生殖系统疾病:遗尿、遗精等;其他:斑秃、荨麻疹、肌肤麻木等。	3		
	2. 皮肤针的叩刺部位有哪几种? 答:循经叩刺、穴位叩刺、局部叩刺。	3		
	3. 如何掌握皮肤针法的三种刺激强度? 答:(1) 弱刺激　用较轻的腕力进行叩刺,针尖垂直叩打皮肤后立即弹起,针尖接触皮肤时间短。以局部皮肤略见潮红为度。			
	(2) 中等刺激　用中等的腕力进行叩刺,使针尖垂直叩打在皮肤上,针尖接触皮肤时间略长,立即弹起。以局部皮肤明显潮红,微有渗血为度。	4		
	(3) 强刺激　用中重腕力进行叩刺,使针尖垂直叩打在皮肤上,针尖接触皮肤时间长,再弹起。以局部皮肤明显潮红、出血为度。			
总分		100		

五、水 针 疗 法

评估要素	评估内容	应得分	实际得分	扣分原因
素质要求	着装规范整洁,戴医用口罩、帽子,态度和蔼	5		
评估及告知	核对患者信息,了解病史、心理、认知、合作程度等,排除禁忌证	2		
	充分告知患者或家属操作注意事项,患者或家属知情同意,解释以消除患者紧张感	3		

（续表）

评估要素	评估内容	应得分	实际得分	扣分原因
	环境安静,注意保护患者隐私,注意保暖	2		
备齐用品	一次性无菌注射器、药物、75%乙醇（或医用碘伏）、无菌干棉球（或消毒棉签）、一次性弯盘、砂轮、镊子等。（根据患者体质、胖瘦及腧穴选择注射器规格）	4		
体位	根据患者病情选取相应体位,如坐位、仰卧位、俯卧位等,松解衣物,暴露治疗部位	4		
取穴	根据疾病确定治疗腧穴	4		
消毒	腧穴定位后,用镊子夹取75%乙醇（或医用碘伏）棉球在腧穴部位的中心向四周旋转涂擦消毒;医生手消毒	5		
水针操作*	备药:根据药物、病情、穴位,抽取0.1~2mL药液,排出注射器内多余空气	10		
	进针:一手持注射器,另一手拇、示（中）指绷紧局部皮肤,垂直进针,注意进针角度、深度	15		
	推药:上下提插得气后,回抽无血,注入药液,注意注射速度	10		
	拔针:迅速拔针,用无菌干棉球按压针孔片刻	10		
	操作熟练程度	6		
评价	询问患者注射部位有无不适感,注意有无药物过敏及晕针延迟反应现象,观察注射部位有无出血、血肿	4		
	告知治疗后注意事项	3		
	记录操作情况,处理医疗废物及整理衣被,保持环境整洁	3		
问答	1. 如何确定水针针刺深度? 答:根据穴位所在部位及病变组织确定针刺深度,一般轻压即痛、病位在浅表的注射宜浅;用力按压出现疼痛、病变在深层的注射宜深。	4		
	2. 如何选择水针推药速度? 答:一般使用中等速度推入药物;慢性病、体弱者用轻刺激,将药物缓慢推入;急性病、体壮者用强刺激,将药物快速推入。	3		

（续表）

评估要素	评估内容	应得分	实际得分	扣分原因
	3. 每个穴位的注射用药剂量与哪些因素有关? 答:穴位注射的用药剂量差异较大,取决于注射部位、药物的性质和浓度。	3		
总分		100		

六、头 针 疗 法

评估要素	评估内容	应得分	实际得分	扣分原因
素质要求	着装规范整洁,戴医用口罩、帽子,态度和蔼	5		
评估及告知	核对患者信息,了解病史、心理、认知、合作程度等,排除禁忌证	2		
	充分告知患者或家属操作注意事项,患者或家属知情同意,解释以消除患者紧张感,术前清洁头发,保持头发洁净	3		
	环境安静,注意保护患者隐私,注意保暖	2		
备齐用品	一次性使用无菌针灸针、75%乙醇(或医用碘伏)、无菌干棉球(或消毒棉签)、一次性弯盘、镊子等。根据患者体质、针刺部位选择针具规格	4		
体位	根据患者病情选取相应体位,如坐位、仰卧位、俯卧位等,暴露头部施术部位	4		
取穴	根据疾病确定治疗头穴线	4		
消毒	用镊子夹取75%乙醇(或医用碘伏)棉球在头穴线进针点的中心向四周旋转涂擦消毒;医生手消毒	5		
头针操作*	进针:针体与皮肤呈15°~30°角,针尖向穴线方向,将针迅速刺入头皮下,当针尖达到帽状腱膜下层时,指下感到阻力减小,再将针体沿帽状腱膜下层按穴线方向进针。根据不同穴线长度,刺入不同深度	15		
	行针:毫针刺入穴线后,可根据情况采用行针手法(提插、捻转或弹拨针柄)促进得气,或调节针感强弱	10		

（续表）

评估要素	评估内容	应得分	实际得分	扣分原因
	留针:询问患者反应,一般留针15~30min,留针过程中可间歇性行针2~3次,每次2min左右。按病情需要可适当延长留针时间,增加行针次数。偏瘫患者行针或留针期间可活动肢体,以助于提高疗效	10		
	出针:押手固定穴线周围头皮,刺手夹持针柄轻轻捻转松动针身,如针下无紧涩感,即可出针。出针后应用无菌干棉球按压针孔,以防出血	10		
	操作熟练程度	6		
评价	询问患者针刺部位有无不适感,注意有无晕针延迟反应现象,观察针刺点有无出血,核对针数是否遗漏	4		
	告知针刺后注意事项	3		
	记录操作情况,处理医疗废物及整理衣被,保持环境整洁	3		
问答	1. 怎样掌握头皮针的进针角度、深度,捻转速度? 答:一般针体与皮肤呈15°~30°角进针,然后平刺入穴线内;进针深度根据患者具体情况和处方要求决定,一般刺入帽状腱膜下层,进针3cm左右为宜。捻转速度一般要求200次/分。	4		
	2. 头针的行针方法一般分为哪几种? 答:提插、捻转、弹拨针柄。	3		
	3. 头针有多少条标准穴线?分别是什么? 答:头针共有14条标准穴线,分别是额中线、额旁1线、额旁2线、额旁3线、顶中线、顶旁1线、顶旁2线、顶颞前斜线、顶颞后斜线、颞前线、颞后线、枕上正中线、枕上旁线、枕下旁线。	3		
总分		100		

七、芒针疗法

评估要素	评估内容	应得分	实际得分	扣分原因
素质要求	医生着装规范整洁,戴医用口罩、帽子,态度和蔼	5		
评估及告知	核对患者信息,了解病史、心理、认知、合作程度等,排除禁忌证	2		
	充分告知患者或家属操作注意事项,患者或家属知情同意,解释,消除患者紧张感	3		
	环境安静,注意保护患者隐私,注意保暖	2		
备齐用品	一次性使用无菌芒针、75%乙醇(或医用碘伏)、无菌干棉球(或消毒棉签)、一次性弯盘、镊子等(根据病情需要和操作部位选择不同型号的一次性无菌芒针)	4		
体位	根据患者病情选取相应体位,如坐位、仰卧位、俯卧位等,松解衣物,暴露治疗部位	4		
取穴	根据疾病确定治疗腧穴	4		
消毒	腧穴定位后,用镊子夹取75%乙醇(或医用碘伏)棉球在腧穴部位的中心向四周旋转涂擦消毒;医生手消毒	5		
芒针操作*	进针:右手(刺手)执针柄下端,左手(押手)拇、示指以无菌干棉球夹持针体下端以固定针体,露出针尖,并将针尖对准穴位,当针尖接近穴位皮肤时,利用指力和腕力,压捻结合,两手同时用力,迅速刺过表皮。根据腧穴及主治疾病不同,选择直刺、斜刺或平刺进针	15		
	行针:芒针刺入腧穴后,缓慢运针,将针刺至所需深度,以小幅度捻转补泻为主,不宜行大幅度提插手法,以免损伤脏器或组织。亦可使用行针辅助手法(循、弹、刮、摇、飞、震颤法)促进得气,或调节针感强弱	10		
	留针:询问患者反应,一般留针10~20min,留针过程中可间歇性行针,其间嘱患者勿移动体位,以免滞针、弯针	10		
	出针:以左手拇指、示指持消毒干棉球轻轻压于针刺部位,右手持针做轻微的小幅度捻转,并随势将针缓慢提至皮下,静留片刻,然后出针。出针后用棉球轻压针孔片刻,以防止出血或针孔疼痛	10		
	操作熟练程度	6		

（续表）

评估要素	评估内容	应得分	实际得分	扣分原因
评价	询问患者针刺部位有无不适感,注意有无晕针延迟反应现象,观察针刺点有无出血、血肿,核对针数是否遗漏	4		
	告知针刺后注意事项	3		
	记录操作情况,处理医疗废物及整理衣被,保持环境整洁	3		
问答	1. 什么是芒针？芒针从何发展而来？ 答:芒针由古代"九针"中的"长针"发展而来,《灵枢·九针论》:"八曰长针,取法于綦针"。因用较细而富有弹性的不锈钢丝制成,形状细长如麦芒,故称"芒针"。临床上针长以100~200mm、粗细以0.35~0.45mm的最常用。	4		
	2. 芒针适应范围有哪些？ 一般适用于普通毫针难以取得显著疗效,必须用长针深刺的疾病,主要包括神经系统、运动系统、消化系统、呼吸系统、泌尿生殖系统、免疫等疾病。	3		
	3. 常见的针刺角度有哪些？ 直刺:针身与皮肤表面呈90°垂直刺入;斜刺:针身与皮肤表面呈45°左右刺入;平刺:针身与皮肤表面呈15°或更小角度刺入体内。	3		
总分		100		

八、腕踝针疗法

评估要素	评估内容	应得分	实际得分	扣分原因
素质要求	着装规范整洁,戴医用口罩、帽子,态度和蔼	5		
评估及告知	核对患者信息,了解病史、心理、认知、合作程度等,排除禁忌证	2		
	充分告知患者或家属操作注意事项,患者或家属知情同意,解释以消除患者紧张感	3		
	环境准备,注意保护患者隐私,注意保暖	2		

（续表）

评估要素	评估内容	应得分	实际得分	扣分原因
备齐用品	一次性使用无菌针灸针、75%乙醇（或医用碘伏）棉球、无菌干棉球（或消毒棉签）、一次性弯盘、镊子、医用胶带或创口贴等	4		
体位	根据针刺部位选取相应体位，如针腕部时可取坐位，针踝部时当取卧位，充分暴露治疗部位，放松针刺部位肌肉	4		
取穴	根据疾病确定治疗进针点	4		
消毒	进针点定位后，用镊子夹取75%乙醇（或医用碘伏）棉球在进针点的中心向四周旋转涂擦消毒；医生手消毒	5		
腕踝针操作*	进针：左手（押手）固定在进针点的下部，右手（刺手）拇指在下，示指、中指在上夹持针柄，针与皮肤呈15°~30°，快速刺入皮下，然后将针平放，使针身呈水平位沿真皮下进入20~35mm	15		
	行针与得气：以针下有松软感为宜，不捻针。询问患者反应，以患者针下无任何感觉，但主要症状得到改善或消失为宜。如患者有酸、麻、重、胀等感觉，说明针刺入筋膜下层，进针过深，须将针退至皮下，重新沿真皮下刺入，调整进针深度后，取医用胶带或创口贴固定针体	10		
	留针：一般留针20~30min，病情重或病程长者，可适当延长留针时间1至数小时，但最长不超过24h。留针期间不行针	10		
	出针：以左手拇指、示指持消毒干棉球轻轻压于针刺部位，右手持针做轻微的小幅度捻转，并随势将针缓慢提至皮下，静留片刻，然后出针。出针后用棉球轻压针孔片刻，以防止出血或针孔疼痛	10		
	操作熟练程度	6		
评价	询问患者针刺部位有无不适感，注意有无晕针延迟反应现象，观察针刺点有无出血、血肿，核对针数是否遗漏	4		
	告知针刺后注意事项	3		
	记录操作情况，处理医疗废物及整理衣被，保持环境整洁	3		

（续表）

评估要素	评估内容	应得分	实际得分	扣分原因
问答	1. 腕踝针"上1"进针点在什么位置？ 答：腕横纹上2寸，小指侧的尺骨缘与尺侧腕屈肌腱之间。	3		
	2. 腕踝针针刺方向如何确定？ 答：通常指向病所，即病症表现在进针点上部时，针尖向心而刺；病症表现在进针点下部时，针尖离心而刺。	3		
	3. 腕踝针处方选穴原则？ 答：上病取上、下病取下；左病取左、右病取右；区域不明、选双上1；上下同取；左右共针。	4		
总分		100		

九、耳穴压丸疗法

评估要素	评估内容	应得分	实际得分	扣分原因
素质要求	着装规范整洁，戴医用口罩、帽子，态度和蔼	5		
评估及告知	核对患者信息，了解病史、心理、认知、合作程度等，排除禁忌证	2		
	充分告知患者或家属操作注意事项，患者或家属知情同意，解释以消除患者紧张感	3		
	环境准备，注意保护患者隐私，注意保暖	2		
备齐用品	耳穴贴（王不留行籽或磁珠）、75%乙醇棉球、无菌干棉球（或消毒棉签）、胶布、耳穴探测棒、镊子等	4		
体位	根据患者病情选取相应体位，如坐位、仰卧位等，暴露耳部治疗部位	4		
取穴	根据患者患病部位、临床辨证及临床经验等方法，确定选取相应耳穴，并用耳穴探测棒按压，明确阳性反应点	15		
消毒	75%乙醇棉球消毒耳郭；消毒后，切忌接触污物，以免重新污染。医生手指消毒	5		

（续表）

评估要素	评估内容	应得分	实际得分	扣分原因
压丸操作*	观察耳郭部位皮肤是否有异常,有无破损	4		
	左(右)手固定耳郭,右(左)手用镊子夹取耳穴贴,敷于所选耳穴处	10		
	适当垂直按压,忌捻压,使患者产生热、麻、胀、痛的感觉,并随时询问患者感受	15		
	操作熟练程度	6		
评价	询问患者耳穴贴压部位有无不适感,观察耳穴贴压点皮肤情况,有无出血、血肿,核对胶布有无松动或脱落等情况	4		
	医嘱告知治疗后注意事项	3		
	记录操作情况,处理医疗废物及整理物品,保持环境整洁	3		
问答	1. 耳穴压丸有哪些注意事项? 答:①严格消毒,防止感染。②耳郭上有湿疹、溃疡、冻疮破溃等,不宜使用。③有习惯性流产的孕妇或女性怀孕期间须禁用或谨慎使用。④对年老体弱者有严重器质性疾病者,治疗时手法要轻柔,刺激量不宜过大。	5		
	2. 耳穴压丸治疗的临床选穴原则有哪些? 答:①按部位处方选穴法;②辨证处方选穴法;③根据西医学理论取穴法;④根据临床实践经验取穴法。	5		
	3. 耳穴压丸治疗后局部感染改如何处理? 答:耳郭暴露在外,结构特殊,血液循环较差,容易感染,且感染后易波及软骨,严重者可致软骨坏死、萎缩而导致耳郭畸变,故应重视预防。一旦感染,应立即采取相应措施,如局部红肿疼痛较轻,可涂2.5%碘酒,每日2~3次;重者局部涂抹消炎抗菌类的软膏,必要时可口服抗生素等(严重者须及时就医并遵医嘱用药)。	5		
总分		100		

十、非化脓灸疗法

评估要素	评估内容	应得分	实际得分	扣分原因
素质要求	着装规范整洁,戴医用口罩、帽子,态度和蔼	5		
评估及告知	核对患者信息,了解病史、心理、认知、合作程度等,排除禁忌证	3		
	充分告知患者或家属操作注意事项,患者或家属知情同意,解释以消除患者紧张感	3		
	环境准备,注意保护患者隐私,注意保暖	2		
备齐用品	艾绒、艾炷器、镊子、不锈钢弯盘、线香、打火机、凡士林等	4		
体位	以仰卧位或俯卧位为宜,体位要舒适,充分暴露施灸部位	3		
取穴	根据疾病确定治疗腧穴	4		
操作*	制备艾炷:根据施灸部位用艾炷器制备适宜大小的艾炷。常用中号或小号艾炷	5		
	放置艾炷:将凡士林涂抹少许在穴位处,将艾炷放在穴位上	10		
	点燃艾炷:点燃线香,用线香点燃艾炷上端,不需燃尽,待燃剩2/5或患者感到灼热时用镊子将艾炷夹起,更换艾炷再灸	15		
	掌握灸量:反复施灸至皮肤出现红晕为度。灸后不起疱,不留瘢痕。一般每穴灸9壮	10		
	除去艾炷:用镊子将艾炷夹起,除去艾炷	10		
	操作熟练程度	6		
评价	询问患者施灸部位有无不适感,注意有无晕灸延迟反应现象,观察施灸部位有无起疱、瘢痕	4		
	告知艾灸后注意事项	3		
	记录操作情况,处理医疗废物及整理衣被,尤其注意熄灭艾灰,保持环境整洁	3		

（续表）

评估要素	评估内容	应得分	实际得分	扣分原因
问答	1. 直接灸的适应证是什么？ 答：以虚证、寒证和阴证为主，适用于慢性久病、阳气不足之证及某些热证（如瘰疬）。	3		
	2. 《灵枢·背俞》中有关艾灸补泻法是如何操作？ 答：以火补者，毋吹其火，须自灭也；以火泻者，疾吹其火，传其艾，须其火灭也。	3		
	3. 非化脓灸法与化脓灸法的操作有啥区别？ 答：非化脓灸法施灸部位涂以少量凡士林，化脓灸法涂少许大蒜汁或姜汁等刺激物。非化脓灸法选用小艾炷，化脓灸法多选用中艾炷或大艾炷。非化脓灸法不待艾火烧灼到皮肤，在患者感到灼痛时，即用镊子将艾炷夹去或压灭，更换艾炷再灸，灸完规定的壮数为止，一般每穴灸3~9壮，以局部皮肤出现轻度红晕为度。化脓灸法需待艾炷自然燃尽，用镊子除去艾灰，另换一炷依法再灸。用指压或拍打方法减轻患者灸时的灼痛感，每换一炷需涂蒜汁1次。如此反复，灸完规定的壮数，一般每穴灸3壮，或者5~9壮。古人强调用大艾炷，即炷底直径"须三分阔"。	4		
总分		100		

十一、悬 起 灸 法

评估要素	评估内容	应得分	实际得分	扣分原因
素质要求	着装规范整洁，戴医用口罩、帽子，态度和蔼	5		
评估及告知	核对患者信息，了解病史、心理、认知、合作程度等，排除禁忌证	2		
	充分告知患者或家属操作注意事项，患者或家属知情同意，解释、消除患者紧张感	3		
	环境安静，有排烟设备。注意保护患者隐私，注意保暖	2		

（续表）

评估要素	评估内容	应得分	实际得分	扣分原因
备齐用品	艾条、打火机、不锈钢弯盘、止血钳、灭灸器等	4		
体位	根据患者病情选取相应体位,如坐位、仰卧位、俯卧位等,松解衣物,暴露治疗部位	4		
取穴	根据疾病确定治疗腧穴	4		
操作*	温和灸:将艾条点燃后,对准穴位,与施灸处的皮肤保持2~5cm距离,使患者局部温热而无灼痛感,灸10~15min,至皮肤温热红晕为度	15		
	雀啄灸:将艾条点燃后置于穴位或患处上方约3cm,像鸟雀啄食般,一上一下施灸,一般每处5min左右	12		
	回旋灸:艾火与皮肤保持一定的距离,平行往复回旋施灸	13		
	医生可将示指、中指置于施灸部位两侧,感知局部受热温度,以便随时调整施灸距离,掌握施灸时间,防止烫伤	10		
	操作熟练程度	6		
评价	询问患者艾灸部位有无不适感,注意有无烫伤,确认艾火是否熄灭	4		
	告知艾灸后注意事项	3		
	记录操作情况,处理医疗废物及整理衣被,保持环境整洁	3		
问答	1. 艾灸烫伤如何处理? 答:局部出现小水疱,可自然吸收;如水疱较大,局部消毒,刺破放出液体,无菌敷料保护,注意不要造成皮肤破损;化脓灸应保持局部清洁,辅料保护,待自然愈合。加强营养。	3		
	2. 灸法的禁忌证有哪些? 答:对实热证、阴虚发热者,一般不适应灸法;孕妇的腹部和腰骶部也不宜施灸;对颜面、五官和有大血管的部位,以及关节活动部位,不宜用瘢痕灸等。	4		

（续表）

评估要素	评估内容	应得分	实际得分	扣分原因
	3. 艾条灸分为哪几种方式? 答:悬起灸与实按灸,其中悬起灸又分为温和灸、雀啄灸、回旋灸。	3		
总分		100		

十二、隔附子饼灸法

评估要素	评估内容	应得分	实际得分	扣分原因
素质要求	着装规范整洁,戴医用口罩、帽子,态度和蔼	5		
评估及告知	核对患者信息,了解病史、心理、合作程度等,排除禁忌证	3		
	充分告知患者或家属操作注意事项,患者或家属知情同意,解释以消除患者紧张感	3		
	环境安静,有排烟设备。注意保护患者隐私,注意保暖	2		
备齐用品	附子饼、艾绒、艾炷器、线香、打火机、镊子、不锈钢弯盘、灭灸器等	4		
体位	根据患者病情选取相应体位,如坐位、仰卧位、俯卧位等,松解衣物,暴露治疗部位	3		
取穴	根据疾病确定治疗腧穴	4		
制作附子饼(口述)	将附子研成细末,以黄酒调和,制成直径约2~3cm、厚0.3~0.5cm的附子饼,中间穿刺数孔	5		
操作*	制备艾炷:根据施灸部位用艾炷器制备适宜大小的艾炷。常用2cm×2cm艾炷	10		
	放置艾炷:将艾炷置于附子饼上,放在腧穴或患处	10		
	点燃艾炷:点燃线香,用线香从上端点燃艾炷,待患者感到灼热时用镊子将艾炷夹起,更换艾炷再灸	10		

（续表）

评估要素	评估内容	应得分	实际得分	扣分原因
	掌握灸量:观察局部皮肤,以免发生烫伤,一般灸3~9壮	10		
	除去艾炷及药饼,用镊子将艾炷夹起,除去艾炷及药饼	5		
	操作熟练程度	6		
评价	嘱咐患者保持舒适体位,以免体位移动时,艾炷倾倒而发生烫伤或烧坏衣被	4		
	灸后如起小水疱,一般不须处理或涂安尔碘,较大水疱应消毒后用无菌针头刺破,涂上安尔碘	3		
	记录操作情况,处理医疗废物及整理衣被,保持环境整洁	3		
问答	1. 隔附子饼灸的适应证有哪些? 答:命门火衰而致的阳痿、早泄、遗精、宫寒不孕和疮疡久溃不敛的病证。	3		
	2. 哪些部位不宜艾灸? 答:面部穴位、乳头、大血管等处不宜直接灸,以免烫伤形成瘢痕;关节活动部位不宜使用化脓灸,以免化脓破溃,不易愈合,甚至影响关节活动;孕妇的腹部和腰骶部不宜施灸。一般空腹、过饱、极度疲劳和对灸法恐惧者,应慎施灸。	4		
	3. 隔附子饼灸的作用是什么? 答:附子味辛,性温、大热,配合灸法有温肾壮阳的作用。	3		
总分		100		

十三、隔 姜 灸 法

评估要素	评估内容	应得分	实际得分	扣分原因
素质要求	着装规范整洁,戴医用口罩、帽子,态度和蔼	5		
评估及告知	核对患者信息,了解病史、心理、合作程度等,排除禁忌证	3		

（续表）

评估要素	评估内容		应得分	实际得分	扣分原因
	充分告知患者或家属操作注意事项,患者或家属知情同意,解释以消除患者紧张感		3		
	环境安静,有排烟设备。注意保护患者隐私,注意保暖		3		
备齐用品	生姜、小刀、针具、艾绒、艾炷器、线香、打火机、镊子、不锈钢弯盘、灭灸器等		4		
体位	根据患者病情选取相应体位,如坐位、仰卧位、俯卧位等,松解衣物,暴露治疗部位		4		
取穴	根据患者病情确定治疗穴位		4		
姜片的制作	用小刀将鲜生姜切成直径约3cm、厚0.2~0.3cm的姜片,以针具扎透数孔		5		
操作*	制备艾炷:根据施灸部位用艾炷器制备适宜大小的艾炷。常用2cm×2cm艾炷		8		
	放置艾炷:将艾炷置于姜片上,放在腧穴或患处		10		
	点燃艾炷:点燃线香,用线香从上端点燃艾炷,待患者感到灼热时用镊子将艾炷夹起,更换艾炷再灸,或另加一薄姜片再灸		10		
	掌握灸量:观察局部皮肤,以免发生烫伤,一般灸3~9壮		10		
	除去艾炷及姜片:用镊子将艾炷夹起,除去艾炷及姜片		5		
	操作熟练程度		6		
评价	嘱咐患者保持舒适体位,以免体位移动时,艾炷倾倒而发生烫伤或烧坏衣被		4		
	灸后如起小水疱,一般不须处理或涂安尔碘,较大水疱应消毒皮肤表面后,用无菌针头刺破,涂上安尔碘		3		
	记录操作情况,处理医疗废物及整理衣被,保持环境整洁		3		
问答	1. 隔姜灸的适应证有哪些? 答:适用于寒湿所致的呕吐、腹痛、泄泻及风寒湿痹和外感表证等。		3		
	2. 灸法有哪些治疗作用? 答:温经散寒、扶阳固脱、消瘀散结、防病保健、引热外行。		4		

评估要素	评估内容	应得分	实际 得分	扣分 原因
	3. 隔姜灸的作用是什么? 答:温中、祛寒、止呕、解表。	3		
总分		100		

十四、温 针 灸 法

评估要素	评估内容	应得分	实际 得分	扣分 原因
素质要求	着装规范整洁,戴医用口罩、帽子,态度和蔼	5		
评估及 告知	核对患者信息,了解病史、心理、合作程度等,排除禁忌证	3		
	充分告知患者或家属操作注意事项,患者或家属知情同意,解释以消除患者紧张感	3		
	环境安静,有排烟设备。注意保护患者隐私,注意保暖	3		
备齐用品	一次性使用无菌针灸针、75%乙醇(或医用碘伏)、无菌干棉球(或消毒棉签)、不锈钢弯盘、镊子、艾绒、艾条、线香、打火机、隔热垫等。根据患者体质、胖瘦及腧穴部选择针具规格	4		
体位	根据患者病情选取相应体位,如坐位、仰卧位、俯卧位等,松解衣物,暴露治疗部位	3		
取穴	根据疾病确定治疗腧穴	3		
消毒	腧穴定位后,用镊子夹取75%乙醇棉球在腧穴部位的中心向四周旋转涂擦消毒;医生手消毒	5		
操作*	进针:用左手(押手)拇指或示指指端切按在腧穴位置上,右手(刺手)持针,紧靠左手指甲边缘将针垂直刺入腧穴	10		
	行针:一次性使用无菌针灸针刺入腧穴后,可根据情况采用行针基本手法或行针辅助手法促进得气,或调节针感强弱	10		

（续表）

评估要素	评估内容	应得分	实际得分	扣分原因
	捏加艾绒:取适量艾绒搓成艾团,贴于针柄上,用右手拇、示、中指一边捏压,一边捻转,即可将艾绒搓捏成枣核或橄榄形状的艾炷,艾炷紧实、光滑。或在针柄上套置一段约1.5cm艾条施灸。其间注意针具无下插或上提	10		
	温针灸法:艾团与体表距离2~3cm。从艾团或艾条的下端(近皮肤端)点燃施灸。若觉皮肤发烫,可间隔一厚纸片	10		
	出针:待艾绒燃烧殆尽后除去灰烬,以左手拇指和示指持消毒干棉球轻轻压于针刺部位,右手持针做轻微的小幅度捻转,并随势将针缓慢提至皮下,静留片刻,然后出针。出针后用棉球轻压针孔片刻	5		
	操作熟练程度	6		
评价	询问患者针刺部位有无不适感,注意有无晕针延迟反应现象,观察针刺点有无出血、血肿和烫伤红斑,核对针数是否遗漏,确保艾火彻底熄灭	4		
	告知治疗后注意事项	3		
	记录操作情况,处理医疗废物及整理衣被,保持环境整洁	3		
问答	1. 从哪个部位点燃艾绒? 答:从下端(近皮肤端)点燃施灸。	3		
	2. 艾绒距离皮肤的合适距离是多少? 答:距离皮肤2~3cm。	4		
	3. 温针灸的注意事项有哪些? 答:温针过程中防止艾火脱落,烧伤皮肤或衣物,灸时嘱患者不要移动体位,并在灸火的下方垫一纸片,以防艾火掉落烫伤皮肤。	3		
总分		100		

十五、火 罐 疗 法

评估要素	评估内容	应得分	实际得分	扣分原因
素质要求	着装规范整洁,戴医用口罩、帽子,态度和蔼	5		
评估及告知	核对患者信息,了解病史、心理、合作程度等,排除禁忌证	3		
	充分告知患者或家属操作注意事项,患者或家属知情同意,解释以消除患者紧张感	3		
	环境安静,注意保护患者隐私,注意保暖	3		
备齐用品	罐具、止血钳、打火机、95%乙醇、干棉球等。根据需要准备大小适宜、数量足够的罐具,检查罐口有无破损	4		
体位	根据患者病情选取相应体位,如仰卧位、俯卧位等,松解衣物,暴露治疗部位	4		
取穴	根据疾病确定治疗部位或腧穴	2		
操作*	引火棒:用止血钳夹紧干棉球,蘸取95%的乙醇,乙醇量适中,避免乙醇滴落沾及罐壁	15		
	拔罐:一手握罐体,罐口斜向下,点燃引火棒后在罐底部绕1~3圈再抽出,并迅速将罐具扣在应拔的部位上,注意切勿将罐口烧热,以免烫伤皮肤	15		
	留罐:操作过程中,观察患者反应,如有不适及时调整,留罐5~15min	10		
	起罐:左手握住罐具,右手拇指或示指在罐口旁边按压一下,使空气缓慢进入罐内,将罐取下	10		
	操作熟练程度	6		
评价	观察局部皮肤有无异常,罐斑颜色,有无起水疱	4		
	告知拔罐后注意事项	3		
	记录操作情况,处理医疗废物及整理衣被,保持环境整洁	3		
问答	1. 拔罐的作用有哪些? 答:开泄腠理、祛风散寒、通经活络、行气活血、祛瘀生新、消肿止痛等。	4		

评估要素	评估内容	应得分	实际得分	扣分原因
	2. 罐斑可能与哪些因素有关？ 答：罐斑能一定程度上反映刺激量的大小以及病症性质。与操作手法、人体体质、病情等因素有关。	3		
	3. 拔罐的注意事项有哪些？ 答：应选择适当体位和肌肉相对丰满处进行操作；手法要熟练，动作要轻、快、稳、准；带有心脏起搏器等金属植入物的患者，禁用电磁拔罐器具等。	3		
总分		100		

十六、走 罐 疗 法

评估要素	评估内容	应得分	实际得分	扣分原因
素质要求	着装规范整洁，戴医用口罩、帽子，态度和蔼	5		
评估及告知	核对患者信息，了解病史、心理、认知、合作程度等，排除禁忌证	3		
	充分告知患者或家属操作注意事项，患者或家属知情同意，解释以消除患者紧张感	3		
	环境安静，注意保护患者隐私，注意保暖	3		
备齐用品	罐具、润滑剂（凡士林或水或红花油）、止血钳、打火机、95%乙醇、干棉球等。根据需要准备大小适宜、数量足够的罐具，检查罐口有无破损	4		
体位	根据患者病情选取相应体位，如仰卧位、俯卧位等，松解衣物，暴露治疗部位	4		
取穴	根据疾病确定治疗部位或经络走行	4		
操作*	涂抹润滑剂：在施术部位涂抹适量的润滑剂（水或凡士林或红花油等）	8		
	引火棒：用止血钳夹紧干棉球，蘸取95%乙醇，乙醇量适中，避免乙醇滴落沾及罐壁	10		

（续表）

评估要素	评估内容	应得分	实际得分	扣分原因
	走罐:点燃引火棒后在罐底部绕1~3圈再抽出,并迅速将罐具扣在应拔的部位上,将罐拔住后,单手或双手握住罐体,在施术部位上下、左右往返推移。走罐时,可将罐口的前进侧的边缘稍抬起,另一侧边缘稍用力,以利于罐的推拉,反复操作至施术部位红润、充血甚至瘀血为度	20		
	起罐:一手握罐,另一手用拇指或示指按住罐口周围的皮肤,使之凹陷,空气进入罐内,罐体自然脱下	10		
	操作熟练程度	6		
评价	观察局部皮肤有无异常,罐斑颜色,有无起水疱	4		
	告知拔罐后注意事项	3		
	记录操作情况,处理医疗废物及整理衣被,保持环境整洁	3		
问答	1. 走罐法适用于哪些部位? 答:适宜于脊背、腰臀、大腿等面积较大、肌肉丰厚的部位。	3		
	2. 拔罐时是否以出现瘀斑为度? 答:拔罐的程度取决于病情的需要,一般来说,温阳益气、温经散寒可采用局部潮红充血的拔罐法,活血化瘀、消肿止痛可采用局部紫红瘀斑的拔罐法。不可一味追求拔罐后局部出现瘀斑,以免反复过重拔罐引起局部损伤。	3		
	3. 常用罐的种类有哪些? 答:玻璃罐、竹罐、陶罐、抽气罐;新型的多功能罐,如在罐内架设艾灸,灸后排气拔罐的灸罐;或罐内安有电热元件的电热罐等。	4		
总分		100		

十七、闪 罐 疗 法

评估要素	评估内容	应得分	实际得分	扣分原因
素质要求	着装规范整洁,戴医用口罩、帽子,态度和蔼	5		
评估及告知	核对患者信息,了解病史、心理、认知、合作程度等,排除禁忌证	3		
	充分告知患者或家属操作注意事项,患者或家属知情同意,解释,消除患者紧张感	3		
	环境准备,注意保护患者隐私,注意保暖	2		
备齐用品	罐具、止血钳、打火机、95%乙醇、干棉球,根据需要准备大小适宜、数量足够的罐具,检查罐口有无破损	3		
体位	根据患者病情选取相应体位,如仰卧位、俯卧位等,松解衣物,暴露治疗部位	5		
取穴	根据疾病确定治疗部位或腧穴	12		
操作*	引火棒:用止血钳夹紧干棉球,蘸取95%乙醇,乙醇量适中,避免乙醇滴落及沾及罐壁	12		
	闪罐:点燃引火棒后在罐底部绕1~3圈再抽出,并迅速将罐具扣在应拔的部位上,将罐拔住后,随即拔下,再吸,再拔下,反复吸拔,至局部皮肤潮红、充血或瘀血为度,动作要迅速而准确	24		
	操作熟练程度	10		
评价	观察局部皮肤有无异常,罐斑颜色,有无起水疱	4		
	告知拔罐后注意事项	3		
	记录操作情况,处理医疗废物及整理衣被,保持环境整洁	4		
问答	1. 闪罐的注意事项有哪些? 答:闪罐动作要迅速、准确,手法要轻巧,吸附力要适中。尤其要注意一罐多次闪罐后,应及时更换火罐,避免罐口温度升高,造成烫伤。	3		
	2. 闪罐的适用范围有哪些? 答:多用于局部皮肤麻木或功能减退等虚证疾病,尤其适用于肌肉较松弛、吸拔不紧和不宜留罐的部位,以及儿童患者。	3		

（续表）

评估要素	评估内容	应得分	实际得分	扣分原因
	3. 拔罐的禁忌证有哪些？ 答：（1）高热、抽搐和痉挛发作者。 （2）急性严重疾病、慢性全身虚弱性疾病、接触性传染病、有出血倾向的疾病、瘰疬患者。骨折患者在未完全愈合前；急性关节、韧带、肌腱严重损伤者。 （3）婴幼儿。 （4）心尖区、体表大动脉搏动处、静脉曲张处；皮肤有溃疡、破裂处；局部原因不明的肿块处、疝气处；眼耳口鼻等五官孔窍处；有严重肺气肿的患者背部及胸部不宜负压吸拔，孕妇的腰骶及腹部、前后阴、乳房不宜拔罐。 （5）过饥、醉酒、过饱、过度疲劳者均不宜拔罐。 （6）精神失常、精神病发作期、狂躁不安、破伤风、狂犬病等不能配合者，不宜拔罐。	4		
总分		100		

十八、刺络拔罐疗法

评估要素	评估内容	应得分	实际得分	扣分原因
素质要求	着装规范整洁，戴医用口罩、帽子，态度和蔼	5		
评估及告知	核对患者信息，了解病史、心理、合作程度等，排除禁忌证	3		
	充分告知患者或家属操作注意事项，患者或家属知情同意，解释以消除患者紧张感	3		
	环境安静，注意保护患者隐私，注意保暖	3		
备齐用品	75%乙醇（或医用碘伏）、无菌（消毒）手套、三棱针（或粗毫针或皮肤针）、止血钳、打火机、95%乙醇、无菌干棉球（或消毒棉签）、消毒敷料或创口贴，根据需要准备大小适宜、数量足够的罐具，检查罐口有无破损	4		

（续表）

评估要素	评估内容	应得分	实际得分	扣分原因
体位	根据患者病情选取相应体位,如仰卧位、俯卧位等,松解衣物,暴露治疗部位	4		
取穴	根据疾病确定治疗部位或腧穴	4		
消毒	用止血钳夹取75%乙醇(或医用碘伏)棉球在腧穴部位消毒,应从腧穴部位的中心向四周旋转涂擦。腧穴消毒后,切忌接触污物,以免重新污染。医生手消毒,戴无菌消毒手套	5		
操作*	刺络:先在针刺部位及其周围轻轻地推、揉、挤、捋,使局部充血,再用三棱针或粗毫针在腧穴或患处散刺出血;或用皮肤针在腧穴或患处进行叩刺出血	10		
	引火棒:用止血钳夹紧干棉球,蘸取95%乙醇,乙醇量适中,避免乙醇滴落沾及罐壁	8		
	拔罐:点燃引火棒后在罐底部绕1~3圈再抽出,并迅速将罐具扣在叩刺出血的部位上,注意切勿将罐口烧热,以免烫伤皮肤	10		
	留罐:留罐5~15min,操作过程中,观察患者反应,如有不适及时调整	5		
	起罐:左手夹住罐具,右手拇指或示指在罐口旁边按压一下,使空气缓慢进入罐内,将罐取下。不能迅猛,避免罐内污血喷射而污染周围环境。用无菌干棉球擦净皮肤血迹	10		
	操作熟练程度	6		
评价	观察局部出血量、瘀血血色	4		
	告知治疗后注意事项	3		
	记录操作情况,处理医疗废物及整理衣被,保持环境整洁	3		
问答	1. 刺络拔罐的适应证有哪些? 答:各种急慢性软组织损伤、神经性皮炎、痤疮、皮肤瘙痒、丹毒、坐骨神经痛等。	3		

（续表）

评估要素	评估内容	应得分	实际得分	扣分原因
	2. 刺络拔罐后污血罐的处理方法如何？ 答：先用消毒乙醇棉清理火罐上的血迹，再投入消毒水浸泡，洗净后消毒处理。	4		
	3. 结合《黄帝内经》的论述谈谈刺络是什么治病机制。 答：《素问·血气形志篇》云："凡治病必先去其血，乃去其所苦，伺之所欲，然后泻有余，补不足。"《灵枢·小针解》云："菀陈则除之者，去血脉也。"指出了刺络放血的作用机制在于出恶血、辟浊气、通经脉、调血气。	3		
总分		100		

十九、穴位贴敷疗法

评估要素	评估内容	应得分	实际得分	扣分原因
素质要求	着装规范整洁，戴医用口罩、帽子，态度和蔼	5		
评估及告知	核对患者信息，了解病史、心理、合作程度等，排除禁忌证	3		
	充分告知患者或家属操作注意事项，患者或家属知情同意，解释以消除患者紧张感	3		
	环境安静，注意保护患者隐私，注意保暖	3		
备齐用品	药粉、生姜汁、敷料、一次性弯盘、胶带、镊子、75%乙醇（或医用碘伏）棉球等	4		
体位	根据患者病情选取相应体位，如坐位、仰卧位、俯卧位等，松解衣物，暴露治疗部位	4		
取穴	根据疾病确定治疗腧穴	4		
消毒	用镊子夹取75%乙醇（或医用碘伏）棉球在腧穴部位的中心向四周旋转涂擦消毒；医生手消毒	5		

（续表）

评估要素	评估内容	应得分	实际得分	扣分原因
操作*	制作药饼：将药粉与姜汁均匀混合调成膏状，取3~5g搓成丸状备用	13		
	穴位贴敷：将丸状药物放置在敷料上，贴在选定的穴位上，用胶带固定。注意将敷料四周完全固定在皮肤上，以防止敷药移位或脱落	20		
	去除敷药：可用消毒干棉球蘸温水或各种植物油，轻轻擦去皮肤上的粘胶或药物。贴敷时间根据疾病、患者反应和发疱程度确定	10		
	操作熟练程度	6		
评价	观察皮肤反应，出现色素沉着、潮红、微痒、烧灼感、疼痛、轻微红肿、轻度出水疱属于穴位贴敷的正常皮肤反应	4		
	告知治疗后注意事项	3		
	记录操作情况，处理医疗废物及整理衣被，保持环境整洁	3		
问答	1. 常用于穴位贴敷疗法的药物有哪些？ 答：具有通经走窜、开窍活络作用，如冰片、丁香、白芥子、乳香、没药、细辛、白芷、生姜等；多选气味俱厚、生猛有毒之品，如天南星、生半夏、生川乌、生草乌等；选择适当的溶剂调和，如醋调、酒调、油调、水调等。	3		
	2. 贴敷后水疱如何处理？ 答：对于贴敷部位起水疱者，水疱较小不需处理，可使其自然吸收；如果水疱较大，需要用一次性针灸针或注射针头，刺破后放出水液，并用碘伏消毒，防止感染。	4		
	3. 穴位敷贴出现过敏现象如何处理？ 答：贴敷后若出现范围较大、程度较重的皮肤红斑、水疱、瘙痒现象，应立即停药，进行对症处理。出现全身性皮肤过敏症状者，应及时到医院就诊。	3		
总分		100		

二十、穴位埋线疗法

评估要素	评估内容	应得分	实际得分	扣分原因
素质要求	着装规范整洁,戴医用口罩、帽子,态度和蔼	5		
评估及告知	核对患者信息,了解病史、心理、合作程度等,排除禁忌证	3		
	充分告知患者或家属操作注意事项,患者或家属知情同意,解释以消除患者紧张感	3		
	环境安静,注意保护患者隐私,注意保暖,诊室环境消毒	3		
备齐用品	埋线器具、线材、75%乙醇(或医用碘伏)、无菌干棉球(或消毒棉签)、灭菌手术包(包括弯盘、止血钳、敷料)、无菌手套、无菌手术衣等(根据患者体质、肥瘦及腧穴选择针具规格、线材规格)	4		
体位	根据患者病情选取相应体位,如坐位、仰卧位、俯卧位等,松解衣物,暴露治疗部位	4		
取穴	根据疾病确定治疗腧穴	4		
消毒	腧穴定位后用镊子夹取75%乙醇(或医用碘伏)棉球在腧穴部位的中心向四周旋转涂擦消毒,共2次,医生穿无菌手术衣,戴无菌手套	10		
操作*	进针:左手示指和拇指绷紧已消毒的穴位两侧皮肤,右手拇指、示指和中指持针,快速进入皮肤,然后缓慢推针到治疗所需的深度	13		
	放线:用右手示指边推针芯放线边退针,将羊肠线埋植在肌层或肌层与皮下组织之间	15		
	出针:针尖至皮下时快速出针,同时用棉球按压数分钟,用创口贴保护进针点	10		
	操作熟练程度	6		
评价	询问患者针刺部位有无不适感,注意有无晕针延迟反应现象,观察针刺点有无出血、血肿	4		
	告知治疗后注意事项	3		
	记录操作情况,处理医疗废物及整理衣被,保持环境整洁	3		

评估要素	评估内容	应得分	实际得分	扣分原因
问答	1. 穴位埋线的操作要领有哪些？ 答：操作要领是"两快一慢"。"两快"为进针时手腕用力，针尖快速刺至皮下。出针时边退针边放线，退至皮下时，快速出针。"一慢"为破皮后缓慢推针至治疗所需的深度。	3		
	2. 穴位埋线后出现感染如何处理？ 答：埋线后1周内如局部出现红、肿、热、痛，说明有感染，轻者热敷即可，重者应作抗感染处理。如已化脓，应放出脓液，再进行抗感染处理。	3		
	3. 穴位埋线后出现过敏如何处理？ 答：埋入线体后如果2周内出现局部红、肿、痒等症状，属羊肠线过敏现象，则停止再次埋线，同时进行抗过敏处理，口服抗过敏药物治疗，病情严重者到皮肤科会诊治疗。	4		
总分		100		

二十一、针灸异常情况(晕针)处理

评估要素	评估内容	应得分	实际得分	扣分原因
素质要求	着装规范整洁,戴医用口罩、帽子,态度和蔼	5		
评估及告知	患者的表现:在针刺、留针或出针过程中,患者出现以下症状之一:神情异常、头晕目眩、恶心欲吐、心慌气短、面色苍白、出冷汗、四肢厥冷、脉沉细等;重者出现神志昏迷、唇甲青紫、大汗淋漓、大小便失禁、脉微欲绝等	6		
	医生的准备:仔细观察患者反应;解释以消除患者紧张感;做好出针准备	3		
	环境的准备:治疗环境安静,温度适宜,有帘子、屏风等遮挡物,能保护患者隐私	4		

（续表）

评估要素	评估内容	应得分	实际得分	扣分原因
备齐用品	空床位、无菌干棉球、温水、糖、血压计、听诊器、急救药物等	4		
处理流程*	出针:立即停止针刺,迅速全部出针	4		
	平卧:患者平卧,去枕,松解衣带,通畅空气,保暖	10		
	饮水:服用糖类饮料或制品(可能影响患者自身原有疾病者慎用)或温开水	8		
	针灸:重者在行上述处理后,可选水沟、素髎、内关、合谷、太冲、涌泉、足三里等穴指压或针刺,亦可灸百会、气海、关元等穴	10		
	评估:监测生命体征,如血压、心率等	10		
	急救:若见不省人事、呼吸微弱、脉微欲绝者,可配合西医学的急救措施,立即请急诊科会诊,给予紧急抢救	10		
	操作熟练程度	6		
操作后评估	询问患者有无不适感,检查针具是否完整,核对针数是否遗漏	4		
	医嘱告知操作后注意事项	3		
	记录操作情况,处理医疗废物及整理物品,保持环境整洁	3		
问答	1. 晕针的原因有哪些? 答:体质原因、心理原因、病理原因、穴位刺激过强、体位原因、环境原因。	3		
	2. 针刺还有哪些其他异常情况? 答:滞针、弯针、断针、血肿、针后异常感、气胸、刺伤神经系统、刺伤内脏。	3		
	3. 晕针后是否需要对生命体征进行评估? 答:晕针后必须要对生命体征进行评估,如血压、心率等,以便采取积极有效救治。	4		
总分		100		

二十二、针灸异常情况(滞针)处理

评估要素	评估内容	应得分	实际得分	扣分原因
素质要求	着装规范整洁,戴医用口罩、帽子,态度和蔼	5		
评估及告知	患者的表现:针在体内难以捻转,提插、出针均感困难,若勉强捻转、提插时,则患者感到疼痛不可忍	6		
	医生的准备:仔细观察患者反应;在行针时或留针后医生感觉针下涩滞,捻转、提插、出针均感困难;解释以消除患者紧张感	3		
	环境的准备:治疗环境安静,温度适宜,有帘子、屏风等遮挡物,能保护患者隐私	4		
备齐用品	无菌干棉球、止血钳等	4		
处理流程*	嘱患者消除紧张,恢复原先体位,使局部肌肉放松	8		
	可延长留针时间,以缓解肌肉紧张	8		
	可于滞针穴位附近行循、摄、按、弹等手法,以缓解肌肉紧张	8		
	可在附近再刺一针,以缓解肌肉紧张	8		
	若因单向捻针致滞针者,可以反向将针捻回,然后左右捻转使之松懈	8		
	评估:再次小幅度捻转、提插、出针,体会针下紧滞感,如已无紧滞感,可以出针	10		
	操作熟练程度	8		
操作后评估	询问患者有无不适感,观察针刺点有无出血、血肿,检查针体,有无断针	4		
	医嘱告知操作后注意事项	3		
	记录操作及意外情况,处理医疗废物及整理物品,保持环境整洁	3		
问答	1. 滞针的原因有哪些? 答:患者精神紧张,当针刺入腧穴后,患者局部肌肉强烈收缩;或行针时单向捻转太过,以致肌纤维缠绕针身而成滞针;有时留针时间过长,也可出现滞针。针后患者移动体位也可出现滞针。	3		

（续表）

评估要素	评估内容	应得分	实际得分	扣分原因
	2. 发生滞针后,毫针可能会出现什么情况? 答:弯针、断针。 3. 如何判断是否出现滞针? 答:医者在行针时或留针后感觉针下涩滞,捻转、提插、出针均感困难,判断此时可能出现滞针或弯针。	4 3		
总分		100		

二十三、针灸异常情况(弯针)处理

评估要素	评估内容	应得分	实际得分	扣分原因
素质要求	着装规范整洁,戴医用口罩、帽子,态度和蔼	5		
评估及告知	患者的表现:针柄改变了进针或留针时的方向和角度,提插、捻转及出针均感困难,甚至无法出针,而患者感到疼痛	3		
	医生的准备:仔细观察患者反应;医生感觉针下涩滞,捻转、提插、出针均感困难;解释以消除患者紧张感	3		
	环境的准备:治疗环境安静,温度适宜,有帘子、屏风等遮挡物,能保护患者隐私	3		
备齐用品	无菌干棉球、止血钳等	4		
处理流程*	判断可能出现弯针后,不可再行提插、捻转等手法	10		
	若由患者移动体位所致,则应使患者慢慢恢复原来体位,使局部肌肉放松,再将针缓缓起出	10		
	如针身轻微弯曲,可按一般拔针法,将针慢慢地退出	10		
	若弯曲角度过大,则顺着弯曲方向将针退出	10		
	遇弯针时,切忌强行拔针,以免断针、出血	10		
	操作熟练程度	10		

（续表）

评估要素	评估内容	应得分	实际得分	扣分原因
操作后评估	询问患者有无不适感,观察针刺点有无出血、血肿,检测针体,有无断针现象	4		
	医嘱告知操作后注意事项	3		
	记录意外情况,处理医疗废物及整理物品,保持环境整洁	3		
问答	1. 弯针的原因有哪些? 答:术者进针手法不熟练,用力过猛、过速,以致针尖碰到坚硬组织器官;或患者在针刺或留针时移动体位;或因针柄受到某种外力压迫、碰击等。	4		
	2. 发生弯针后,如果处理不当,可能会出现什么情况? 答:断针、血肿。	4		
	3. 如针身弯曲较大时,应该如何出针? 答:应注意弯曲的方向,顺着弯曲方向将针退出。	4		
总分		100		

二十四、针灸异常情况(断针)处理

评估要素	评估内容	应得分	实际得分	扣分原因
素质要求	着装规范整洁,戴医用口罩、帽子,态度和蔼	5		
评估及告知	患者的表现:行针时或出针后发现针身折断,其断端部分针身浮露于皮外,或断端全部没于皮下	6		
	医生的准备:判断断针部位;观察断针针身露于皮肤外,或是断端全部没入皮肤之下。解释以消除患者紧张感,叮嘱不要改变体位	3		
	环境的准备:治疗环境安静,温度适宜,有帘子、屏风等遮挡物,能保护患者隐私	4		
备齐用品	无菌干棉球、镊子等	4		

（续表）

评估要素	评估内容	应得分	实际得分	扣分原因
处理流程*	嘱患者不要紧张,切勿移动原有体位,以防断针陷入深层肌肉	10		
	如残端显露,可用手指或镊子将针取出	10		
	若断端与皮肤相平或稍凹陷于体内者,可用手指挤压针孔两旁,使断针暴露体外,用镊子取出	10		
	如断针完全没入皮下或肌肉深层时,应在X线下定位,手术取出	10		
	检测取出针体,是否完整,有无断针留置于体内现象	10		
	操作熟练程度	8		
操作后评估	询问患者有无不适感,观察针刺点有无出血、血肿,局部消毒	4		
	医嘱告知操作后注意事项	3		
	记录意外情况,处理医疗废物及整理物品,保持环境整洁	3		
问答	1. 取出断针后,需要注意什么? 答:检测取出针体,是否完整,有无断针留置于体内现象。	3		
	2. 如何避免断针事件发生? 答:应仔细检查针具质量,不合要求应剔除不用;进针、行针时要轻巧,不可强力猛刺;针刺入穴位后,嘱患者不要随意移动体位;针刺时不宜将针身全部刺入腧穴;若遇滞针、弯针时应及时正确处理,不可强行硬拔。	3		
	3. 如果折断针体部分全部没入皮下,应该如何正确操作? 答:应该采用X线定位,施行外科手术取出。	4		
总分		100		

二十五、针灸异常情况(气胸)处理

评估要素	评估内容	应得分	实际得分	扣分原因
素质要求	着装规范整洁,戴医用口罩、帽子,态度和蔼	5		
评估及告知	患者的表现:轻者出现胸闷、心慌、呼吸不畅,严重者可见呼吸困难、唇甲发绀、出汗、血压下降等症状	6		
	医生的准备:仔细观察患者反应;使患者半卧位休息,嘱其切勿恐惧或翻转体位;解释、消除患者紧张感	3		
	环境的准备:治疗环境安静,温度适宜,有帘子、屏风等遮挡物,能保护患者隐私	4		
备齐用品	无菌干棉球、听诊器等	4		
处理流程*	判断可能发生气胸后,应立即出针	10		
	使患者半卧位休息,嘱其切勿恐惧或翻转体位,一般少量气体能自行吸收	10		
	体格检查:肋间隙变宽、外胀,叩诊呈鼓音,听诊肺呼吸音减弱或消失,气管可向健侧移位。X线胸透可见肺组织被压缩现象	10		
	密切观察,随时对症处理,如给予镇咳、消炎类药物,以防止肺组织因咳嗽扩大创口,加重漏气和感染	10		
	对严重者,须及时组织抢救,如胸腔穿刺抽气减压、吸氧、抗休克治疗等	10		
	操作熟练程度	8		
操作后评估	询问患者有无不适感,密切观察病情变化	4		
	医嘱告知操作注意事项	3		
	记录意外情况,处理医疗废物及整理物品,保持环境整洁	3		
问答	1. 针刺时,出现气胸的原因是什么? 答:胸背部及锁骨附近针刺过深,会刺伤肺脏,使空气进入胸膜腔,发生创伤性气胸。	3		
	2. 如何避免创伤性气胸事件发生? 答:针刺时应根据患者体形胖瘦,选择适当体位,掌握进针深度,施行提插手法的幅度不宜过大。胸背部腧穴应斜刺、横刺,不宜长时间留针。	3		

评估要素	评估内容	应得分	实际得分	扣分原因
	3. 患者出现哪些症状及体征,需要考虑发生气胸? 答:患者在留针时或针刺后几小时,渐渐出现胸痛、呼吸困难等症状。体格检查:肋间隙变宽、外胀,叩诊呈鼓音,听诊肺呼吸音减弱或消失,气管可向健侧移位。X线胸透可见肺组织被压缩现象。	4		
总分		100		

二十六、针灸异常情况(皮肤灼伤)处理

评估要素	评估内容	应得分	实际得分	扣分原因
素质要求	着装规范整洁,戴医用口罩、帽子,态度和蔼	5		
评估及告知	患者的表现:在艾灸、拔罐或红外线灯使用过程中,患者出现以下症状:治疗部位皮肤红肿、疼痛或出现大小不等的水疱,甚至皮下、肌肉、骨骼都有损伤,呈灰色或红褐色	3		
	医生的准备:仔细观察患者反应,评估皮肤灼伤程度;解释以消除患者紧张感	3		
	环境准备:注意保护患者隐私,注意保暖	3		
备齐用品	无菌纱布、消毒棉签、消毒针、一次性弯盘、镊子、胶带、烫伤膏等	4		
处理流程*	立即停止操作,移除热源	7		
	充分暴露创面,充分暴露创面,冷水下冲洗半小时或清洁冷毛巾覆盖局部,直至皮肤灼热感消失	7		
	皮肤轻度红肿:冷水冲洗,或冷毛巾覆盖,涂抹烫伤膏	10		
	局部小水疱:涂抹烫伤膏,嘱患者不要擦破水疱,待其自行吸收	10		
	局部大水疱:用消毒针刺破水疱边缘,放出水疱内液体,消毒后,涂擦烫伤膏,用无菌纱布外敷包扎,松紧适度	10		

（续表）

评估要素	评估内容	应得分	实际得分	扣分原因
	灼伤严重，或创面较大、感染:碘伏棉球覆盖，及时请烧伤科会诊	10		
	操作熟练程度	6		
操作后评估	询问患者操作部位有无其他不适感	3		
	医嘱告知操作后注意事项	3		
	记录操作情况，处理医疗废物及整理衣被，保持环境整洁	3		
问答	1. 皮肤灼伤的原因有哪些？ 答:①患者治疗过程中自行变动体位，致灸盒倾倒，灼伤皮肤;②老年患者或神经功能损伤的患者对热度忍耐力强，感知觉下降;③医护人员操作不当，致灸条距离皮肤过近，或灸灰掉落，灼伤皮肤。	4		
	2. 如何处理化脓灸引起的皮肤灼伤？ 答:①保持局部清洁，无菌纱布保护灸疮，直至自然愈合形成疤痕，此法用于临床治疗，提高机体免疫力;②若灸疮脓液呈黄绿色或有渗血，局部脓液送检化验，如无细菌生长，可碘伏棉球护理疮面，如有细菌生长，请烧伤科会诊。	4		
	3. 如何预防皮肤灼伤？ 答:①医生临床操作应细心，注重人文关怀。②嘱患者积极配合医生，有过热等异常情况及时汇报医生。	5		
总分		100		

第七章
推拿科临床常用操作技术

一、颈腰椎机械牵引技术

评估要素	评估内容	应得分	实际得分	扣分原因
素质要求	着装规范整洁,戴医用口罩、帽子;手部清洁消毒;语音清晰,态度和蔼	5		
评估	核对信息,了解病情,明确诊断	5		
	向患者或者家属解释操作过程和要求,消除紧张感,评估合作程度,取得知情同意	5		
备齐用品	牵引床及配套用品	5		
安置体位	根据牵引的种类和患者的病情,安置患者坐位或者卧位	5		
牵引操作*	根据牵引的种类固定患者,调整角度	10		
	设置牵引模式、时间、重量	20		
	启动牵引装置,观察患者表现,询问患者感受	10		
结束牵引	松解固定。协助患者起身	5		
	整理牵引床,设置归位,关闭电源	5		
评价	询问患者有无不适感,症状有无变化	5		
	手消毒,记录操作情况,健康宣教	5		
问答	1. 颈椎牵引的禁忌证有哪些? 答:①脊髓严重受压、脊髓明显水肿及变性;②严重感染;③严重心脑血管疾病;④严重呼吸系统疾病;⑤生活不能自理;⑥严重骨质疏松症及肿瘤、结核等其他骨质破坏性疾病;⑦颈椎失稳或者滑脱;⑧有口腔疾病或者颞下颌关节疾病,无法配合牵引者;⑨颈部急性外伤,颈部骨折;⑩牵引后有可能症状加重者。	5		

（续表）

评估要素	评估内容		应得分	实际得分	扣分原因
	2. 简述腰椎牵引的禁忌证有哪些？ 答：①脊髓严重受压、脊髓明显水肿及变性；②严重感染；③严重心脑血管疾病或者呼吸系统疾病；④孕妇；⑤生活不能自理；⑥严重骨质疏松症及肿瘤、结核等其他骨质破坏性疾病；⑦腰椎失稳或者滑脱；⑧皮肤有损伤；⑨腰部急性外伤，腰部骨折；⑩牵引后有可能症状加重者。		5		
	3. 颈腰椎常用牵引重量分别是多少？ 答：颈椎牵引重量一般为3~5kg（或者是体重的10%~20%）。腰椎牵引重量通常为体重的30%~50%。		5		
总分			100		

二、经络推拿技术

评估要素	评估内容		应得分	实际得分	扣分原因
素质要求	着装规范整洁，戴医用口罩、帽子；手部清洁消毒；语言清晰，态度和蔼		5		
评估	核对信息，了解病情，明确诊断		5		
	向患者或者家属解释操作过程和要求，消除紧张感，评估合作程度，取得知情同意		5		
备齐用品	治疗床及配套用品		5		
安置体位	根据患者的病情和操作的部位，安置患者坐位或者卧位		5		
推拿操作*	根据患者的病情和操作的部位，医生选择合适的体位或站位		10		
	确定操作的部位，准确定位经络腧穴；根据操作的部位，选择合适的手法进行规范的操作		10		
	推拿操作过程中，观察患者表现，询问患者感受。根据患者反馈，调整手法的力量、方向、着力点和时间；及时根据手法的移动，调整体位		20		

（续表）

评估要素	评估内容	应得分	实际得分	扣分原因
结束操作	告知患者,结束操作	5		
	协助患者起身,整理治疗床	5		
评价	询问患者有无不适感,症状有无变化	5		
	手消毒,记录操作情况,健康宣教	5		
问答	1. 经络推拿技术的要点是什么? 答:循经推穴。	5		
	2. 经络推拿技术最常用的手法包括哪些? 答:推法、拿法、擦法、按法、点法。	5		
	3. 一指禅推法的动作要领是什么? 答:沉肩、垂肘、悬腕、掌虚、指实。	5		
总分		100		

三、脏腑推拿技术

评估要素	评估内容	应得分	实际得分	扣分原因
素质要求	着装规范整洁,戴医用口罩、帽子;手部清洁消毒;语言清晰,态度和蔼	5		
评估	核对信息,了解病情,明确诊断	5		
	向患者或者家属解释操作过程和要求,消除紧张感,评估合作程度,取得知情同意	5		
备齐用品	治疗床及配套用品	5		
安置体位	根据患者的病情和操作的部位,安置患者坐位或者卧位	5		
推拿操作*	根据患者的病情和操作的部位,医生选择合适的体位或站位	10		
	确定操作的部位,准确定位脏腑腧穴;根据操作的部位,选择合适的手法进行规范的操作	10		

（续表）

评估要素	评估内容	应得分	实际得分	扣分原因
	推拿操作过程中观察患者反应,询问患者感受。根据患者反馈,调整手法的力量、方向、着力点和时间;及时根据手法的移动,调整体位;操作时注意配合患者的呼吸	20		
结束操作	告知患者,结束操作	5		
	协助患者起身,整理治疗床	5		
评价	询问患者有无不适感,症状有无变化	5		
	手消毒,记录操作情况,健康宣教	5		
问答	1. 腹部按法要如何配合呼吸? 答:腹部操作时注意配合患者的呼吸,一般在呼气时下按,吸气时上抬。	5		
	2. 顺时针摩腹一般用于什么情况? 答:顺时针摩腹有促进肠蠕动的作用,一般用于便秘、肠胀气、内热等病证。	5		
	3. 如何避免操作部位皮下出血? 答:治疗前仔细询问病史,排除凝血相关的疾病;治疗时注意手法的轻重,注意观察病情变化;治疗后观察病情再让患者离开诊室。	5		
总分		100		

四、关节运动推拿技术

评估要素	评估内容	应得分	实际得分	扣分原因
素质要求	着装规范整洁,戴医用口罩、帽子;手部清洁消毒;语言清晰,态度和蔼	5		
评估	核对信息,了解病情,明确诊断	5		
	向患者或者家属解释操作过程和要求,消除紧张感,评估合作程度,取得知情同意	5		

（续表）

评估要素	评估内容	应得分	实际得分	扣分原因
备齐用品	治疗床及配套用品	5		
安置体位	根据患者的病情和操作的部位,安置患者坐位或者卧位	5		
推拿操作*	根据患者的病情和操作的部位,医生选择合适的体位或站位	10		
	确定操作的部位,准确定位关节;根据操作的部位,选择合适的手法进行规范的操作	10		
	推拿操作过程中,观察患者表现,询问患者感受。根据患者反馈,调整手法的方向、幅度和时间;根据手法的移动,及时调整体位	20		
结束操作	告知患者,结束操作	5		
	协助患者起身,整理治疗床	5		
评价	询问患者有无不适感,症状有无变化	5		
	手消毒,记录操作情况,健康宣教	5		
问答	1. 关节运动推拿技术的作用是什么? 答:舒筋通络、滑利关节。	5		
	2. 关节运动推拿技术幅度有何要求? 答:幅度要求由小到大,但不超过其生理运动极限范围。	5		
	3. 关节运动推拿技术的禁忌证包括哪些? 答:关节脱位或骨折,关节感染性炎症、肿瘤、结核,软组织撕裂或断裂。	5		
总分		100		

五、关节调整推拿技术

评估要素	评估内容	应得分	实际得分	扣分原因
素质要求	着装规范整洁,戴医用口罩、帽子;手部清洁消毒;语言清晰,态度和蔼	5		

（续表）

评估要素	评估内容	应得分	实际得分	扣分原因
评估	核对信息,了解病情,明确诊断	5		
	向患者或者家属解释操作过程和要求,消除紧张感,评估合作程度,取得知情同意	5		
备齐用品	治疗床及配套用品	5		
安置体位	根据患者的病情和操作的部位,安置患者坐位或者卧位	5		
推拿操作*	根据患者的病情和操作的部位,医生选择合适的体位或站位	10		
	确定操作的部位,准确关节;根据操作的部位,选择合适的手法进行规范的操作	10		
	推拿操作过程中,观察患者表现,询问患者感受。根据患者反馈,调整手法的力量大小、方向角度、着力部位;及时根据手法的移动,调整体位;操作时注意配合患者的呼吸	20		
结束操作	告知患者,结束操作	5		
	协助患者起身,整理治疗床	5		
评价	询问患者有无不适感,症状有无变化	5		
	手消毒,记录操作情况,健康宣教	5		
问答	1. 颈椎拔伸法分哪两种? 答:掌托拔伸法和肘托拔伸法。	5		
	2. 调整类手法的注意事项有哪些? 答:①优先考虑手法的安全性。应以影像学资料作为诊断参考。②顺势而为,不要暴力拉伸及推扳。③患者应配合功能锻炼,以保持关节稳定。④皮部经筋推拿技术常常与关节调整推拿技术配合使用。	5		
	3. 扳法过程中按照规范操作,未闻及"喀"的弹响声后需要再加大力量反复调整吗? 答:无需强求弹响声。	5		
总分		100		

六、导 引 技 术

评估要素	评估内容	应得分	实际得分	扣分原因
素质要求	着装规范整洁,戴医用口罩、帽子;手部清洁消毒;语言清晰,态度和蔼	5		
评估	核对信息,了解病情,明确诊断	5		
	向患者或者家属解释操作过程和要求,消除紧张感,评估合作程度,取得知情同意	5		
备齐用品	无障碍物的场地及配套用品	5		
安置体位	根据患者的病情和导引功法的种类,安置患者坐位或者卧位	5		
功法导引*	根据患者的病情和导引功法的种类,医生选择合适的示范体位或站位	10		
	确定导引功法的种类,选择合适的动作。示范动作规范	10		
	教学过程中,观察患者表现,询问患者感受。根据患者反馈,调整导引功法的体位姿势、动作幅度、次数、时间等;及时纠正患者不正确、不到位的动作	20		
结束锻炼	告知患者,结束锻炼	5		
	协助患者起身,整理场地	5		
评价	询问患者有无不适感,症状有无变化	5		
	手消毒,记录操作情况,健康宣教	5		
问答	1. 说出三个易筋经招式名称。 答:韦驮献杵势、青龙探爪势、工尾势、摘星换斗势、打躬势、三盘落地势、卧虎扑食势、九鬼拔马刀势、出爪亮翅势、倒拽九牛尾势。	5		
	2. 功法导引不适用于哪些人群? 答:体质过度虚弱者及心身疾病患者。	5		
	3. 患者行功法锻炼的注意事项有哪些? 答:①导引技术应该在医生指导下进行,尤其是早期动作尚未熟练阶段。②应根据患者身体状况调整运动量,循序渐进。③呼吸自然。调息、调身为主,不宜强求调心。	5		
总分		100		

七、小儿推拿技术

评估要素	评估内容	应得分	实际得分	扣分原因
素质要求	着装规范整洁,戴医用口罩、帽子;手部清洁消毒;语言清晰,态度和蔼	5		
评估	核对信息,了解病情,明确诊断	5		
	向患儿或者家属解释操作过程和要求,消除紧张感,评估合作程度,取得知情同意	5		
备齐用品	治疗床及配套用品	5		
安置体位	根据患儿的病情和操作的部位,安置患儿坐位或者卧位,指导患儿家属协助配合	5		
推拿操作*	根据患儿的病情和操作的部位,医生选择合适的体位或站位	10		
	确定操作的部位,准确定位经络腧穴;根据操作的部位,选择合适的手法进行规范的操作	10		
	推拿操作过程中,观察患儿表现,询问患儿感受。根据患儿反馈,调整手法的力量、方向、次数和时间;根据手法的移动,及时调整体位	20		
结束操作	告知患儿和家属,结束操作	5		
	协助患儿起身,整理治疗床	5		
评价	观察询问患儿有无不适感,症状有无变化	5		
	手消毒,记录操作情况,健康宣教	5		
问答	1. 小儿推拿的操作顺序是什么? 答:一般先上肢,次头面、胸腹、腰背、下肢;或者先推主穴,后推配穴;也可先推配穴,后推主穴(如捏脊等)。掐、拿、捏等强刺激手法,应最后操作。	5		
	2. 通常小儿推拿的时间如何安排? 答:应根据患儿年龄大小、病情轻重、体质强弱及手法和流派的特性而定。一般治疗1次10min左右,不超过20min。通常每日推拿1次,高热等急性病可每日治疗2次,慢性病可隔日治疗1次。	5		

（续表）

评估要素	评估内容	应得分	实际得分	扣分原因
	3. 小儿推拿的介质怎样选择及有何目的？ 答：冬春或感风寒时用姜汁、葱白水等温热性介质，夏季或热病时用乙醇溶液、滑石粉等凉性介质，其目的一是润滑皮肤，防止擦破；二是提高治疗效果。	5		
总分		100		

八、膏 摩 技 术

评估要素	评估内容	应得分	实际得分	扣分原因
素质要求	着装规范整洁，戴医用口罩、帽子；手部清洁消毒；语言清晰，态度和蔼	5		
评估	核对信息，了解病情，明确诊断	5		
	向患者或者家属解释操作过程和要求，消除紧张感，评估合作程度，取得知情同意	5		
备齐用品	治疗床及配套用品	5		
安置体位	根据患者的病情和操作的部位，安置患者坐位或者卧位	5		
推拿操作*	根据患者的病情和操作的部位，医生选择合适的体位或站位	10		
	确定操作的部位，准确定位经络经筋；根据操作的部位，选择合适的手法进行规范的操作	10		
	推拿操作过程中，观察患者表现，询问患者感受。根据患者反馈，调整手法的力量和时间，以透热为度	20		
结束操作	告知患者，结束手法	5		
	协助患者起身，整理治疗床	5		
评价	询问患者有无不适感，症状有无变化	5		
	手消毒，记录操作情况，健康宣教	5		

（续表）

评估要素	评估内容		应得分	实际得分	扣分原因
问答	1. 擦法完成的标准是什么? 答:以透热为度,又不可使表皮过烫。		5		
	2. 膏摩技术禁忌证是什么? 答:局部皮肤破损者、皮肤病患者以及对介质过敏者。		5		
	3. 膏摩技术的作用是什么? 答:增强手法效力、保护皮肤以及促进药物效用以提高疗效。		5		
总分			100		

第八章

眼科临床常用操作技术

一、视力检查

评估要素	评估内容	应得分	实际得分	扣分原因
素质要求	着装规范整洁;态度和蔼	5		
评估	核对患者信息、了解病史,嘱患者不要眯眼	5		
备齐用品	视力表(远视力表、近视力表)、挡眼板、指示棒	5		
安置体位*	距视力表距离	10		
远视力检查	先右眼后左眼;戴镜者,先检查裸眼视力,再检查戴镜视力	5		
	挡眼板遮盖非受检眼	5		
	视力≥0.1时,嘱受检者辨别视标缺口方向,自视标0.1顺序而下,至受检者不能辨别为止,记录能看清的最后一行作为测量结果	10		
	0.01≤视力<0.1:嘱受检者向视力表移近,直至看清0.1视标,记录的视力为:0.1×受检者与视力表的距离(米)/5	5		
	视力<0.01:嘱受检者背光而坐,检查者伸手指让受检者辨认手指数目,记录能辨认指数的最远距离,如指数/30cm	5		
	视力不及指数时,检查者在受检者眼前摆手,记录能辨认手动的最远距离,如手动/30cm	5		
	对不能辨认指数或手动的受检者,在暗室中以手电筒或检眼镜照射受检眼,测试受检者能否正确判断有无光亮,如能记录为"光感",否则记录为"无光感"。有光感者还需记录其能辨认的最大光感距离,至1m为止	5		

（续表）

评估要素	评估内容	应得分	实际得分	扣分原因
近视力检查	两眼分别进行,先右眼后左眼	5		
	检查时用挡眼板遮盖非受检眼	5		
	由上而下,以能看清的最小一行字母作为测量结果	5		
	若不能辨认者,可调整其距离,至看清为止,然后将视力与距离分别记录,如 1.0/20cm,0.5/40cm 等	5		
操作后处理	整理、记录视力,用物处理	5		
问答	1. 视力检查时,辨认每个视标的时间为几秒? 答:2~3s。	3		
	2. 距离远视力表3m方能看清0.1视标,则视力多少? 答:0.06。	3		
	3. 一行视标不能全部辨认者如何记录? 正常视力为多少? 答:若此行有几个视标辨认不清,或再下一行能辨清几个,则用加减法表示,如 1.0^{-2}（表示 1.0 视标还有 2 个辨认不清）,1.0^{+2}（表示 1.0 视标能全部看清外,1.2 视标还可看清 2 个）。正常视力为 1.0 及以上。	4		
总分		100		

二、裂隙灯显微镜检查

评估要素	评估内容	应得分	实际得分	扣分原因
素质要求	着装规范整洁;态度和蔼	5		
评估	核对患者信息、了解病史	5		
备齐用品	裂隙灯。检查者根据自己的屈光度调节目镜,并调节目镜间距	5		

（续表）

评估要素	评估内容	应得分	实际得分	扣分原因
安置体位	调整座椅、检查台、颌架及裂隙灯显微镜的高度,使患者下颌舒适的置于下颌托上,前额紧贴头架的额带横档上	5		
环境设置	暗室或半暗室	5		
调节光源	前后、左右及上下调节操纵杆,使裂隙灯光线聚焦于检查部位;一般先用低倍镜进行检查,若需要观察某一部位的细微改变时,可换用高倍镜;根据需要,调节裂隙灯与显微镜之间的夹角、光线强弱和裂隙光的宽窄;光源投射方向从颞侧到鼻侧,检查顺序从前向后	5		
直接焦点照射法	操作时应使裂隙灯光线焦点与显微镜焦点两者合一	5		
	宽光照射法:用较宽的光带,形成较宽的光学切面	5		
	窄光照射法:将裂隙灯光带尽量调窄,照入的光线较弱	5		
	圆点光照射法:将入射光调节为圆点状,观察房水	5		
角膜缘分光照射法	将光线照射在一侧的角膜缘,除在角膜缘上形成一个光环和因巩膜突所致的环形暗影外,角膜应呈黑色	5		
后部反光照射法	将灯光照射到所要观察组织后方,把显微镜聚焦到检查部位,借助后方组织反射回来的光线检查	5		
间接照射法	将裂隙灯光线聚焦到所观察部位旁边的组织上	5		
镜面反光照射法	将光线自颞侧透照,嘱受检眼稍向颞侧注视,再将裂隙灯向颞侧偏移,当光学切面与反光区重合时,检查者就会感到有光线刺目,此时将显微镜焦点对好,即可进行观察	5		
评价	眼部有无不适、流泪等症状;协助患者恢复舒适体位	5		
操作后处理	洗手,用物处理	5		
	整理、记录裂隙灯显微镜所见	5		
问答	1. 裂隙灯显微镜的观察范围有哪些? 答:眼前节及晶状体、玻璃体前1/3。	5		

（续表）

评估要素	评估内容	应得分	实际得分	扣分原因
	2. 何为"丁道尔（Tyndall）"现象？ 答：用直接焦点圆点光照射可见前房出现一条灰白色光带。	5		
	3. 如何运用裂隙灯观察眼底和房角？ 答：附加前置镜、接触镜、三面镜、前房角镜来观察。	5		
总分		100		

三、直接检眼镜检查

评估要素	评估内容	应得分	实际得分	扣分原因
素质要求	着装规范整洁，戴医用口罩、帽子，做好手卫生，态度和蔼	5		
评估	核对患者信息，了解病史、心理、认知、合作程度等	5		
	解释以消除患者紧张感；知情同意；告知注意事项；环境准备（暗室）	5		
安置体位	患者取坐位，平视前方	5		
	检查右眼时，检查者站在患者右侧，右手持检眼镜，用右眼检查；检查左眼时则相反	5		
检查屈光间质	*先右眼后左眼。开始检查时，转动检眼镜转盘，用+8~+10D的镜片，检眼镜距离受检眼10~20cm	10		
	以透照法检查眼屈光间质。由前逐次向后，分别检查角膜、晶状体、玻璃体。如有屈光间质混浊，嘱患者转动眼球，判断混浊的屈光间质部位	10		
检查眼底	将检眼镜置于受检眼前约2cm处；根据检查者和受检眼的屈光状态，旋转检眼镜转盘，直至看清眼底	10		
	*嘱患者注视正前方，检眼镜光源经瞳孔偏鼻侧约15°检查视盘；再沿血管走行观察视网膜后极部；最后嘱患者注视检眼镜的灯光，检查黄斑部	10		

（续表）

评估要素	评估内容	应得分	实际得分	扣分原因
	嘱患者转动眼球,观察周边视网膜;在无赤光下观察视网膜神经纤维层改变	5		
评价	屈光介质情况,视盘、视网膜及黄斑情况	5		
	协助患者恢复舒适体位;用物处理	5		
记录	对视盘、视网膜血管、黄斑等部位进行描述	5		
问答	1. 直接检眼镜能看到什么样的眼底图像? 答:放大16倍的正像。 2. 用直接检眼镜检查屈光间质,发现混浊时,如何判断混浊的屈光间质部位? 答:①嘱患者转动眼球,根据黑影移动方向与眼球转动方向的关系,判断混浊的屈光间质部位;②如黑影移动方向与眼球转动方向一致,则混浊在角膜上;③如转动眼球时,黑影的位置不变,则混浊在晶状体上;④如黑影移动的方向与眼球转动方向相反,且在眼球突然停止转动后,黑影仍有飘动,则混浊位于玻璃体内。 3. 眼底检查主要观察哪些内容? 如何记录? 答:①视盘:检查时应注意视盘的大小、形状、颜色,边界是否清楚,盘面有无新生血管,生理凹陷有无加深、扩大,以及杯盘比值的改变,有无出血、水肿、渗出、充血,视盘上动脉有无搏动及血管是否呈屈膝状等。②视网膜血管:应注意血管的粗细、比例、行径、弯曲度、管壁反光、分支角度及动静脉有无压迫或拱桥现象,血管有无阻塞,血管壁有无白鞘及有无新生血管形成等。③黄斑部:检查时应注意中心凹反光是否存在,视网膜有无水肿、出血、渗出、色素紊乱及黄斑变性或裂孔等。④视网膜:检查时应注意有无水肿、出血、渗出及色素沉着,有无机化物、新生血管及肿瘤,有无裂孔及脱离等。眼底检查结果可以用示意图记录。应记录病变的部位、范围,以及病变的形态、颜色、边界等,在示意图上用文字或有色铅笔予以标记。	5 5 5		
总分		100		

四、眼压检查(非接触性眼压计测量法)

评估要素	评估内容	应得分	实际得分	扣分原因
素质要求	着装规范整洁,戴医用口罩、帽子,做好手卫生,态度和蔼	5		
评估	核对患者信息,了解病史、心理、认知、合作程度等	5		
	解释、消除患者紧张感;知情同意;告知注意事项;环境准备	5		
备齐用品	75%乙醇棉球	5		
消毒	75%乙醇棉球消毒非接触性眼压计的额托和下巴托	5		
安置体位	患者坐于非接触性眼压计之前	5		
	头部固定于眼压计头架上,调节头架高度	5		
	嘱患者向前注视,尽量张开睑裂	5		
测量眼压	调节调焦手柄,将眼压计测压头对准待测眼角膜	5		
	*在眼压计控制板上选择"auto"系统进行自动测压。嘱受检眼注视测压头内的绿色注视灯,调节焦点至中心方框两侧的实线或虚线消失时,系统自动发出一阵气体压平角膜,监视屏上自动显示出眼压值和几次测量的平均值。用同样方法,测量对侧眼的眼压	15		
	也可在控制板上选择"man",对焦后手按调焦手柄上开关测量眼压	10		
	测量完成后在控制板上按"print",可将结果打印出来	5		
评价	结果判读	5		
	询问患者有无不适感;用物处理	5		
问答	1. 采用非接触性眼压计测量眼压的优缺点各是什么? 答:优点:避免了眼压计接触眼表所致的交叉感染和可能的损伤;亦可用于对表面麻醉剂过敏的患者。缺点:眼压的准确性在小于8mmHg和大于40mmHg时误差较大。	5		
	2. 如何判读眼压检查结果? 答:正常眼压为10~21mmHg,病理值≥24mmHg。双眼压差<5mmHg,24h眼压波动范围<8mmHg。	5		

（续表）

评估要素	评估内容	应得分	实际得分	扣分原因
	3. Schiotz眼压计测量法的缺点是什么？ 答：易受巩膜硬度的影响。	5		
总分		100		

五、滴 眼 药 法

评估要素	评估内容	应得分	实际得分	扣分原因
素质要求	着装规范整洁,戴医用口罩、帽子,洗手,态度和蔼	5		
评估	核对患者信息,了解病史、心理、认知、合作程度等	2		
	告知注意事项,解释以消除患者紧张感,环境准备	3		
备齐用品	根据病情准备药物、治疗盘、消毒棉球或棉签等	5		
安置体位	患者取坐位,头向后仰或仰卧位	5		
点眼药粉	用左手把上眼睑轻轻揭起,用小玻璃棒将药粉点入上穹窿部,或直接滴入内眦角处;或将药粉掺入眼药水中,制成混悬液,滴时先摇匀,用法如滴眼药水法	10		
	如系眼睑病,可直接将药粉撒布或涂抹患处	5		
	滴药后,嘱患者闭目约5min后方可睁眼,或患者以手按鱼尾穴数次,以助气血循行	5		
滴眼药水	左手轻轻向下拉开下睑,右手持滴管或药瓶,*距眼睑约2cm将药水滴入下穹窿部1~2滴,轻提上睑使药液充分弥散	5		
	溢出的药液及时用消毒棉球或棉签拭去	5		
	滴用多种药物时,前后药物之间应至少间隔10min	5		
	滴药后,嘱患者轻轻闭目数分钟;滴特殊药液(如阿托品滴眼液),则滴后须用手指压迫泪囊部(睛明穴下方)数分钟	5		

（续表）

评估要素	评估内容	应得分	实际得分	扣分原因
涂眼药膏	拉开患者下眼睑,用消毒的玻璃棒蘸药膏少许,涂于球结膜与下眼睑间的穹窿部,嘱患者闭眼,将玻璃棒横向徐徐自外眦角方向抽出;若用软管药膏,向下牵拉患眼下眼睑,将药膏挤出少许置于下穹窿部,再轻轻向上向外提拉下眼睑	15		
	涂药后,嘱患者轻轻闭目数分钟	5		
评价	询问患者眼睛是否刺痛、异物感	5		
	清洁眼部,协助患者恢复舒适体位。记录操作情况,用物处理	5		
问答	1. 滴眼药包括哪几类剂型? 答:包括眼药粉、眼药水和眼药膏3种剂型。	3		
	2. 滴用多种眼药水时应注意什么? 答:滴用多种眼药水时,前后药物之间应至少间隔10min。	3		
	3. 滴阿托品滴眼液应注意什么? 答:滴入后须用手指压迫泪囊部(睛明穴下方)数分钟。	4		
总分		100		

六、敷　　法

评估要素	评估内容	应得分	实际得分	扣分原因
素质要求	着装规范整洁,戴医用口罩、帽子,态度和蔼	5		
评估	核对信息,了解病史、心理、认知、合作程度等	2		
	患者知情同意,告知注意事项,解释以消除患者紧张感,环境准备	3		
备齐用品	药物(中药液体、粉末或新鲜药物)、纱布、毛巾、纯水(热水或冰水)、布包、冰袋等	5		
安置体位	患者取坐位或仰卧位	5		

（续表）

评估要素	评估内容	应得分	实际得分	扣分原因
药物敷	药液敷:用中药煎好药液,或用中药颗粒剂、粉剂,热水冲调成药液,以纱布蘸药液敷胞睑	10		
	布包敷:选用新鲜药物如蒲公英、野菊花等洗净后捣烂,或用生大黄粉以布包敷胞睑	10		
	调糊敷:将所需代表方精制成末,用时以水调成糊状,敷于胞睑或太阳穴	10		
非药物敷	湿热敷:嘱闭眼,用单层纱布盖于胞睑及眼眶周围,毛巾或纱布浸于热水中,拧干(温度40~45℃),置眼部,时时更换以保持湿热	10		
	干热敷:用热水袋或玻璃瓶装上热水,外包毛巾,置于胞睑之上	10		
	冷敷:毛巾或纱布,浸于冰水中,然后拧干,敷于眼部,或可用冰袋,外包毛巾,置于胞睑之上	10		
评价	询问患者有无不适感,注意有无眼周皮肤烫伤或冻伤现象,观察有无药液或药粉进入结膜囊	5		
	清洁患者眼周及面部皮肤,避免药液或药粉残留,安置舒适体位,记录操作情况,用物处理	5		
问答	1. 敷法常用于治疗哪些眼病? 答:敷法适用于外障眼疾及瞳神紧小、外伤眼疾、血灌瞳神等眼病。	4		
	2. 热敷的作用是什么? 答:热敷可疏通经络、行气活血,并可促使脓成穿破。	3		
	3. 冷敷的作用是什么? 答:冷敷可散热、凉血、止血、缓痛、减轻红肿。	3		
总分		100		

七、泪 道 冲 洗

评估要素	评估内容	应得分	实际得分	扣分原因
素质要求	着装规范整洁,戴医用口罩、帽子,态度和蔼	5		
评估	核对患者信息,了解病史、心理、认知、合作程度等	3		
	告知患者注意事项,解释以消除患者紧张感,嘱眼面部放松、不要咳嗽或改变体位;环境准备	5		
备齐用品	0.5%丁卡因麻醉剂、0.9%氯化钠注射液或药液、消毒小棉签、无菌干棉球或消毒纱布、治疗盘、泪小点扩张器、泪道冲洗针具、受水器等	5		
安置体位	患者取坐位或仰卧位	3		
泪道冲洗	*冲洗泪道前先挤压泪囊部,观察有无黏液或脓性分泌物排出,并尽量将分泌物排空	10		
	用蘸有眼表面麻醉剂的消毒小棉签夹于上、下泪小点之间,嘱患者闭目2~3min	10		
	以取坐位为例,嘱头部微后仰并固定,眼向上注视,将下睑近内眦部轻轻向下牵拉,暴露下泪小点。嘱患者自持受水器紧贴冲洗侧颊部	10		
	如泪小点较小,先用泪小点扩张器垂直插进泪小点1~2mm,再向鼻侧转至水平方向,轻轻捻转,扩张泪小点	10		
	将冲洗针头垂直插进泪小点1~2mm后向鼻侧转动,使针头呈水平位,继而顺沿下泪小管走行方向将针头推进4~6mm,注入生理盐水。询问此时受检者有无水液进入鼻咽部,并注意注水时有无阻力及泪小点有无水液反流	10		
	冲洗完毕时,滴抗菌药物眼药水	4		
评价	询问患者内眦部位有无不适感,注意有无红肿、出血、皮肤黏膜破损	5		
	结果判断,记录操作情况,用物处理	5		
问答	1. 泪液排出通道包括哪些? 答:包括泪小点、泪小管、泪囊、鼻泪管。	5		

（续表）

评估要素	评估内容	应得分	实际得分	扣分原因
	2. 如何判断假道形成及如何处理？ 答：泪道冲洗注入液体时，若出现下睑水肿，表明假道形成，应即刻拔出冲洗针头，停止冲洗。必要时应用抗菌药物，预防感染发生。	5		
	3. 泪道冲洗的临床运用范围是什么？ 答：泪道冲洗可用具有治疗或清洗泪道作用的药液或冲洗液冲洗泪道，可达到治疗某些眼病及冲洗泪道的目的。冲洗液可用中药制剂、0.9%氯化钠注射液或抗生素滴眼液等。泪道冲洗不仅用来探测泪道是否通畅，还常用于清除泪囊中积存的分泌物及作为内眼手术前的常规准备。流泪症及漏睛患者多用此法。	5		
总分		100		

八、角膜异物取出术

评估要素	评估内容	应得分	实际得分	扣分原因
素质要求	着装规范整洁，戴医用口罩、帽子，态度和蔼	5		
评估	核对患者信息，了解病史、心理、认知、合作程度等	2		
	患者或家属知情同意，告知注意事项，解释以消除患者紧张感，环境准备，嘱患者术中注视一固定方向不变	3		
备齐用品	治疗盘、无菌棉签、无菌纱布、无菌镊、手术刀、表面麻醉药、一次性4号或4.5号针头、生理盐水、消毒异物针、开睑器、消毒眼垫、一次性注射器、抗生素眼药水等	8		
安置体位	患者取坐位（裂隙灯）或仰卧位（手术室）	3		
术前准备	*查明角膜损伤情况、异物性质、是否已入前房等	5		
	滴表面麻醉药2~3次，术者洗手，备齐用物	3		
取出浅表异物	用浸有生理盐水的棉签轻轻擦除，如轻擦不掉，用针头轻挑异物并擦除，其针头"马蹄口"向上，针尖朝角膜缘方向	8		

（续表）

评估要素	评估内容	应得分	实际得分	扣分原因
取出深层异物	在手术室进行取实质深层的磁性异物时,一手固定眼球,一手持手术刀,循异物入口方向切开其上角膜,分离角膜暴露异物,手持电磁铁吸出	8		
	取实质深层的非磁性异物时,以异物所在位置为中心,作一尖端向角膜缘的V形切口。以V形尖端为起点,作角膜板层分离,暴露异物后用针或镊取出,随即生理盐水冲洗	8		
	取一端进入前房的实质异物,缩瞳,角膜周边作全层切开小切口,虹膜恢复器自切口伸入前房将异物向外顶托,异物镊从角膜表面垂直向外夹出异物,在显微镜下进行	8		
	异物位于房角附近,需充分缩瞳,在角膜缘后界作5~8mm长切开,可置1条或2条角巩膜预置缝线,翻开角膜瓣,暴露异物,异物镊夹出异物,关闭切口	8		
取异物后	滴抗生素眼液或涂抗生素、眼膏,单眼包扎,次日复查	3		
	异物取出后,发现房水外漏者,应作加压绷带包扎	3		
	金属异物取出后,余留的锈环可待24h后再次手术取出	5		
	入前房异物取出后需每天换药,滴抗生素及散瞳,有缝线者于10天后拆除	5		
评价	观察有无出血、房水外漏。记录操作情况,用物处理	5		
问答	1. 金属异物取出后,角膜锈环不能一次取出时,应如何处理? 答:待24h后第二次手术取出。	3		
	2. 角膜异物取出术前进行裂隙灯显微镜检查的目的是什么? 答:查明角膜损伤的大小及深度;查明异物的性质;查明异物进入角膜的深度,角膜后弹力层是否破裂,应注意异物是否已深入前房。滴用多种眼药水时,前后药物之间应至少间隔10min。	4		
	3. 进入前房的异物取出后应注意什么? 答:换药,滴抗生素眼液或涂抗生素眼膏、散瞳,缝线10天后拆除。	3		
总分		100		

第九章
耳鼻咽喉科临床常用操作技术

一、鼻腔填塞止血(前鼻孔)

评估要素	评估内容	应得分	实际得分	扣分原因
素质要求	着装规范整洁,戴医用口罩、手套、帽子,态度和蔼	2		
评估	核对信息,了解病史,初步确认治疗的必要性和禁忌证	2		
	患者或家属知情同意,解释,消除紧张感,告知注意事项,环境准备	3		
备齐用品	光源(100W)、额镜、前鼻镜、枪状镊、吸引器、压舌板;1%麻黄素液(或1%呋麻滴鼻液)、干棉球,预先制成麻黄素棉片;无菌凡士林纱布,预先制成宽约2cm的凡士林纱条	5		
前鼻孔填塞	体位:取坐位或半坐位	5		
	额镜的佩戴及对光、前鼻镜的应用	5		
	核对患者适应证和判断鼻出血的侧别	5		
	清除凝血、检查鼻腔	5		
	用1%麻黄素液棉片收缩鼻腔黏膜血管,2~5min后取出	5		
	*将无菌凡士林纱条的一端双叠10~12cm	5		
	*将折叠端放进鼻腔后上方嵌紧,然后将双叠的纱条上下分开,短端平贴鼻腔上部,长端平贴鼻腔底,形成一向外开口的"口袋"	10		
	*纱条的长端填入"口袋"深处,自上而下,从后向前进行填塞,使纱条紧紧填满整个鼻腔	10		
	*剪去前鼻孔外面的纱条,用棉球紧塞前鼻孔	5		
	整理物品、洗手	3		
评价	观察患者生命体征,检查是否仍有鲜血经前鼻孔渗出后或从鼻孔流入咽部	5		

（续表）

评估要素	评估内容	应得分	实际得分	扣分原因
	安置舒适体位,嘱患者保持安静,有不适即通知医护人员	5		
	废弃物处理	5		
问答	1. 在止血前安慰患者的目的是什么? 答:鼻出血属于急症,在出血剧烈的情况下,患者及其陪伴者大多精神紧张,此时应予以安慰,使患者镇静,可以避免患者因精神因素引起血压增高,使出血加剧。必要时使用镇静剂,也可减少出血。	5		
	2. 前鼻孔填塞止血法的适应证是什么? 答:鼻出血量多、出血部位不明确且范围较大者。	5		
	3. 凡士林纱条进行前鼻孔填塞止血后一般多长时间取出? 答:凡士林纱条宜在填塞后24~48h取出。对出血剧烈者或血液病鼻出血患者,可适当延长填塞时间至72h,但须使用足量抗生素,以预防感染。	5		
总分		100		

二、咽部异物取出术

评估要素	评估内容	应得分	实际得分	扣分原因
素质要求	着装规范整洁,戴医用口罩、手套、帽子,态度和蔼	2		
评估	核对信息,了解病史,初步确认治疗的必要性和禁忌证	2		
	患者或家属知情同意,解释,消除紧张感,告知注意事项,环境准备	3		
备齐用品	光源(100W)、额镜、压舌板、枪状镊、间接喉镜、纱布、异物钳等	5		

（续表）

评估要素	评估内容	应得分	实际得分	扣分原因
异物取出	核对患者适应证	5		
	患者端坐张口,保持头位固定	8		
	额镜的佩戴及对光	10		
	用压舌板轻压舌前 2/3,观察口咽,扁桃体周围有无异物	5		
	*若发现异物在口咽部者,可用枪状镊子取出异物;若无,以左手中指和拇指持纱布,包裹舌前 1/3 舌尖拉出口外,示指推开上唇,右手持加热后的间接喉镜或防雾间接喉镜,镜背推悬雍垂根部向后上,镜面朝向前下,观察舌根、会厌、会厌谷、披裂、梨状窝等处黏膜有无异物等,根据异物位置选用合适的器械,如喉异物钳或喉息肉钳取出	25		
	整理物品、洗手	5		
评价	观察患者体征,咽部是否有擦伤、异物残留情况	5		
	嘱患者施治后 1h 内禁食、水,有不适即通知医护人员	5		
	医疗废弃物丢弃至黄色医疗垃圾袋,盖好垃圾桶盖	5		
问答	1. 咽喉异物常见部位在哪里? 答:咽侧壁、扁桃体、舌根、会厌、会厌谷、梨状窝等。	5		
	2. 异物取出后注意事项有哪些? 答:根据异物所在位置不同、时间长短及异物性质分别处理,容易取出的可不予处理,难以取出的则需要抗感染、禁食、禁水并继续观察等。	5		
	3. 若患者主诉明显,遍查未发现异物应如何处理? 答:可暂按黏膜擦伤处理,门诊随访。	5		
总分		100		

三、外耳道冲洗法

评估要素	评估内容	应得分	实际得分	扣分原因
素质要求	着装规范整洁,戴医用口罩、手套、帽子,态度和蔼	2		
评估	核对信息,了解病史,初步确认治疗的必要性和有无禁忌证	2		
	患者或家属知情同意,解释,消除紧张感,告知注意事项,环境准备	3		
备齐用品	光源(100W)、额镜、生理盐水、温开水、弯盘、20mL注射器、冲洗器、治疗方巾、小纱布、消毒棉球等	5		
外耳冲洗	核对患者适应证	5		
	患者侧坐位,保持患耳面对医生	5		
	额镜的佩戴及对光	10		
	颈及肩部围以治疗方巾,手托弯盘紧贴患侧耳垂下方皮肤,以盛装冲洗时流出的水液	8		
	*操作者左手将患侧耳郭轻轻向后上方牵引(小儿向后下方),使外耳道成一直线;右手持吸满生理盐水或温开水的冲洗器或注射器向外耳道后上壁方向冲洗,额镜下视耳道干净后停止冲洗,冲洗后持膝状镊夹取消毒棉球或干棉球擦拭外耳道;或用卷棉子擦拭外耳道	25		
	整理物品、洗手	5		
评价	检查外耳道及鼓膜是否有病变,若有予以相应处理	5		
	观察患者体征,询问是否有眩晕等不适,有不适即通知医护人员	5		
	医疗废弃物丢弃至黄色医疗垃圾袋,盖好垃圾桶盖	5		
问答	1. 什么疾病选择外耳道冲洗法? 答:耵聍很大、继发感染、用器械很难取净。	5		
	2. 冲洗外耳道应注意哪些事项? 答:①水温不可过冷或过热。②用力不能过强。③患者头位偏向患侧。	5		
	3. 哪些患者不宜冲洗? 答:①精神疾病患者或不能合作者。②伴有严重呼吸系统疾病不能配合者。	5		
总分		100		

四、咽部吹药法

评估要素	评估内容	应得分	实际得分	扣分原因
素质要求	着装规范整洁,戴医用口罩、手套、帽子,态度和蔼	2		
评估	核对信息,了解病史,初步确认治疗的必要性和有无禁忌证	2		
	患者或家属知情同意,解释,消除紧张感,告知注意事项,环境准备	3		
备齐用品	光源(100W)、额镜、压舌板、吹管、鼓气气球、极细药粉	5		
咽部吹药	核对患者适应证	5		
	患者端坐张口,保持头位固定	8		
	额镜的佩戴及对光	10		
	左手持压舌板压住舌部,观察患处黏膜或皮肤状态,清理阻碍视线的异物及分泌物	10		
	*不需麻醉,一手持吹管,固定于患处近端,一手挤压气球,将药粉吹敷于患处,药粉以覆盖住患处黏膜为宜,不宜过多、过厚	20		
	整理物品、洗手	5		
评价	观察患者体征,吹药局部咽喉情况	5		
	嘱患者施治后30min内禁食、禁水,有不适即通知医护人员	5		
	医疗废弃物丢弃至黄色医疗垃圾袋,盖好垃圾桶盖	5		
问答	1. 咽喉部吹药法注意事项有哪些? 答:患者需屏气,以免药粉误吸入气管或呛入鼻咽部。	5		
	2. 咽部吹药法的禁忌证有哪些? 答:①精神疾病患者或不能合作者。②伴有严重呼吸系统疾病不能配合者。	5		
	3. 若以此法进行耳部吹药应注意哪些事项? 答:①事先清除耳道脓液。②鼓膜有小穿孔者忌用。	5		
总分		100		

五、鸣 天 鼓

评估要素	评估内容	应得分	实际得分	扣分原因
素质要求	着装规范整洁,戴医用口罩、帽子,态度和蔼	2		
评估	核对信息,了解病史,初步确认治疗的必要性和有无禁忌证	2		
	患者或家属知情同意,解释,消除紧张感,告知注意事项,环境准备	3		
*鸣天鼓	体格检查,核对患者适应证	5		
	坐位或站立位,向患者讲解并示范操作	5		
	调整呼吸	5		
	两手掌互相摩擦发热	8		
	*用两手掌心紧贴两外耳道口,两手示指、中指、环指、小指对称地横按在后枕部	10		
	*将两示指翘起放在中指上	10		
	*将示指从中指上用力滑下,重重地叩击脑后枕部	10		
	*先左手24次,再右手24次,最后双手同时叩击48次	10		
	洗手	5		
评价	观察患者体征	5		
	嘱患者有不适即通知医护人员	5		
问答	1. 鸣天鼓的适应证有哪些? 答:耳鸣、耳聋。	5		
	2. 鸣天鼓适宜在什么情况下操作? 答:鸣天鼓适宜每日早晚各做一次,在感到耳鸣比较烦的时候,也可随时做。	5		
	3. 鸣天鼓的禁忌证有哪些? 答:耳郭上有湿疹、冻疮、局部皮损者不宜;噪声性耳聋、客观性耳鸣患者不宜。	5		
总分		100		

六、扁桃体啄治术

评估要素	评估内容	应得分	实际得分	扣分原因
素质要求	着装规范整洁,戴医用口罩、手套、帽子,态度和蔼	2		
评估	核对信息,了解病史,初步确认治疗的必要性和有无禁忌证	2		
	患者或家属知情同意,解释,消除紧张感,告知注意事项,环境准备	3		
备齐用品	光源(100W)、额镜、压舌板、无菌手术刀柄(7#)、无菌扁桃体镰状刀片(12#)、无菌弯盘	5		
扁桃体啄治	核对患者适应证	5		
	患者端坐张口,保持头位固定	8		
	额镜的佩戴及对光	10		
	左手持压舌板压住舌部,充分暴露扁桃体	10		
	*右手持扁桃体镰状弯刀,在扁桃体上做雀啄样动作,每刀深度2~5mm,视扁桃体大小确定进刀深度,每侧3~5次,伴少量出血,以吐2~3口血为适度	20		
	整理物品、洗手	5		
评价	观察患者体征,扁桃体出血情况	5		
	嘱患者施治后30min内禁食、禁水,有不适即通知医护人员	5		
	医疗废弃物丢弃至黄色医疗垃圾袋,盖好垃圾桶盖	5		
问答	1. 扁桃体啄治法的适应证有哪些? 答:慢性扁桃体炎、扁桃体肥大、扁桃体角化症。	5		
	2. 扁桃体啄治法的禁忌证有哪些? 答:①扁桃体急性炎症;扁桃体结核;扁桃体良性或恶性肿瘤;白喉带菌者。②不足3周岁儿童及精神疾病患者或不能合作者。③伴有严重心血管、肝、肾及造血系统疾病者。	5		
	3. 扁桃体啄治过程中有哪些注意事项? 答:①操作时注意不伤及扁桃体以外组织。②扁桃体组织较大时,需循序渐进,啄治由浅入深,先把部分隐窝打开,再逐渐入里。③女性月经期,啄治动作要轻柔,以防出血过多。	5		
总分		100		